ஆயுர்வேதம் கூறும் ஆரோக்கியம்

உஷா நாராயணன்

சூரியன் பதிப்பகம்

ISBN: 978-93-89379-51-8

Title :
Ayurvedam Koorum Arokkiyam
© Usha Narayanan

சூரியன் பதிப்பகம்
வெளியீடு: 197

நூல் தலைப்பு:
ஆயுர்வேதம் கூறும் ஆரோக்கியம்

நூல் ஆசிரியர்:
© உஷா நாராயணன்

அட்டைப் படம்:
AdobeStock

முதற்பதிப்பு:
அக்டோபர் 2023

விலை:
ரூ. 250/-

சூரியன் பதிப்பகம்
229, கச்சேரி ரோடு, மயிலாப்பூர்,
சென்னை–600004.
விற்பனைப் பிரிவு தொலைபேசி :
044–4220 9191 **Extn:** 21125
மொபைல்: 72990 27361
இமெயில் : **kalbooks@dinakaran.com**

பதிப்பாளர் மற்றும் ஆசிரியர் : **ஆர்.எம்.ஆர்.ரமேஷ்**
சீஃப் டிசைனர் : **பி.வேதா**

இந்தப் புத்தகத்தின் எந்த ஒரு பகுதியையும் பதிப்பாளரிடமிருந்து எழுத்துபூர்வமான முன் அனுமதி பெறாமல் மறுபிரசுரம் செய்வதோ, அச்சு மற்றும் மின்னணு ஊடகங்களில் மறுபதிப்பு செய்வதோ காப்புரிமைச் சட்டப்படி தடை செய்யப்பட்டதாகும். புத்தக விமர்சனத்துக்கு மட்டும் இந்தப் புத்தகத்திலிருந்து மேற்கோள் காட்ட அனுமதிக்கப்படுகிறது.

முன்னுரை

2015ல் 'குங்குமம் தோழி'யில் ஆரம்பித்த என் பணி 'குங்குமம் டாக்டரில்' தொடர்ந்தது. மருத்துவக் கட்டுரைகள் பலவற்றை 'குங்குமம் டாக்டரில்' எழுதி வெளிவந்ததில் மன நலம் சார்ந்து நான் எழுதிய கட்டுரைகள் முக்கியத்துவம் பெற்றன. சென்னையில் இயங்கிவரும் *'SCARF INDIA'* என்ற நிறுவனம், மனச்சிதைவு நோய்களைப்பற்றிய ஆராய்ச்சியும், மனநல நோளிகளுக்குச் சிகிச்சையும் அளித்துவருவதோடு, கடந்த ஐந்து, ஆறு வருடங்களாக மனநலம் சார்ந்த கட்டுரைகளை வெளிக்கொண்டுவரும் ஊடகவியலாளர்களை ஊக்குவிக்கும் விதமாக சிறந்தவற்றைத் தேர்ந்தெடுத்து விருதுகள் வழங்கிவருகிறது. அந்த வகையில் *'Scarf Media for Mental Health Award 2018'* ன் மாநில மொழிகளுக்கான பிரிவில் 'குங்குமம் டாக்டரில்' நான் எழுதிய "குடும்பத் தகராறுகளால் நிகழும் துயரங்களுக்குத் தீர்வு என்ன?" என்ற கட்டுரைக்கு முதல்பரிசும், மீண்டும் 2019ம் ஆண்டில், "எதையும் தூக்கிப் போட மனசில்லையா"? என்ற கட்டுரை மாநில மொழிகளுக்கான பிரிவில் முதல்பரிசை வென்றது. பரிசுபெற்ற என்னை மேலும் ஊக்குவிக்கும் வகையில் நேரில் அழைத்து பரிசு கொடுத்து பராட்டியதோடு, 'தினகரன்' நாளிதழில் செய்தியாக வெளியிடச்செய்த எங்கள் குழும நிர்வாக இயக்குநர் திரு. ஆர். எம்.ஆர்.ரமேஷ் அவர்களுக்கு என் சிரம்தாழ்ந்த நன்றியை உரித்தாக்குகிறேன். மேலும் எங்கள் அனைவரையும் தன் உடன் பிறப்பாக அரவணைப்போடு வழிநடத்தும் குங்குமம் ஆசிரியர் திரு கே.என் சிவராமன் அவர்களுக்கு என் நன்றிகள் பல. மீண்டும், மீண்டும் என்னைத் தொடர்ந்து கட்டுரைகள் எழுத ஊக்குவிக்கும் குங்குமம் தோழியின் ஆசிரியர் திருமதி ப்ரியா அவர்களுக்கு என் நன்றிகள் பல.

குங்குமம் தோழியில் 2019 முதல் 2021 வரை தொடராக வெளிவந்த நான் எழுதிய 'உணவே மருந்து' என்னும் கட்டுரை கடந்த 2022ம் ஆண்டு புத்தகமாக வெளிவந்தது. தற்போது, 2021 ஏப்ரல் முதல் மே 2023 வரை குங்குமம் தோழியில் தொடராக வெளிவந்த 'ஆயுர்வேதம் கூறும் ஆரோக்கியம்' என்னும் தொடர் கட்டுரை நூல்வடிவம் பெற்றுள்ளது. இன்றைய காலத்தில்

எண்ணற்ற நோய்களுக்கு வாழ்நாள் முழுவதும் தொடர்ந்து மருந்து மாத்திரைகள் எடுத்துக்கொண்டாலும் இதற்கு நிரந்தரத் தீர்வே இல்லையா? என்று கேட்கும் மக்களுக்கு, வாழ்வியல் நோய்கள் முதல் தொற்றுநோய்கள், பிரசவத்திலிருந்து, மெனோபாஸ் வரை அனைத்து மகளிருக்கான பிரச்னைகள் என அனைத்து நோய்களுக்கும் ஆயுர்வேதத்தில் தீர்வு இருக்கிறது என்கிறார் பிரபல ஆயுர்வேத மருத்துவர் திரு. சிவகுமார் அவர்கள். தன்னுடைய வேலை நெருக்கடியிலும் இரவு பகல் பாராது நமக்காகத் தடையின்றி ஆலோசனைகள் கொடுத்த மருத்துவர் சிவகுமார் அவர்களுக்கு என் மனமார்ந்த நன்றிகளை உரித்தாக்குகிறேன். ஆயுர்வேதம் பற்றிய விழிப்புணர்வை மக்களிடம் கொண்டு சேர்க்கும் என் எண்ணத்திற்கு செயல்வடிவம் கொடுத்த 'குங்குமம் தோழி'யின் ஆசிரியர் திருமதி ப்ரியா அவர்களுக்கு மீண்டும் என் நன்றிகள்!

— உஷா நாராயணன்

சமர்ப்பணம்

கணவர் திரு. நாராயணனுக்கும்,
மகள் திருமதி இந்துமதிக்கும்,
மகன் ஹரிஹரசுவாமிநாதனுக்கும்,
மற்றும் எனக்கு வழிகாட்டிய
அனைவருக்கும்.

ஆயுர்வேத மருத்துவர்
டாக்டர் ஆர். சிவகுமார்

'ஆயுர்வேதம் கூறும் ஆரோக்கியம்' என்னும் இந்நூலை பிரபல ஆயுர்வேத மருத்துவரான டாக்டர் ஆர்.சிவகுமார் அவர்களின் உதவியோடு வழங்கியுள்ளேன். டாக்டர் ஆர். சிவகுமார் பல தலைமுறைகளாக மருத்துவம் பயின்ற ஒரு மருத்துவக் குடும்பத்தில் இருந்துவருபவர், அவர் தந்தை டாக்டர் ஏ.ராமலிங்கம் ஒரு புகழ்பெற்ற சித்த மருத்துவப் பட்டதாரி ஆவார். அவர் தாய் டாக்டர் மீனாட்சி ராமலிங்கம் ஹோமியோபதி துறையில் ஒரு சிறந்த மருத்துவராவார். தாய் தந்தை இருவருமே தமிழ்நாட்டில் புகழ்பெற்ற மருத்துவக் குடும்பங்களின் சந்ததியினராவர்.

டாக்டர் ஆர். சிவகுமார் அவர்கள் இந்தியாவின் பெரும் தலைநகரான சென்னையில் பிறந்து வளர்ந்தவராக இருந்தாலும் இந்திய மருத்துவத்தின் மீது அவர் தீராது கொண்ட அன்பினால் இந்திய மருத்துவத்தின் முன்னோடியான ஆயுர்வேத மருத்துவப் படிப்பில் சேர்ந்து பட்டம் பெற்றார்

இந்தியாவின் நூற்றாண்டு பழமையான புகழ்பெற்ற கல்லூரியான சென்னை மயிலாப்பூரில் உள்ள வெங்கடரமண ஆயுர்வேத மருத்துவக் கல்லூரியில், தனது பட்டப்படிப்பை (BAMS) முடித்தார், மேலும் 75 ஆண்டுகள் பழமையான மற்றொரு கல்லூரியான ஹுப்ளி ஆயுர்வேத சேவாசமிதியின் ஆயுர்வேத மகாவித்யாலயா, கல்லூரியிலிருந்து காய சிகிச்சையில் (உள் மருத்துவம்) முதுகலை நிபுணத்துவம் பெற்றார்.

தனது முதுகலைப் பட்டப் படிப்பின்போது, ஆஸ்டியோ ஆர்த்ரிடிஸ் குறித்த தனது ஆராய்ச்சிப் பணிகளைச் செய்தார் மற்றும் ஆயுர்வேதத்தின் மூலம் காண்டிரோஜெனெஸிஸ் - குருத்தெலும்பு மூட்டுகளை மறுவடிவமைப்பதற்கான சாத்தியம் என்ற கருத்தை நிரூபித்தார், (இது நவீன மருத்துவமுறைகளில் இன்னும் ஆராய்ச்சி அளவிலேயே இருந்துகொண்டிருக்கின்ற ஒரு தத்துவமாகும்) இதற்காக கர்நாடகாவின் மைசூர் அரசு ஆயுர்வேதக் கல்லூரியின் நூற்றாண்டு விழாவில் (ஆயுஷ் அமைச்சகம் இந்திய அரசு, புதுடெல்லி இணைந்து நடத்தியது) அவர் பெரிதும் பாராட்டப்பட்டார்.

அவர் தனது பட்டப்படிப்பு மற்றும் முதுகலைப் படிப்பு முழுவதும் ஒரு சிறந்த மருத்துவராக மற்றும் முன்னணி மதிப்பெண் பெற்றவர்களில் ஒருவராத்கதிறம்படச் செயல்பட்டுவந்தார். பட்டப்படிப்பு முழுவதும், டாக்டர் எல். மகாதேவன் எம்.டி. (ஆயு), ஸ்ரீ சாரதா ஆயுர்வேத மருத்துவமனையின் இயக்குநர், கன்னியாகுமரி மற்றும் தந்தை டாக்டர் ஏ.ராமலிங்கம் ஆகியோரின் கீழ் நன்கு பயிற்சி பெற்றார்.

தனது முதுகலைப் பட்டப்படிப்பின்போது, அவர் *WEKAS* மற்றும் ஸ்ரீனிவாச சினேமா க்ஷேமா அபிவிர்தி சொசைட்டி (எஸ். எஸ்.கே.ஏ.எஸ்., தன்னார்வத் தொண்டு நிறுவனம்), ஹூப்ளியில் பகுதி நேர ஆலோசகராகப் பணியாற்றிவந்தார்.

ஆயுர்வேதத்தில் பன்முகச் சிறப்பு மருத்துவமனைகளை உருவாக்க வேண்டும் என்ற அவரது விருப்பம், முதுகலைப் பட்டப்படிப்பின் அதே நேரத்தில் தமிழ்நாட்டின் அழகப்பா பல்கலைக்கழகத்தில் மருத்துவமனை நிர்வாகத்தில் எம்.பி.ஏ. பட்டப்படிப்பில் சேர வைத்தது. அதிலும் அவர் தேர்ச்சிபெற்றார்.

அவர் இப்போது சென்னை தாம்பரத்தில் உள்ள ஸ்ரீசாய்ரம் ஆயுர்வேத மருத்துவக் கல்லூரியில் பொது மருத்துவத் துறையின் பேராசிரியராகச் சிறப்பாக பணியாற்றிவருகிறார். அங்கு இறுதியாண்டு மருத்துவம் பயிலும் மாணவர்களுக்கு பாடங்களைக் கற்பித்துக் கொண்டு கல்லூரியுடன் இணைக்கப்பட்ட மருத்துவமனையின் *OPD* மற்றும் *IPD* நோயாளிகளைக் கையாளும் மருத்துவக் குழுவில் மருத்துவராகப் பணியாற்றிவருகிறார்.

அவர் தற்போது ஆயுர்வேத முதுகலைப் பட்டதாரிகள் சங்கம் தமிழ்நாடு செயலாளர் பதவியையும் அனைத்திந்திய ஆயுர்வேத காங்கிரஸ் சென்னைப் பிரிவின் செயலாளராகவும் தேசிய ஆயுர்வேத மாணவர்கள் மற்றும் இளைஞர் சங்கம் தமிழ்நாடு பொருளாளராகவும் பதவிகளை வகித்துக் கொண்டு அந்த அமைப்புகளின் பிரதிநிதியாக ஆயுர்வேத வளர்ச்சிக்குப் பல்வேறு பணிகளை தொடர்ந்து செய்துவருகிறார்.

டாக்டர் சிவக்குமார் அவர்கள் சவாலான பல நோய்களில் ஏராளமான ஆய்வுக்கட்டுரைகளை எழுதிவருகிறார். பள்ளி கல்லூரி மற்றும் பல அமைப்புகளில் விருந்தினராகப் பங்கேற்று மருத்துவம் சார்ந்த சொற்பொழிவுகளை வழங்கிவருகிறார். தொலைக்காட்சியில் பல சேனல்களில் தொடர்ந்து வியாதிகளைப் பற்றியும் ஆயுர்வேதம் பற்றியும் விழிப்புணர்வு ஏற்படுத்திக் கொண்டு வருகிறார். செய்தித்தாள்களிலும் பத்திரிகைகளிலும் ஆரோக்கியம் பற்றிய கட்டுரைகளை எழுதிவருகிறார்.

ரோட்டரி கிளப் ஆஃப் சென்னை கோல்டன் ஸ்டாரின் செயல் உறுப்பினராக உள்ள இவர், ரோட்டரி சர்வதேச மாவட்ட 3232

இன் உதவி ஆளுநர் பதவியை 21-22 ஆம் ஆண்டு வகிப்பதற்காகத் தேர்ந்தெடுக்கப்பட்டுள்ளார், தற்போது அவர் மகப்பேறு மற்றும் குழந்தை ஆரோக்கியத்தின் இணை இயக்குநராக உள்ளார். ரோட்டரி சார்பாக பல இலவச மருத்துவ முகாம்களைச் செய்கிறார், 2018-2019 ரோட்டரி ஆண்டிடுக்கான சிறந்த தலைவர் விருது அவருக்கு வழங்கப்பட்டது.

அடிக்கடி ரோட்டரி லயன்ஸ் கிளப்புகள் மற்றும் என்ஜிஓ அமைப்புகள் மூலம் பொதுமக்களைச் சந்தித்து ஆயுர்வேதத்தின் தனித்தன்மை பற்றியும் நோய் வரா வழிமுறைகள் பற்றியும் ஆரோக்கியத்தை பேணி காக்கின்ற செயல்முறைகள் பற்றியும் தொடர்ந்து பேசிவருகிறார்.

அவர் கோயம்பேடு, மேற்கு மாம்பலம், ஷெனாய்நகர், மேற்கு முகப்பேர், திருவண்ணாமலை மற்றும் சிவகங்கை ஆகிய இடங்களில் சிறப்பு கிளினிக்குகளை நடத்தி மக்களுக்குச் சிகிச்சை அளிக்கிறார். அவர் பஞ்சகர்மாவில் (ஆயுர்வேதத்தின் தனித்துவமான சிகிச்சை முறைகள்) நிபுணர், இதன் மூலம் அவர் பொதுவான சளி முதல் புற்றுநோய் வரை எண்ணற்ற நோய்களைக் குணப்படுத்துகிறார். கீல்வாதம், பக்கவாதம், சொரியாஸிஸ், ஆஸ்துமா ஆகியவை இவரது சிறப்புச்சிகிச்சைகள்.

இவர் தனது சொந்த பன்முகச் சிறப்பு மருத்துவமனையான சென்னை ஹெரிடேஜ் மருத்துவமனையை சித்தா ஆயுர்வேதா யோகா மற்றும் நேச்சுரோபதி சிகிச்சை முறைகளைப் பின்பற்றுகின்ற 30 படுக்கைகள் கொண்ட சிறப்பு மருத்துவமனையாக (அதன் மருத்துவ இயக்குநராக) திறம்பட நடத்திவருகிறார்.

பண்டைய மருத்துவத்தில் அவர் ஆற்றிய பங்களிப்புக்காகத் தமிழக அரசின் உலகத் தமிழ் ஆராய்ச்சி நிறுவனம் சமீபத்தில் டாக்டர் சிவக்குமார் அவர்களுக்கு மதிப்புமிக்க தன்வந்திரி விருது வழங்கி பெருமைப் படுத்தியது.

ஆயுர்வேதத்திற்கான பங்களிப்புகளுக்காக அவருக்குத் தமிழ்நாட்டின் ஆயுர்வேதப் பட்டதாரிகள் சங்கம் ஆயுர்வேத நக்ஷத்திர விருதையும் வழங்கியது.

அவரது தகவல் கட்டுரைகள் மற்றும் வீடியோக்களை சென்னை ஹெரிடேஜ் மருத்துவமனையின் வலைத்தளம் ஃபேஸ்புக் பக்கம் யூடியூப் சேனல் டெலிகிராம் ஆப் ஆகியவற்றில் எப்பொழுது வேண்டுமென்றாலும் பார்க்கலாம்.

ஆயுர்வேதம் கூறும் ஆரோக்கியம்

சித்த மருத்துவம், ஆயுர்வேத மருத்துவம், இயற்கை மருத்துவம் போன்ற நம்நாட்டின் பழம்பெரும் மருத்துவமுறை பொக்கிஷங்களில் ஒன்றான ஆயுர்வேத மருத்துவத்தின் மகிமைபற்றி ஆயுர்வேத மருத்துவ நிபுணர் டாக்டர் சிவகுமார் அவர்கள் நமக்கு இத்தொடரில் விளக்க இருக்கிறார். தற்போது பெண்கள் சில குறிப்பிட்ட நோய்களினால் கடும் இன்னலுக்கு உள்ளாவதுடன் மருந்து, மாத்திரைகளுக்கு அடிமையாகி உள்ளனர். அப்படியும் நிரந்தரமாகக் குணமாகும் வாய்ப்பு இல்லாமல், வாழ்நாள் முழுவதும் மருத்துவம் செய்துகொள்ளும் நிலை. இதற்குத் தீர்வே இல்லையா? என்ற கேள்விக்கு நிச்சயமாக ஆயுர்வேத மருத்துவத்தில் நிரந்தரத் தீர்வு உண்டு என்று உறுதியாகச் சொல்லும் மருத்துவர் அதற்கான மருத்துவமுறையை இந்த புத்தகத்தில் நம்மிடையே பகிர்ந்து கொள்கிறார்.

அந்த வகையில், முதலில் ஆயுர்வேதம் என்னும் மருத்துவ முறைபற்றியும் அம்மருத்துவ முறையினால் குணமாகக் கூடிய வியாதிகள் மற்றும் உணவுமுறை, வாழ்க்கைமுறை மாற்றங்கள் ஆகியவற்றை பற்றி ஒரு முன்னுரையாக ஆயுர்வேதம் என்றால் என்ன என்று பார்ப்போம்.

'ஆயுர்வேதம்' என்னும் சமஸ்கிருதச் சொல்லுக்கு 'வாழ்வியல் விளக்கம்' என்பதே தமிழ் அர்த்தமாகும். ஆயுர் என்பது நாம் வாழும் வாழ்க்கையைக் குறிப்பதாகும். வேதம் என்பது விஞ்ஞானம் என்பதைக் குறிக்கும் அல்லது அறிவு என்பதைக் குறிக்கும். ஆகையால் ஆயுர்வேதம் என்பது நாம் வாழும் வாழ்க்கையின் விஞ்ஞானம் அல்லது அறிவு என்பதே ஆகும்.

ஆயுர்வேத மருத்துவம் (சுருக்கமாக "ஆயுர்வேதம்") உலகின் பழமையான முழுமையான (முழு உடல்) சிகிச்சை முறைகளில்

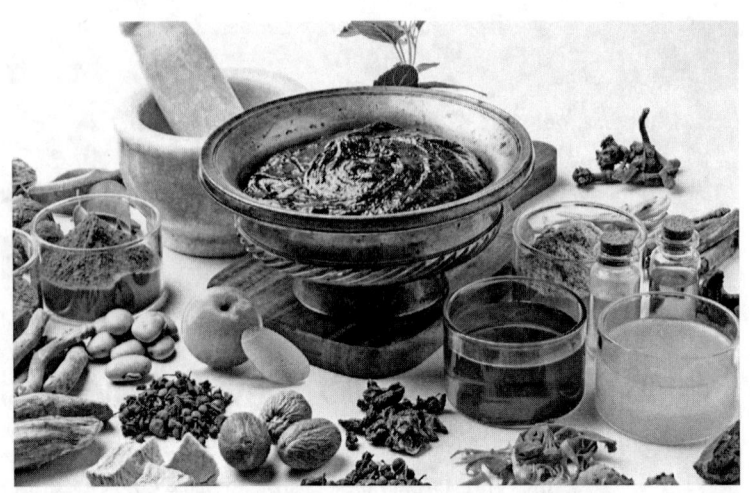

ஒன்றாகும். இது 5,000 ஆண்டுகளுக்கு முன்பு இந்தியாவில் உருவானது. ஆயுர்வேதம் என்பது ஒரு மருத்துவ முறையாக மட்டுமில்லாமல் நாம் நம் வாழ்க்கையை எவ்வாறு வாழ வேண்டும்? நம் பூத உடம்பை நோய்களில் இருந்து எவ்வாறு காக்க வேண்டும்? நமது வாழ்க்கையை எவ்வாறு அறிவியல்பூர்வமாக அமைத்துக்கொள்ள வேண்டும்? எவ்வாறு ஆரோக்கியமாக இருக்க வேண்டும் ஆகிய வற்றைப் பற்றித்தான் மிகவும் ஆழமாக விவரிக்கின்றது. அவ்வாறு வாழத் தவறிவிட்டோமேயானால், நோய்கள் நமக்கு எவ்வாறு வருகின்றது? அந்த நோய்களுக்கான காரணம் என்ன, நோய்கள் வந்தால் அறிகுறிகள் என்ன, நோய்கள் முற்றிப்போகும்போது வரக் கூடிய உபாதைகள் என்ன? அவ்வாறாக நோய்கள் வந்துவிட்டால் அதை எவ்வாறு அறிந்து கொள்வது? எவ்வாறு அந்த நோய்களை குணப்படுத்துவது? நோய்களின் சாத்திய அசாத்தியங்கள் என்னென்ன? குணப்படுத்தக்கூடிய நோய்களில் எந்தெந்த நோய்கள் எளிதாகக் குணமாகக் கூடியவை? எவை மிகவும் கடினமான முறையில் குணப்படுத்தக் கூடியவை? எவை வாழ்நாள் முழுவதும் மருந்துகள் எடுத்துக் கொள்ள வேண்டியவை? மற்றும் நோய்களுக்கு சோதனம் எனும் உடலில் சேரக்கூடிய விஷங்களை எவ்வாறு நீக்குவது? பஞ்சகர்ம சிகிச்சைகளை எவ்வாறு பயன்படுத்துவது? உணவு முறைகளை எவ்வாறு மாற்றிக்கொள்வது? எவ்வாறான மருந்துகளை எந்தெந்த நிலைகளில் கொடுப்பது என்பதைப் பற்றியும் மிகவும் நுட்பமாகவும் விளக்கமாகவும் கூறுகின்றது.

ஆயுர்வேதம் 5000 ஆண்டுகளுக்கு முன் இந்தியாவில் அரும்பிய நீண்ட ஆயுளுக்கான அறிவியல்முறை ஆகும். இதில் மருத்துவம்

என்பது ஒரு பகுதியே. இன்று உலகில் இருக்கும் மிகவும் பழமை யான மருத்துவ அறிவியல்களில், அறிவியல் மருத்துவங்களில் ஒன்றாக ஆயுர்வேதம் திகழ்கிறது. மிகவும் பழமையான மருத்துவ மாக இருந்தாலும் இன்றளவும் வரக்கூடிய புதுப்புது வியாதிகளுக் கும் தக்க நிவாரணங்களை கொடுத்துவருகிறது ஆயுர்வேதம். அந்த காரணத்தினாலேயேதான் இன்றளவும் ஆயுர்வேதம் ஒரு முக்கிய மான மருத்துவ அறிவியலாக மருத்துவ உலகில் பார்க்கப்படுகிறது.

உலகில் தோன்றிய தொன்மையான வியாதிகளில் மூட்டு வியாதிகள் உட்பட இன்றைய காலத்தில் உருவாகியுள்ள புதிய வியாதிகளான டெங்கு, சிக்குன்குனியா மற்றும் கொரோனா உள்ளிட்ட பல ஆயிரக்கணக்கான வியாதிகளுக்கு இன்றளவும் சிறப்பான மருத்துவமாக விளங்குவது ஆயுர்வேதம் என்பது நாம் அறிந்த உண்மையே.

ஆயுர்வேதம் பற்றி நாம் தெரிந்துகொள்ள வேண்டுமென்றால் முதலில் நம் உடலைப்பற்றி நாம் தெரிந்துகொள்ள வேண்டும். நம் உடலானது இவ்வுலகிலுள்ள எல்லாப் பொருட்களின் மூல தாதுவான பஞ்சபூதங்களின் கூட்டுச்சேர்க்கையே ஆகும். பஞ்ச மகா பூதங்கள் என்பது நிலம், நீர், காற்று, ஆகாயம், நெருப்பு ஆகி யவை ஆகும்.இவற்றின் கூட்டுச்சேர்க்கையே இவ்வுலகிலுள்ள ஒவ்வொரு பொருளும் ஆகும். அவ்வாறு நம் உடலளவில் இவ் வைந்து பூதங்களும் 7 உடற்கட்டுகளாக அமைந்திருக்கிறன்றன. அவை ரசம் என்னும் உணவினால் ஏற்படும் முதல் தாதுவாகும். ரத்தம் என்பது குருதியைக் குறிப்பதாகவும், மாமிசம் என்பது நம் தசைகளை குறிப்பதாகவும், மேதஸ் நம் கொழுப்புகளைக் குறிப்பதாகவும், ஆஸ்தி என்பது நம் எலும்புகளைக் குறிப்பதாக வும், மஜ்ஜை என்பது நம் எலும்புக்குள் இருக்கும் மஜ்ஜையைக் குறிப்பதாகவும், சுக்கிர என்பது நம் விந்துவை குறிப்பதாகவும் நாம் பார்க்கின்றோம்.

இந்த ஏழு உடற்கட்டுகளைக் சீராக பராமரிப்பது முக்குற்றங்கள் ஆகிய வாத, பித்த, கபம் ஆகும். இதையே வள்ளுவர் “மிகினும் குறையினும் நோய்செய்யும் நூலோர் வளிமுதலா எண்ணிய மூன்று” என்று குறிப்பிடுகின்றார். வலி என்பது வாதத்தையும் அழல் என்பது பித்தத்தையும் ஐயம் என்பது கபத்தையும் குறிப்ப தாக நாம் பார்க்கிறோம்.

ஒவ்வொருவரும் மூன்று தோஷங்களின் தனித்துவமான கலவையைப் பெறுகிறார்கள். ஒவ்வொன்றும் வெவ்வேறு உடல் செயல்பாட்டைக் கட்டுப்படுத்துகின்றன.

இந்த வாத, பித்த, கபங்கள் மனத்தளவில் சத்வம், ரஜஸ், தமஸ் என்று அமைவதை நாம் பார்க்கிறோம்

மூன்று தோஷங்களும் மனத்தளவில் சமமாக இருப்பின் அது

ஆயுர்வேதத்தின் உட்பிரிவுகள்	
சல்யம்	அறுவை சிகிச்சை, மகப்பேறு
சாலக்யம்	கண், காது, மூக்கு என்று தலையில் உள்ள உறுப்புகளுக்குச் சிகிச்சையளித்தல்
காயச் சிகிச்சை	உடல் உபாதைகளை மருந்துகள் கொண்டு குணப்படுத்துதல்
பூதவித்யை குமார பிரியா அகதம்	மன நலம் பேணுதல் குழந்தை வளர்ப்பு முறிமருந்துகள் அளித்தல்
ரசாயனத் தந்திரம்	ஆயுள் நீட்டிப்புக்கான மருந்துகளைப் பயன் படுத்துதல்
வாஜீகரணம்	புத்துயிர்ப்பு மருத்துவம்

சத்துவகுணம் என்றும் சாந்தகுணம் என்றும் பித்தம் சீறிய நிலையில் ரஜோ குணம் என்றும் கபம் அதிகரித்த நிலையில் தமோகுணம் என்றும் நாம் மனோ தோஷங்களை கூறுகின்றோம்.

இந்த தோஷங்கள் விஷ விலங்குகளின் உடம்பில் விஷம் இருந் தும் எவ்வாறு அந்த விஷம் அந்த விலங்குகளை காக்க உதவுகின்றதோ அதுபோல் மனித உடம்பிலும் இந்த விஷங்களாகிய தோஷங்கள் சமநிலையில் இருக்கும்போது உடலைப் பேணி காக்கின்றது. அதுவே நிலை மாறி மிகுந்தாலும் குறைந்தாலும் மாறுபட்டாலும் வியாதிகளை உருவாக்குகிறது.

இந்த சமநிலைக்கு ஏதாவது இடையூறு விளைவிக்கும் போது நோய் உண்டாகிறது. இந்த சமநிலையை சீர்குலைக்கும் விஷயங்களில் மரபணு அல்லது பிறப்புக் குறைபாடுகள், காயங்கள், காலநிலை மற்றும் பருவகால மாற்றம், வயது மற்றும் உணர்ச்சிகள் ஆகியவை அடங்கும்.

பொதுவாக ஒருவரை விசாரிக்கும்போது ஆரோக்கியமாக இருக் கிறீர்களா என்று நாம் விசாரிப்பதை வழக்கமாக வைத்துள்ளோம். ஆனால் ஆரோக்கியம் என்பது வியாதி இல்லாத அவஸ்தையை மட்டுமே குறிக்கின்றது. ஆனால் அவன் மனத்தளவில் நன்றாக இருக்கிறானா என்பதைப்பற்றி குறிப்பதில்லை. ஆயுர்வேதம் இக் காரணத்தினாலேயே 'ஸ்வஸ்தன்' என்று உடலாலும், மனதாலும், சமூகத்தாலும் ஆரோக்கியமாக இருப்பவனை குறிக்கின்றது . 'ஸ்வஸ்தன்' என்பது தன் நிலையை அறிந்தவன் என்ற உள்அர்த் தத்தை விளக்குகிறது.

ஆயுர்வேதத்தின் முக்கியமான நோய்த்தடுப்பு முறை, நம் உடல் தோஷங்களையும் மனோ தோஷங்களையும் சமநிலைப்படுத்துவ தேயாகும். இவை சமநிலையில் வைத்துக்கொள்ள தினசரியை (தினம் தினம் செய்ய வேண்டியவை) ரிதுசர்யை (ஒவ்வொரு மாத மும் செய்யவேண்டியவை) வேகங்களை அடக்காமல் இருத்தல் மற்றும் சட்விருத்தம் சதாசரம் (ஒழுங்கான வாழ்க்கை முறையைப் பின்பற்றுதல்) ஆகியவற்றை நாம் முறையாகப் பின்பற்றி வரும் பொழுது நோய்கள் மட்டுமில்லாமல் நரைதிரை மூப்பு ஆகியவை நம்மை நெருங்காமல் பார்த்துக் கொள்ளலாம்.

ஆயுர்வேதம் ஒரு பழமையான மருத்துவமாக இருந்தாலும் இன்று பல அறிவியல் பூர்வமான ஆராய்ச்சிகள் அதில் நடந்து கொண்டேதான் இருக்கிறது. இந்திய அரசாங்கத்தின் 'ஆயுஷ் மினிஸ்ட்ரி' கீழ் ஆயுர்வேதம் மற்றும் சித்தா, யோகா, நேச்சுரோ பதி ஆகிய பழமையான மருத்துவத்துறைகள் கொண்டுவரப்பட்டு அதில் பல நெறிமுறைகளும், விதிகளும் மற்றும் ஒழுங்குமுறை களும் பின்பற்றப்பட்டு சென்ட்ரல் கவுன்ஸில் ஆஃப் இந்தியன் மெடிசின் *(Central Council of Indian Medicine)* என்ற கவுன்சிலிங்கின் கீழ் ஆயுர்வேத பட்டயப்படிப்பு கொண்டுவரப்பட்டுள்ளது. அதில், இளங்கலை, *(Bachelors Degree - BAMS - 5 ½ years,* முதுகலை *(Post Graduate Degree)* - எம்டி ஆயுர்வேதம் - 3 years)* மற்றும் பிஎச்டி ஆயுர்வேதம் *(3 years)* போன்ற படிப்புகள் தரமான கல்லூரிகளின் மூலம் இந்திய அரசாங்கத்தின் வழிகாட்டுதலின் பேரில் நடந்து கொண்டிருக்கிறது என்பது குறிப்பிடத்தக்கது.

இதைத் தவிர சென்ட்ரல் கவுன்ஸில் பார் ரிசர்ச் இன் ஆயுர் வேதா என்னும் மத்தியஅரசின் பிரிவின் கீழ் பல ஆராய்ச்சி நிறுவனங்கள் இந்தியா முழுவதும் நிறுவப்பட்டு அதில் பல அறி வியல் பூர்வமான ஆராய்ச்சிகள் நடப்பதுடன் அங்கு ஆயுர்வேத இளங்கலை, முதுகலை மற்றும் பிஎச்டி படிப்புகளும் நடத்தப்பட்டு வருகின்றது.

ஆயுர்வேதம் மூலம் வியாதிகளை எப்படி அணுகி குணப் படுத்துவது என்பதை தெரிந்து கொள்வோம்...

கூந்தல் உதிர்வுக்கு ஆயுர்வேதம் கூறும் எளிய மருத்துவம்

அழகான நீண்ட, பளபளப்பான ஒவ்வொரு நபரின் அரிய சொத்து. மனிதனின் ஆளுமையை மேம்படுத்துவதில் முக்கிய பங்கு வகிக்கிறது கூந்தல். ஆணாக இருந்தாலும் சரி பெண்ணாக இருந்தாலும் சரி அழகு சார்ந்த விஷயத்தில் முக்கிய பங்கு வகிப்பது கூந்தல். முடி நரைத்தல், முடி உதிர்தல், பொடுகு போன்ற சிறு சிறு பிரச்சனைகள் கூட ஒருவரின் தன்னம்பிக்கை மற்றும் சுயமரியாதையைப் பாதித்து மன அழுத்தம் மற்றும் தாழ்வு மனப்பான்மையை ஏற்படுத்துகின்றன. இதை வைத்தே பல விளம்பரங்கள், மேலும் கோடிக்கணக்கில் வியாபாரம் இன்று நடந்துகொண்டிருக்கிறது.

பொதுவாகத் திருமணத்திற்கு வரன் தேடும் சமயங்களில் பெண்ணிற்குக் கூந்தல் நீளமாக அழகாக இருக்கின்றதா ஆணுக்கு வழுக்கை இல்லாமல் அடர்த்தியாக இருக்கின்றதா என்று தான் முதலில் பார்ப்பார்கள், காரணம் கூந்தலின் ஆரோக்கியத்தை வைத்தே உடல் மற்றும் மன ஆரோக்கியத்தையும் இளமையையும், ஊட்டச்சத்தையும் நாம் எளிதாகக் கணித்துக்கொள்ள முடியும். அந்த அளவுக்கு முக்கியம் நம் கூந்தல்.

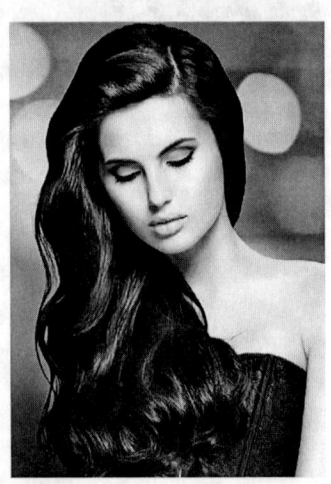

கூந்தல் என்பது அழகு சார்ந்த விஷயமாக மட்டுமல்லாமல் தலையைப் பாதுகாக்கின்ற ஒரு கவசமாகவும் பார்க்கப்பட்டதினால்தான் ஆண், பெண் இருபாலரும் அக்காலங்களில் குடுமி வைத்

தார்கள், ஒருவேளை எதிர்பாராவிதமாக கீழே விழுந்தால் அது ஒரு அதிர்வுறிஞ்சியாகச் செயலாற்றும்.

ஆயுர்வேத மருத்துவத்தில் கூந்தல், நம் ஏழு உடற்கட்டுகளில் ஒன்றான மஜ்ஜையின் ஒரு பாகமாகப் பார்க்கப்படுகிறது, மேலும் இது மத்திய நரம்புமண்டலம் மற்றும் குடலுடன் இணைத்துப் பார்க்கப்படுவதால் எலும்புத்திசு, நரம்புமண்டலம் மற்றும் செரிமான அமைப்பு ஆகியவற்றில் ஏதேனும் பலவீனம் ஏற்பட்டால் முடி வளர்ச்சி குறைந்து முடி உதிர்தல் அதிகரிக்க வாய்ப்புள்ளதாக ஆயுர்வேதம் கூறுகிறது. க்ஷுத்ர ரோகம் (குறுநோய்) என்ற தலைப்பில் காலித்ய ரோகம் என்ற பெயரில் ஆயுர்வேதம் முடி உதிர்தலைப்பற்றி விளக்குகிறது. மேலும் பலித்யம் (இளநரை) இந்திரலுப்தம் (அலோபீசியா அரேட்டா) மற்றும் தாருணகம் (பொடுகு) போன்ற முடிகளின் மற்ற நோய்களைப்பற்றியும் ஆயுர்வேதம் சிறப்பாக விவரிக்கிறது.

தலையின் இழிந்த மயிரனையர் மாந்தர்,
நிலையின் இழிந்த கடை

– திருக்குறள்

சமுதாயத்தில் மனிதர் தன் நிலையிலிருந்து தாழ்ந்துவிட்டால் தலையில் இருந்து உதிர்ந்த கூந்தலை எப்படி நாம் துச்சமென மதிக்கின்றோமோ அப்படியே மதிக்கப்படுவர் என்று வள்ளுவர் கூறுகிறார்

ஆனால் இன்றைய உலகில் தலைமுடி உதிர்வதை பெரும் பிரச்சனையாகப் பார்ப்பதினால்தான் தலைமுடி சார்ந்த வணிகம் மற்றும் வர்த்தகம் பல பில்லியன் டாலர்களில் நடந்துகொண்டிருகின்றது.

இதில் வருத்தம் என்னவென்றால், இந்த கெமிக்கல் ஷாம்புகள், வணிகரீதியான தைலங்கள், தேவையற்ற சாயங்களில் உள்ள பல தீங்கு விளைவிக்கும் ரசாயனங்கள் முடி மட்டுமல்லாது, பிற உறுப்புகளையும் சேதப்படுத்துகின்றன.

கூந்தல் உதிர்வதற்கான பொதுவான காரணங்கள்

பரம்பரை, முதுமை, பிரசவத்திற்கு பின், சில மருந்துகளை நாட்கணக்கில் எடுத்துக் கொள்ளுதல், ரத்தசோகை, ஹார்மோன் ஏற்றத்தாழ்வு, ஊட்டச்சத்து குறைபாடுகள், மாசு, பி.சி.ஓ.டி & மாதவிடாய் நின்ற நிலை, உடலின் வெப்பம், மனச்சோர்வு, தைராய்டு மற்றும் இதர சுரப்பிகளில் கோளாறுகள், உச்சந்தலை மற்றும் தலைமுடி சம்பந்தப்பட்ட வியாதிகளான மயிர் புழுவெட்டு, தலை பொடுகு, தலையில் வரும் காளாஞ்சகப்படை, பேன், ஈரு மற்றும் எக்ஸிமா போன்ற தோல்நோய்கள், துரித உணவுகள், காரம் மற்றும் மசாலா உணவுகளை அதிகமாக உண்ணுதல், புற்றுநோய்

சிகிச்சையில் உள்ள கீமோதெரபி மற்றும் ரேடியோ தெரபி, நம் உடலில் வாத பித்த கபங்களின் நிலையை அறியாமல் அதற்கு எதிர்மறை விளைவுகளை ஏற்படுத்தக்கூடிய சோப்பு ஷாம்பூ எண் ணெய்கள் உபயோகப்படுத்துதல், ஹெல்மெட், தலை விக்குகள் அதிகமாகப் பயன்படுத்துதல், அடிக்கடி தலைக்குக் குளிக்காமல் தலையில் அழுக்கு சேரவிடுவது ஆகிய காரணங்களினால் கூந்தல் வலுவிழந்து கொட்டத் தொடங்கிவிடும்.

உணவே மருந்து

ஆயுர்வேதத்தின் அடித்தளக் கொள்கைகளில் ஒன்று, செரிமான மண்டலத்தை சரியாக வைத்துக்கொள்வது. ஆயுர்வேதத்தின்படி, கூந்தலின் ஆரோக்கியமும் நாம் உண்ணும் உணவில் இருந்து தான் தொடங்குகிறது.

நாம் உண்ணும் உணவு எப்போதும் அறுசுவை கலந்த உணவாக இருக்க வேண்டும். கசப்பு மற்றும் துவர்ப்பே மருந்துக்கு ஆதார மான சுவைகளாகப் பார்க்கின்றோம். எனவே நல்ல காய்கறிகள் கீரைகள் பழங்களை உண்டால் நல்ல ஆரோக்கியமான கூந்தல் வளரும். புதினா, கறிவேப்பிலை, முருங்கைக்கீரை, பொன்னாங் கண்ணி, கருசலாங்கண்ணி ஆகியவை வாரம் ஒரு முறையாவது நம் உணவில் சேர்த்தேயாகவேண்டும். தலைமுடி ஆரோக்கியமாக இருப்பதற்குத் தினமும் ஒரு நெல்லிக்காயை சாதத்துடன் சேர்த்து அவித்து உண்ணலாம். உணவில் இரும்பு சத்துள்ள சப்போட்டா, பேரீச்சம்பழம், ஆப்பிள், பப்பாளி போன்ற பழங்களை உண்ண வேண்டும். மோர், நெய், வெண்ணெய் போன்றவற்றைத் தினமும் உணவில் சேர்த்துக்கொள்ள வேண்டும்

கருவேப்பிலை பொடியை தினமும் சாப்பிடுவதன் மூலம் முடி உதிர்வதைத் தவிர்க்கலாம்

உடல் வெப்பம் அதிகமாக உள்ளவர்கள் வாரம்இரண்டு முறை இளநீர் குடிக்கலாம். நீர்ச்சத்துள்ள காய்கறிகளை உணவில், சேர்த்துக்கொள்ளலாம். வெள்ளரிப் பிஞ்சு கேரட் பீட்ரூட், கொத்தமல்லி கீரை, கறிவேப்பிலை இவைகளை சாலட் செய்து சாப்பிடலாம்.

எண்ணெய் மசாஜ்

கூந்தலை நன்றாக பராமரிப்பது என்பது ஒரு கலை. அதில் முதல் கடமை எண்ணெய் தேய்ப்பது. சனி நீராடு என்பார்கள் - வாரம் ஒரு முறையாவது தலையில் எண்ணெய் தேய்த்துக் குளிக்க வேண் டும். இதையே ஆயுர்வேத மருத்துவம் ஷிரோ அப்யங்கம் என்கிறது. தலையில் பத்து நிமிடமாவது எண்ணெய் மசாஜ் செய்து ஒரு மணி நேரம் கழித்து குளிக்கும்பொழுது வேர்கள் உறுதியாகும், கூந்தல்

நன்றாக அடர்த்தியாக கருகருவென்று வளரும். தூக்கமின்மை முதல் சோர்வு, மன உளைச்சல் போன்ற பல உடல் உபாதைகள் குணமாகும், உடல் குளிர்ச்சி ஏற்படும்.

வீட்டிலேயே எண்ணெய் தயாரிக்கும் முறை

சிறிதளவு வெந்தயத்தை தண்ணீரில் மூன்று நாள் ஊற வைத்து, அது முளை கட்டிய பிறகு அதில் கரிசலாங்கண்ணி இலைச்சாறைச் சேர்த்து சமஅளவு நல்லெண்ணெய் கலந்து அடுப்பிலேற்றி நீர்ச் சத்து குறைய காய்ச்சி வடிகட்டி தினமும் தலைக்குத் தேய்க்கப் பயன்படுத்தலாம்.

இதே தைலத்தில் வெட்டிவேர், விலாமிச்சைவேர், உலர்ந்த ரோஜா மொக்கு, சந்தன சிராய்கள், உலர்ந்த செம்பருத்திப்பூ ஆகியவை சேர்த்து தேங்காய் எண்ணெயில் காய்த்து தலைக்கு தடவ உடலில் உஷ்ணம் குறைந்து முடி நன்றாக வளரக் காணலாம்.

இதே தைலத்தில் மருதாணி இலைச் சாறு மற்றும் அவுரி இலை சாறு சேர்க்க தலைமுடி கருகருவென வளரும், நரைமுடி தெரியாது.

தலை குளிக்கும்பொழுது வடித்த கஞ்சியை தலைக்குத் தேய்ப் பதன் மூலம் முடி நல்ல பளபளப்புடன் ஆரோக்கியமாக வளரும்.

சீயக்காய் பொடி

தலைக்குத் தேய்த்துக் குளிக்க தரமான சீயக்காய்ப்பொடி யுடன் வெந்தயம், பாசிப்பயிறு, பூந்திக் கொட்டை உலர்ந்த ரோஜா மொக்கு ஆகியவை சேர்த்தரைத்து தலைக்குக் குளியல் பொடியாக பயன் படுத்தலாம்.

ஆயுர்வேத மருந்துகள்

ஆயுர்வேதத்தில் கூந்தல் சார்ந்த பிரச்சனைகளுக்குப் பல சிறந்த மருந்துகள் உள்ளன. நவயச லோஹம், அமலாகி (நெல்லிக்காய்) லேகியம், நரசிம்ஹ ரசாயனம், திக்தக நெய், சயவனபிராஷ லேகியம், பிரம்ம ரசாயனம், அயஸ்க்ரிதி, குமார்யசவம், லோஹாச வம், சப்தாம்ருத லோஹம், கசீச பஸ்மம் நல்ல பலன் அளிக்கிறது.

ஆயுர்வேத சிகிச்சைகள்

சிரோஅப்யங்கம், சிரோ தாரா, சிரோ லேபம், சிரோ பிச்சு, சிரோ வசதி, ஷட்பிந்து தைல நஸ்யம், அனு தைல நஸ்யம், பஞ்ச திக்த க்ஷீரவஸ்தி, அட்டை விடுதல் போன்றவை ஒரு தகுதிவாய்ந்த மருத்துவர் மூலம் எடுத்துக்கொண்டால் நல்ல பலன் காணலாம்.

கூந்தல் வேர்ப்பகுதியை பலப்படுத்துவதற்கு

பாதாம், முந்திரி, ஆமணக்கெண்ணெய், பிரம்மி, ஜோதிஷ்மதி

தைலம், செம்பருத்யாதி தைலம் ஆகியவை பயன்படுத்த வழுக்கை, முடி உதிர்தல், உச்சந்தலையில் உள்ள அரிப்பு போன்றவற்றைத் தடுக்கலாம்.

கூந்தல் வளர்ச்சியை ஊக்குவிப்பவை

வெந்தயம், ஆலமரத்தின் விழுதுகள், மல்லிகை, சோற்றுக் கற்றாழை, தேங்காய்ப்பால், நெல்லிக்காய், தாமரை, கீழாநெல்லி, செம்பருத்யாதி கேரதைலம், அமலகி கேரதைலம், மாலத்யாதி கேர தைலம், கயுன்யாதி கேரதைலம், சந்தனாதி தைலம் உத்பாலாதி தைலம், கேஷ ராஜ தைலம், ஆகியவை முடி மெலிதல், தலைமுடி பிளவு, உச்சந்தலையில் எரித்தல், இளநரை, முடி உதிர்தல் போன்ற வற்றை தடுக்க உதவியாக இருக்கும்.

கறுப்பு நிறத்தை வழங்க

அவுரி, மருதோன்றி, கொழிஞ்சி, நெல்லிக்காய், கரிசலாங் கண்ணி, நீலிப்ரிங்காதி தைலம், பிரிங்கராஜ தைலம், அமலக்யாதி தைலம், நீலின்யாதி தைலம், மஞ்சிஷ்டாதி தைலம் போன்றவை இளநரை, சுருட்டை, செம்பட்டைமுடி போன்றவற்றைத் தடுக்க உதவியாக இருக்கும்.

பொடுகுத் தொந்தரவு

பொடுகு தொந்தரவு இருப்பவர்கள் சின்ன வெங்காயம் மற்றும் வால்மிளகு சேர்த்து அரைத்து தலையில் தடவி அதன் பிறகு மேற்கூறிய தைலத்தை பயன்படுத்த நல்ல பலன் கிடைக்கும்.

மேற்கூறிய தைலத்தில் பொடுதலை மற்றும் வெட்பாலை இலை சேர்த்து தயாரிக்க தலையில் ஏற்படும் தோல்நோய்கள் மற்றும் பொடுகு தொல்லையில் இருந்து விடை பெறலாம்

மயிர்புழுவெட்டு – Alopecia

சிலருக்கு தலையில் வட்ட வட்டமாக முடிகள் கொத்துக் கொத்தாக விழத் தொடங்கும், இது தலையில் மட்டும் இல்லாமல் முகத்திலும், பின் உடம்பின் மற்ற பகுதிகளிலும் பரவி எல்லா இடங்களிலும் முடி முற்றிலுமாக கொட்டிவிடும் நிலையை அடை யும், இதற்கு நவீன மருத்துவத்தில் எந்த மருந்துகளும் இல்லை என்றே கூறலாம். அத்தகைய நிலையில் ஆயுர்வேத சிகிச்சை நல்ல பலன் தரும். ஆயுர்வேதத்தில் மேற்பூச்சு, உள்மருந்து, வெளிப்புறச் சிகிச்சை எல்லாம் ஒன்றாக செய்ய இந்த மயிர்ப் புழுவெட்டு வியாதி முற்றிலுமாகக் குணமடைவதைக் காணலாம்

மேற்பூச்சாக அரைத்த குன்றிமணி விதைகள் அல்லது அரைத்த ஊமத்தை இலை மற்றும் பூச்சாறு ஆகியவை பூசிவந்தால் இந்த

வியாதி முற்றிலும் குணமடையும் வாய்ப்பு உள்ளது.

மேலும் வெளிப்புற சிகிச்சையாக அட்டை விடுதல் சிகிச்சை, உள்மருந்தாக செரான்கொட்டை சேர்ந்த மருந்துகளான பால்லாதக நெய், குக்குலு திக்தக நெய், நரசிம்ஹ ரசாயனம் கொடுத்துவர இந்நோய் முற்றிலுமாக குணமடையும் வாய்ப்புள்ளது.

தலையில் காலாஞ்சப்படை– Scalp Psoriasis

சிலருக்கு தலையில் மீன்செதில் போல் படைபடையாகத் தோல் காய்ந்து காணப் படும், சில சமயங்களில் அதில் ரத்தம் கூட வரலாம். மிகுந்த அரிப்பு தரலாம், தலையை அசைத்தாலே இந்த படைகள் கீழே கொட்டும். இதையே நவீனமருத்துவத்தில் சொரியாசிஸ் என்றழைப்பர். இது நம் நோய்எதிர்ப்புச் சக்தி நமக்கெதிரே இயங்குவதால் வரும் ஒரு வியாதி. இதற்கு வெட்பாலை தைலத்தை தினசரி தேய்த்து வெயிலில் சிறிது நேரம் நின்று பின்னர் தலைக்குளித்து உள்ளுக்கு மேற்கூறிய மருந்துகளை மருத்துவரின் ஆலோசனைப்படி எடுத்துக்கொள்ள முற்றிலும் குணமாகும்.

கடைசியாக, ஒருவேளை உங்களுக்கு ஷாம்புதான் போட வேண்டிய சூழ்நிலை ஏற்பட்டால் ஷாம்புவைத் தலையில் நேரடியாக தேய்க்காமல் தண்ணீர் கலந்து தலையில் தேய்த்துக் குளிப்பது ஓரளவுக்கு நல்ல முறையாகும்

சிலர் தலைக்குக் குளித்த பிறகு ஹீட்டர் மற்றும் டிரையர் பயன்படுத்துகிறார்கள். அதைத் தவிர்ப்பது மிகச் சிறந்ததாகும்.

சினைப்பை நீர்க்கட்டி (பாலிசிஸ்டிக் ஓவரியன் டிஸ்ஆர்டர்-PCOD)

அன்றைய காலத்தில் ஊருக்கு ஒரு மருத்துவமனை இருப்பதே அரிதாக இருந்தது. ஆனால் இன்றோ வீதிக்கு ஒரு மருத்துவமனை வந்து கொண்டேதானிருக்கின்றது. அதிலும் குறிப்பாகக் குழந்தைப் பேறின்மை சம்பந்தப்பட்ட மருத்துவமனைகள் இன்ஃபர்டிலிடி கிளினிக், ஃபர்டிலிடி ஹாஸ்பிடல் போன்றவை இப்பொழுது பெருநகரங்களில் மட்டுமில்லாமல் சிறு நகரங்களிலும் கூட காளான்கள் போலப் பெருகிக்கொண்டேதான் இருக்கின்றன. இதற்கு நாம் பல்வேறு காரணங்களை ஆராய்ந்து பார்த்தாலும், முக்கியமான

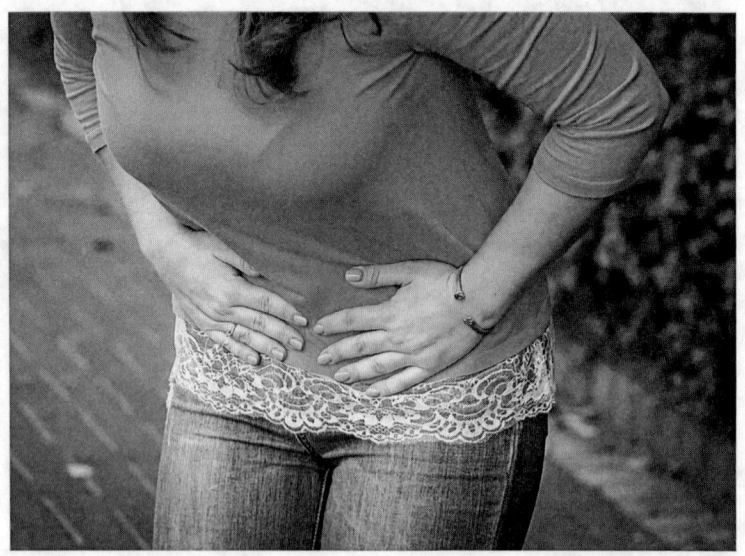

காரணமாக பெண்களுக்கு வரும் சினைப்பை நீர்க்கட்டிகளும் அதனால் வரக்கூடிய குழந்தைப்பேறின்மை பிரச்சனையும் முதல் காரணமாக நமக்குப் புலப்படுகிறது. அண்மையில் இந்தியாவில் நடந்த ஒரு கருத்துக் கணிப்பில் ஏறக்குறைய 30 வயதுக்குக் கீழ் உள்ள பெண்களில் 50% பேருக்கு இந்த சினைப்பை நீர்க்கட்டி பிரச்சனை இருப்பதாக தெரியவந்துள்ளது.

ஒரு குடும்பம் தழைக்கவும் அந்த வம்சம் விருத்தி அடையவும் முக்கியமாக கருதப்படுவது திருமணமும் அதைத் தொடர்ந்து வருகிற கர்ப்பம் தரித்தலும் ஆரோக்கியமான குழந்தையுமே ஆகும். ஆனால் இதற்கு முதற்கட்ட பிரச்சனையாக அமைவது இந்த சினைப்பை நீர்க்கட்டிகளே.

பாலிசிஸ்டிக் ஓவரியன் டிஸ் ஆர்டர் (PCOD) எனப்படும் சினைப்பை நீர்க்கட்டிகள் பெண்களுக்கு ஹார்மோன் மாற்றங்களினால் வரும் ஒரு நோயாகும். இதன் அறிகுறிகள் மெல்ல மெல்லதான் தெரிய ஆரம்பிக்கும். பெண்கள் பருவமடைந்த பிறகு உடலில் சுரக்கும் ஈஸ்ட்ரோஜன், புரோஜெஸ்ட்ரான் ஆகிய ஹார்மோன்கள் சுரப்பு தற்போதுள்ள மாறிவரும் வாழ்க்கைமுறை, உடல் உழைப்பின்மை, மிகுதியான கொழுப்புள்ள துரித மற்றும் தவறான உணவுப்பழக்கம், மனஅழுத்தம் போன்ற காரணங்களினால் குறைவதாலும், அதே போன்று ஆண்களுக்கு (ஒரு ஆரோக்கியமான ஒவ்வொரு பெண்ணின் உடலிலும் ஓரளவு ஆண் ஹார்மோன்கள் உருவாகின்றன) சுரக்கக்கூடிய ஆண்ட்ரோஜன் பெண்களுக்கு அதிகமாக சுரப்பதாலும் சினைப்பையில் நீர்க்கட்டிகள் உண்டாகின்றன. இது எல்லா பெண்களிலும் தன்னை வெளிக்காட்டிக் கொள்வதில்லை. PCOD என்பது பாலிசிஸ்டிக் ஓவரி சிண்ட்ரோம் (PCOS) யின் முந்தைய நிலைதான்.

பொதுவாகக் கர்ப்பப்பையில் இருபுறமும் சினைப்பைகள் இருக்கும், இந்த சினைப்பையில் (Ovary) நிறைய சினைமுட்டைகள் இருக்கும், இந்த சினைமுட்டைகள் ஒவ்வொன்றாக மாதம் தோறும் முதிர்ச்சி அடைந்து மாதவிடாய் ஆரம்பித்த 14ஆவது அல்லது 15 ஆவது நாட்களில் வெடித்து அதிலிருந்து கருமுட்டைகள் வெளியில் வந்து சினைக்குழாய் மூலமாக கர்ப்பப்பையை சென்றடைந்து அங்கு ஆண்விந்து வருமேயானால் அதனுடன் சேர்ந்து கர்ப்பமாக மாறி பின் மாதந்தோறும் வளர்ச்சி அடையும். அதே ஆண்விந்து வராத பட்சத்தில் அந்த மாதக்கடைசியில் அது மாத விடாய் ஆக மாறி மாதவிலக்கு ஏற்படுவது என்பது இயல்பு. இந்த சினைமுட்டைகள் முதிர்ச்சி அடையாமல் போகும்பொழுது பெரிய நீர்க்கட்டிகளாக வளரும். இந்த நிலையைத்தான் PCOD அல்லது PCOS என்கிறோம்.

தற்போது, இளம்பெண்கள் பலருக்கும் முகத்தில், உடல்,

வயிற்றுப்பகுதிகளில் வளரும் தேவையற்ற முடிகள் இதன் காரண மாகவே உண்டாகின்றன. இதை சரிசெய்யாவிட்டால் சீரற்ற மாதவிடாய் தொடங்கி உடல் பருமன், முடி உதிர்வு என்று படிப்படியாக குறைபாடுகளை உண்டாக்கி, இறுதியில் கருத்தரிப்பதிலும் பிரச்சனை உண்டாகும்.

PCOD அல்லது PCOS யின் அறிகுறிகளை விளக்கமாக இப்போது பார்க்கலாம்,

கண்ணால் பார்க்கக்கூடிய அறிகுறிகள்
- உடல் எடை அதிகரிப்பு
- முகப்பரு
- வயிற்றுப் பகுதியில் கொழுப்பு சேர்தல்
- முகத்தில் ரோம வளர்ச்சி, கரும்புள்ளி
- மார்பகங்கள் குழாய்போல் சுருங்குதல்
- சருமத்தில் மறுக்கள்

உடலுக்குள் ஏற்படும் அறிகுறிகள்
- ஓவரியில் கட்டிகள்
- இன்சுலின் செயல்திறன் பாதிப்பு
- குழந்தையின்மை
- ஒழுங்கற்ற மாதவிலக்கு
- ரத்தத்தில் கொழுப்பு அதிகரிப்பு.

இந்த சினைப்பை நீர்க்கட்டிகள் பற்றிய புரிதலும் விளக்கங்களும் மக்களிடையே இன்றைய மின்னணு உலகம் எளிதாக கொண்டு சேர்த்துவிட்டாலும், இந்த நோயைப் பற்றிய குழப்பங்களும் பயமும் அதைப் பின்தொடர்ந்து வருகின்ற மருத்துவம் என்ற பேரிலான வணிகமும் வியாபாரமும் இந்த கார்ப்பரேட் உலகில் நாம் அறிந்தும் நம் கண் முன்னரே மிகவும் சிறப்பாக நடந்து கொண்டே இருப்பதை பார்க்க முடிகிறது.

அதற்காக இதை அவசியமற்றது என்றும், அலட்சியப்படுத்த வேண்டியது என்றும், சாதாரணமான ஒரு பிரச்சனையாக எடுத்துக்கொண்டு, சிகிச்சையளிக்காமல் இருந்தால் அதுவும் தவறு. இது வேறு சில உடல்நலப் பிரச்சினைகளை ஏற்படுத்த வாய்ப்பும் உண்டு. அவை
- இதயநோய்
- நீரிழிவுநோய்
- உடற்பருமன்
- கருப்பை உள்வரிச் சவ்வுப் புற்றுநோய்
- மலட்டுத்தன்மை (கர்ப்பமாவதில் பிரச்சினை)

ஆக, இதுவரை பாலிசிஸ்டிக் ஓவேரியன் டிசார்டர் என்றால்

என்ன என்பதை விரிவாக பார்த்தோம். இதற்கு ஆயுர்வேதத்தில் தீர்வு உண்டா என்பதைப் பற்றிப் பார்ப்போம்.

பொதுவாகவே பிசிஓடி நோயாளிகள் என்னை நாடிவரும் பொழுது சார் இதைப்பற்றி ஆயுர்வேதத்தில் ஏதும் குறிப்பு உள்ளதா? அந்த காலங்களில் ஸ்கேன் வசதி இல்லையே, இதை எப்படி கண்டுபிடித்தார்கள்? இதுக்குள்ள வைத்தியமுறைகள் நன்கு பலனளிக்குமா?.. என்று கேட்பதுண்டு. அவர்களுக்குக் கூறும் விளக்கத்தையே உங்களுக்கும் பகிர்கிறேன்...

பிசிஓடியின் அறிகுறிகளை நம் ஆயுர்வேத கண்ணோட்டத்தில் பார்க்க வேண்டுமேயானால், அவை குன்மம் என்னும் அத்தியாயத்தில் அடிவயற்றில் வரக்கூடிய கபஜ குன்மத்தின் அறிகுறிகளாக எடுத்துக்கொண்டு பஞ்சகர்ம தேகசுத்தி முறைகள் மற்றும் க்சார ஆசவஅரிஷ்ட பிரயோகம் மற்றும் உஷ்ணம் அனுலோமனம் என்ற தத்துவங்களின் அடிப்படையில் பிசிஓடிக்கு மருந்து கொடுக்கிறோம். நாளடைவில் மாதவிடாய் சீரடையும்போது, ஸ்கேன் செய்து பார்த்தால், பிசிஓடி நோய் குணமாவதை காண முடியும். இவை இப்பொழுது பல ஆராய்ச்சிகள் மூலம் டாக்குமென்டேஷன் செய்யப்பட்டு உறுதி செய்யப்பட்டுள்ளது. எனவே ஆயுர்வேதத்தில் பிசிஓடிக்கு சிறப்பான சிகிச்சையும் அதற்கான அணுகுமுறையும் மூவாயிரம் ஆண்டுகளுக்கு முன்னரே மிகவும் தெளிவாக குறிப்பிடப்பட்டுள்ளது என்பதை அறியலாம்.

பொதுவாகவே பிசிஓடிக்கு காரணங்களாக கூறப்படுகின்ற உடல் உழைப்பின்மை, வறுத்த மற்றும் பதப்படுத்தப்பட்ட உணவுகளை உட்கொள்வது, அதிகமான கொழுப்புகளை உட்கொள்வது போன்றவற்றைத் தவிர்த்து, உடல்எடையை குறைத்து, தினந்தோறும் சிறிது உடற்பயிற்சி, பிராணாயாமம் எனப்படும் மூச்சுப் பயிற்சி, சீரான உணவுப் பழக்கவழக்கங்கள், அதிகமான நார்ச் சத்துள்ள உணவுகள், உடம்பில் செரிமானத்தை அதிகரிக்கக்கூடிய உணவுகள் மற்றும் மருந்துகள், மனதில் தெளிவு இவற்றை ஒன்றாக கடைப்பிடிக்கச் சொல்லி நோயாளிகளை அறிவுறுத்தும்போது, இந்த பிசிஓடி இரண்டு முதல் அதிகப்படியாக ஆறு மாதங்களுக்குள் முற்றிலுமாக குணமடைவார்கள். மேலும், திருமணமான பெண்கள் பிசிஓடியால் கருத்தரிக்காமல் இருக்கும்பட்சத்தில் அவர்கள் 6 மாதக் காலத்திற்குள் கருத்தரிப்பதையும் நான் பல பெண்மணிகளுக்கு பார்த்திருக்கிறேன்.

உடலில் உஷ்ணத்தை அதிகரிக்கக்கூடிய உணவுகளையும் மருந்துகளையும் வாழ்க்கை முறை மாற்றங்களையும் நாம் அறிவுறுத்திக் கொண்டே தான் இருக்க வேண்டும்.

உடம்பில் இருக்கும் கெட்டநீர் நம் சிகிச்சையின் மூலம் வெளியேற்றுவதால் சிறிது உடல் உஷ்ணம் அதிகமாக வாய்ப்புகள் உண்டு,

அத்தகைய நபர்கள் தினந்தோறும் தேவையை விட சிறிது அதிக மாக காய்ச்சியநீரை பருகியும் குறிப்பாக சீரகம், சோம்பு ஓமம், பெருங்காயம், சுக்கு போன்ற மூலிகைகளில் ஏதேனும் ஒன்றை தினமும் 15 கிராம் எடுத்து ஒரு லிட்டர் நீரில் விட்டுக் கொதிக்க விட்டு அந்த நீரையே பருகி அதற்கு சமஅளவில் வெந்நீரையும் பருகிவர உடம்பில் சேரும் கெட்டநீரையும் தேவையில்லாமல் படிந்திருக்கும் கொழுப்புகளையும் படிப்படியாக நீக்கிவிடலாம்.

கொள்ளு, இந்த நீர்க்கட்டிகளுக்கு ஒரு சிறந்த மருந்தாக அமைகிறது. 30 கிராம் வறுத்த கொள்ளை 200ml தண்ணீரில் விட்டு சூடாக்கி 50ml ஆகக் குறுக்கி வடிகட்டி வெதுவெதுப்பாக இருக்கும்போது காலையில் வெறும் வயிற்றில் குடிக்கச் சொல்லி வர பிசிஓடி சீராவதை காணலாம்.

நம் மளிகைப் பொருட்களில் பெருங்காயம் மிக முக்கிய மான மருந்தாக இந்த நீர்க்கட்டிக்கு பார்க்கப்படுகிறது.ஆகவே முன்னரே கூறியது போல் பெருங்காய நீரையும் உணவில் அதிக மாக பெருங்காயத்தை சேர்த்து எடுத்துக்கொள்வதும் பிசிஓடி எளிதாக குணமடைவதற்கு உதவிசெய்கிறது. இப்படி நம் சமையல றையிலேயே தீர்வு இருக்கும்போது நாம்தான் தேவையில்லாமல் மருத்துவமனைகளில் ஆயிரக்கணக்கில் செலவழிக்கிறோம்.

ஒருவேளை இந்த பிசிஓடியுடன் சர்க்கரை வியாதி இருக்கும் பட்சத்தில் அந்த சர்க்கரை அளவை குறைப்பதற்கான மருந்துகளை யும் சேர்த்து கொடுக்கின்ற பொழுது இந்த பிசிஓடி மிக விரைவில் குணமாவதை காணலாம்.

ஆயுர்வேத மருத்துவத்தில் குலத்தாதி கசாயம், சப்தசார கசாயம், ரஜபிரவர்தனிவடி, காஞ்சனார குக்குலு, நஸ்டபுஷ்பாந்தக மாத் திரை, அசோகாதி வடி, காசிச பஸ்மம் இங்குவசாதி சூரணம், வயிஸ்வாணர சூரணம், சுத்திகரித்த சேராங்கொட்டையினால் செய்யப்பட்ட மருந்துகளான வாரணாதி கசாயம் மற்றும் நெய், பல்லாதக நெய் ஆகியவை சிறந்த பலன் அளிப்பதை நான் அன்றாடம் கண்டிருக்கிறேன்.

ஆயுர்வேத சுத்தி முறையான வமனம் என்னும் வாந்தி எடுக்க வைத்தல் விரேசனம் என்னும் பேதிக்குக் கொடுத்தல் அதுவும் குறிப்பாக மாதவிடாய் காலத்தில் கொடுத்தல் மற்றும் வஸ்தி எனும் ஆசனவாய் வழியாக கொடுக்கக்கூடிய பீச்சு வைத்திய முறை போன்றவை இந்த வியாதியால் மிகவும் சிரமப்படும் பெண்மணி களுக்கு முதலில் கொடுத்து பின்னர் உள் மருந்துகளைக் கொடுக்கும்பொழுது நல்ல பலனைத் தந்துள்ளது.

ஒரு நாற்பது ஐம்பது வருடங்களுக்கு முன்னர் வரைக்கும் நம் உணவு, காய்கறிகள் நீர், காற்று ஆகியவை சுத்தமாகவும் ஆரோக்கிய மாகவும் இருக்கும்பொழுதும் கூட நாம் அடிக்கடி வேப்பங்

கொழுந்தைச் சாப்பிட்டோ அல்லது விளக்கெண்ணெயை குடித்தோ ஆறு மாதத்திற்கு ஒருமுறையாவது நம் உடலைச் சுத்தி செய்துகொண்டிருந்தோம். ஆனால் இன்றோ நாம் சாப்பிடும் உணவும் நீரும் காற்றும் மாசுபட்டு இருக்கும்பொழுதும் கூட இத்தகைய சுத்தப்படுத்தும் முறைகளை நாம் கையாளத் தவற விட்டதேதான் நீர்க்கட்டி மட்டுமில்லாமல் புற்றுநோய் வரை பல நோய்கள் புதுசு புதுசாக நம்மை நெருங்கிக்கொண்டிருக்கக் காரணமாக அமைகிறது.

ஆகவே இத்தகைய சோதனை முறைகளை 16 வயது முதல் 60 வயது உள்ள ஆண்கள் மற்றும் பெண்கள் அவ்வப்போது எடுத்துக்கொண்டு நம் உடம்பில் சேரும் நச்சுப் பொருட்களை அவ்வப்போது நீக்கிக் கொண்டே இருந்தோமேயானால் பிசிஓடி மட்டுமில்லாமல் பெரும்பாலான வியாதிகளில் இருந்து நம்மை நாம் பாதுகாத்துக் கொள்ளலாம்.

தோல்நோய்களும் ஆயுர்வேதமும்

'அகத்தின் அழகு முகத்தில் தெரியும்' என்பார்கள். ஒருவரின் உடலும் மனமும் ஆரோக்கியமாக இருக்கிறது என்பதை அவர் முகமே காட்டும் என்பதை இந்த பழமொழியின் மூலம் அறியமுடியும்..

தோல் என்பது மனித உடலின் மிகப் பெரிய உறுப்பாகும். நம் தோலானது நமக்கு அழகை மட்டும் தராமல் நம் உடலில் உள்ள அனைத்து உறுப் புகளுக்கும் ஒரு பாதுகாப்புக் கவசமாக விளங்கி, உடல் வெப் பத்தை சீர்படுத்தி, உடலுக்குத் தேவையான தண்ணீர், வைட்ட மின்கள், கொழுப்பு, அமிலங் கள் போன்றவற்றைச் சேர்த்து வைத்து கொடுப்பதோடு, உடம் பிற்குத் தேவையில்லாத பலவற்றை வியர்வை மூலமாக நீக்கி, நம் உட லின் ஆரோக்கியத்தை காக்கிறது. ஆயுர்வேதத்தின்படி நம் தோலானது ஏழு அடுக்குகளைக் கொண் டுள்ளது. எனவே தோலில் வரும் நோய்களை நம் உட லில் உள்ள நோய்களின் பிரதிபலிப்பாகவே பார்க்கின்றோம்.

இப்பொழுது தோல் பிரச்ச னைக்கான

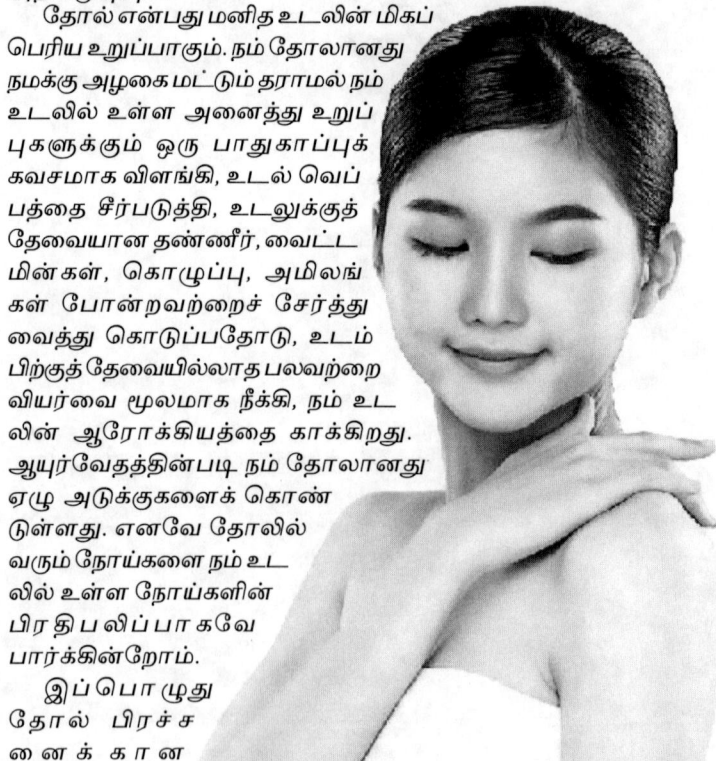

நவீன மருந்துகள் 'ஓவர் தி கவுன்டர்' எனப்படும் மருத்துவரின் குறிப்பேடு எதுவும் இல்லாமல் மருந்துக் கடைகளில், நாமே வாங்கிக்கொள்ளும் வகையில் மேற்பூச்சு மற்றும் உள்மருந்துகளாக தான் சந்தையில் பெரும்பாலும் கிடைக்கின்றன ,ஆனால் இந்த மருந்துகள்/மேற்பூச்சு மேலோடு இந்த வியாதிகளை தற்காலிகமாக சரிசெய்வதைபோல் தெரிந்தாலும் இவை எந்த ஒரு நிரந்தரத் தீர்வையும் கொடுப்பதில்லை. அவை தோலின் ஆழமான அடுக்குகளை ஒருபோதும் அடையாததால் அறிகுறிகளை மட்டும் தற்காலிகமாக மறைத்துவிட அவை உதவக்கூடும் ஆனால் ஆயுர்வேதத்தில் 'நோய்நாடி நோய்முதல்நாடி' என்ற அடிப்படையில், இந்தத் தோல் நோய்க்கான காரணங்களை அறிந்து சிகிச்சை அளிப்பதன் மூலம் நோய் வேரறுக்கப்படுகின்றது. ஆகவே ஆயுர்வேத சிகிச்சை முறைகள் மூலம் குணமாவது சில நாட்கள் ஆனாலும் நிரந்தரத் தீர்வு கிடைக்கும் என்பது உறுதி.

அழகு என்பது பெண்கள் சார்ந்த ஒரு விஷயமாக பார்க்கப் பட்ட காலம் உண்டு ஆனால் இன்றோ ஆண், பெண் இரு பாலருக்கும் வயது வித்தியாசமின்றி பல அழகு சாதனப் பொருட்கள் சந்தையில் கிடைக்கின்றன. ஆனாலும் பெண்கள் சார்ந்த அழகு சாதனங்கள் மற்றும் மருந்துகளேதான் உலகம் முழுவதும் அதிகமாக விற்கப்படுகின்றது.

பெண்களுக்கு பல்வேறு வயதுகளில் பல்வேறு தோல் நோய்கள் வந்துகொண்டே தான் இருக்கின்றன, உதாரணமாகக் குழந்தை பருவத்தில் டயாபர் அரிப்பில் ஆரம்பித்து பூப்படையும் காலத்தில் முகப்பரு, 30-40 வயதுகளில் வேர்க்குரு, சொரியாஸிஸ், அர்டிகேரியா, 40-50 வயதுகளில் எக்ஸிமா, பின்னர் மாதவிடாய் நிற்கும் தறுவாயில் படர்தாமரை, பாதவெடிப்பு, வயதான காலத்தில் செனிலே ப்ரூரிடஸ் (*Senile Pruritus*- பிற மருந்துகள் சாப்பிடுவதால் ஏற்படும் அரிப்பு) போன்ற தோல்நோய்கள் தொடர்ந்து வந்து தொல்லை கொடுத்துக்கொண்டேதான் இருக்கின்றன.

இதில் எந்த வியாதியாக இருந்தாலும் ஆயுர்வேதத்தில் பிரசித்தி பெற்ற பஞ்சகர்மா சிகிச்சைகளான 'வமனம்' என்னும் வாந்தி சிகிச்சை, 'விரேசனம்' என்னும் பேதி சிகிச்சை, 'ஜலுகாவசரணம்' என்னும் அட்டை விடுதல், ஆகியவை நோய்க்கும் நோயாளிக்கும் ஏற்றாற்போல் தேர்ந்தெடுத்து செய்து பின்னர் உள்ளுக்கு மருந்துகளும் மேற்பூச்சு மருந்துகளும் தக்க பத்தியத்துடன் கொடுக்கும் போது நோய் முற்றிலுமாகக் குணமடையும்.

பொதுவாக நவீன மருத்துவம் போலில்லாமல் பஞ்சகர்மா சிகிச்சைகள் செய்து முடித்து அக்னி பலம் பெற்ற பின்னரே உள்ளுக்கு மருந்துகளும் மேலுக்கு எண்ணெய்களும் ஆயுர்வேதம் பரிந்துரைக்கிறது.

தோல் நோய்களுக்கான பத்தியம்

எது எப்படியாக இருந்தாலும் பத்தியம் என்பது நோய் குணமாகக் மிகவும் முக்கியமானதாக பார்க்கப்படுகின்றது.

பத்தியம் இருந்தால் மருந்தேதற்கு
பத்தியம் இல்லாவிடில் மருந்தேதற்கு

என்ற ஆயுர்வேதத்தின் கூற்றுபடி எல்லா வியாதிகளுக்கும் பத்தியம் முக்கியமானது. அதுபோல் தோல்நோய்களுக்குச் சிகிச்சை முற்படும்போது பத்தியம் மிகவும் முக்கியமானது.

உணவில் கத்தரிக்காய், தக்காளி, புளிப்பு சார்ந்த உணவுகள், சிட்ரஸ் பழங்கள், நிலக்கடலை எண்ணெய், நிலக்கடலை மற்றும் முட்டை, கோழி, கருவாடு போன்ற இறைச்சிகள் எண்ணெயில் பொரித்தவை, வறுத்தவை, சாஸ், ஜாம், அஜினோமோட்டோ, கலர், பதப்பொருட்கள் ஆகியவை தவிர்க்க வேண்டும்.

தினசரி ஒருவேளையாவது இளஞ்சூடான நீரில் குளித்தல், இருவேளை முகம் கை கால் கழுவுதல், வாரம் ஒருமுறையாவது எண்ணெய் தேய்த்து கடலை மாவு, பச்சைப்பயறு தேய்த்து குளித்தல், அறுசுவை உள்ள, வீட்டிலேயே சமைத்த காய்கறிகள், கீரை, மஞ்சள், இஞ்சி, சீரகம், சுக்கு அடங்கிய உணவு, பழங்கள், குறைந்தது 3 லிட்டர் தண்ணீர், 7 மணி நேர உறக்கம் ஆகியவை தோல் நோய்கள் மட்டுமில்லாமல் மற்ற நோய்கள் வராமலும் தடுக்கும்.

மருத்துவர் அறிவுரை இல்லாமல் மருந்தகத்தில் இருந்து தோல் சம்பந்தப்பட்ட மருந்துகளைப் பயன்படுத்தக் கூடாது. ரசாயனம் கலந்த அழகு சாதனப் பொருட்களை பயன்படுத்துவதை தவிர்க்க வேண்டும்.

வீட்டில் செல்லப் பிராணிகள் மூலமாகவும் தோல் மற்றும் சுவாசத்தில் அலர்ஜி ஏற்படலாம். கவனம் தேவை.

நைலான்(*Nylon*) ஆடைகள் அலர்ஜி ஏற்படுத்தலாம், முடிந்த அளவு கதர் ஆடைகளையே பயன்படுத்துவது நம் நாட்டின் தட்ப வெப்ப நிலைக்கு ஏற்றதாகும்.

இப்போது சில நோய்கள் பற்றியும் அதன் ஆயுர்வேத சிகிச்சை பற்றியும் பார்ப்போம்.

இவை அனைத்திற்கும் மேற்கூறிய பஞ்சகர்ம சிகிச்சை மற்றும் பத்தியம் கடைப்பிடிக்க வேண்டியது அவசியம்.

மருந்துகளை ஒரு தகுதி வாய்ந்த ஆயுர்வேத மருத்துவரின் ஆலோசனைபெற்ற பின்னரே பயன்படுத்த வேண்டும்.

முகப்பரு: பொதுவாக பெண்களுக்கு 15 வயது பருவ வயதில் முகத்தில் வரக்கூடிய சருமநோய். இந்நோய் முகத்தில் மட்டுமல்லாமல் சிலருக்கு முதுகு, மார்பு போன்ற இடங்களிலும் காணப்படும்.

குறிகுணங்கள் : இப்பருவினுள் ஒரு வகை கொழுப்புப் பொரு

ளானது, முளை போன்று இருக்கும். இதை அமுக்கி வெளியேற்றுவதால் ஒரு வித வீக்கமும், வலியும், எரிச்சலும் ஏற்படும். முகத்தில் கரும்புள்ளிகள், தழும்புகள் வந்து சருமத்தின் அழகைக் கெடுக்கும்.

மருத்துவம்: குடுச்சி கஷாயம், கதிரரிஷ்டம் போன்ற மருந்துகள் உள்ளுக்கு கொடுக்க, நற்பலனைத் தரும்.. வெளிப்பூச்சாகக் கும்குமாதி லேபம், சந்திரகலா லேபம் போன்றவை பயன்படுத்தலாம்.

கரப்பான்: இது தோலில் வீக்கம், தடிப்பு, புண் போன்ற அறிகுறிகளை ஏற்படுத்தி படைகளை உண்டாக்கும். இது தோலை சுரசுரப்பாக்கி தோலின் இயற்கை நிறத்தை மாறுபடுத்தும்.

குறிகுணம்: தோளில் நமைச்சல், தடிப்பு, வறட்சி, வெடிப்பு, புண், எரிச்சல், நீர்க்கசிவு போன்றவை உண்டாகும். கசிந்த ஊனீர், உறைந்து பக்கு கட்டுதல், தோலில் புலால் நாற்றம் வீசும், தோல் கருமை நிறம் அடையும் .

மருத்துவம்: கந்தக ரசாயனம், அமிர்த குக்குலு, நிம்பாதி கசாயம் போன்றவை உள் மருந்தாக வழங்கலாம்.

திரிபலா கசாயம், திநெஷவல்யதி கேரம், துர்துரபற்றாடாதி கேரம் வெளிமருந்தாக இந்நோய் தீவரத்தை குறைக்க வழங்கலாம்.

சோரியாசிஸ்: இந்நோயால் ஆண்களைவிட 40 வயதிற்கு மேற்பட்ட பெண்கள் அதிகமாக பாதிக்கப்படுகிறார்கள். இது பரம்பரையாக மூன்றில் ஒருவருக்கு வரக்கூடிய நோய் ஆகும்.

குறிகுணம்: செந்நிற பருக்கள், தடிப்புகள் உண்டாகும், பார்ப்பதற்கு பளபளப்பு உடைய செதில்களால் மூடப்பட்டிருக்கும், இவை தலை மற்றும் முகத்திலும் கூட வரலாம், நாட்பட்டுவிட்டால் செதில்கள் முழங்கை , முழங்கால்களில் காணப்படும். பெண்களுக்கு அக்குள், தொடை மடிப்பு, தொப்புள் இவ்விடங்களில் பாதிப்பை உண்டாக்கும் .

மருத்துவம் : மஞ்சிஷ்டாதி கசாயம் , மஹாதிக்தகம் நெய், குக்குலு திக்டக நெய் போன்றவை உள்மருந்தாகவும், குடச ஆதித்யபாகத் தைலம், தூர்வாதி தைலம் போன்ற வெளிமருந்துகள் நற்பலனைத் தரும் .

காணாக்கடி (அர்டிகேரியா): இந்நோய் ஒவ்வாப்பொருட்களினால் உடலில் தடிப்புகளை உண்டாக்கும். அது உணவாகவோ, மருந்தாகவோ கூட இருக்கலாம்

குறிகுணம்: கை கால் அல்லது உடலில் வெவ்வேறு பகுதிகளில் அரிப்பு, தடிப்பு, எரிச்சல் போன்றவை ஏற்படும். பின்னர் தானே சிலநேரங்களில் மறைந்துவிடும்.

மருத்துவம்: வில்வாதி குடிக்கா, பட்டோல மூலாதி கஷாயம், பரங்கி ரசாயனம் போன்ற மருந்துகள் வழங்கலாம். வெளிப்பூச்சாக தூர்வாதி தைலம், திரிபலாச் சூரணம் போன்ற மருந்துகள் கொடுக்க, தீரும்.

படர்தாமரை: இது கோடைக்காலங்களில் பெண்களுக்கு அதிக மாக ஏற்படும் சரும நோயாகும். இந்நோய் தோலில் தொடை, இடுப்பு, பிறப்புறுப்பு, மார்பகத்தின் அடிப்பகுதி போன்ற இடங்க ளில் ஏற்படும். இது உடல் தூய்மை இன்மை, சுத்தமில்லாத ஆடை களை அணிவதன் மூலமாகவும் வரக்கூடிய நோய். இது தோலில் அதிக நமைச்சல், நோய் கண்ட இடத்தில அரிப்பு, எரிச்சல் உண்டாகும். தோலின் நிறம் சிவந்து பின்பு கருமைநிறமாக மாற்ற மடையும். சில படைகள் பனைமரத்தைப் போல் காணும்.

மருத்துவம்: பரங்கி ரசாயனம், கதிராதி கஷாயம் போன்ற மருந்துகள் உள்ளுக்குக் கொடுத்தும், வெளிப்புறமாக சதடவுத நெய் மற்றும் அருகன் தைலம் வழங்கலாம்.

பாத வெடிப்பு: பாதங்களின் அடிபாகத்தில் வெடிப்பு. இதனால் பாதத்தில் வலி, சில நேரம் ரத்தக் கசிவு, நடக்க இயலாமை ஏற்படும்.

மருத்துவம்: குக்குலுதிக்தக நெய் உள்ளுக்கு கொடுத்து, வெளிப் புறமாக சிந்துராதி லேபம், ஜீவந்தியாதி யாமகம் போன்றவை வழங்கலாம், இதனுடன் பாதம் தூய்மையாக வைத்துக் கொள்வ தன்மூலம் இந்நோயைத் தவிர்க்கலாம்.

வயது காரணமாக வரும் தீராத அரிப்பு *(Senile Pruritus): 65* வயதிற்கு மேற்பட்டவர்களுக்கு இந்நோய் ஏற்படுகிறது. இது தோலில் அரிப்பை உண்டாக்கும் . எந்த மருத்துவத்திற்கும் உடனே அடங்காது.

நாட்பட்ட நோயில் தோல் தடிப்பு, சொறி, தூக்கமின்மை, உடல் சோர்வு, தோல் நிறமாற்றம், பசியின்மை உண்டாகும்.

திக்தக்க நெய், மதுசினுஹி ரசாயனம், காமதூகரசா போன்ற மருந்துகள் உள்ளுக்கு கொடுக்கலாம், வெளிப் பிரயோகமாக தூர்வாதி தைலம், நால்பாமராதி கசாயம் வழங்கலாம்.

வேர்க்குரு: கோடைக்காலத்தில் வியர்வை அதிகம் காணும் ஒரு சிலருக்கு வேர்க்குரு வரும். இதனால் நமைச்சல், சிறுசிறு குருக்கள் ஏற்பட்டு சொறியை உண்டாக்கும் .

நன்னாரி மணப்பாகு, திராட்ச்சாடி பாணியம், பரவலா பிஸ்டி உள்மருந்தாக உபயோகிக்கலாம் மற்றும் தூர்வாதி கேரம், சததௌத நெய் வெளி மருந்தாக தரலாம்.

டயாபர் அரிப்பு (Diaper Rash): இது குழந்தைகள், வயது முதிர்ந் தோர் குறிப்பாக பெண்களுக்கு *diaper* பயன்படுத்துவதால் தோலில் வரும் பாதிப்பு. சிறுநீர், மலம் போன்றவற்றில் உள்ள நச்சுத்தன்மை வெளியாவதால் அது தோலில் உறிஞ்சப்பட்டு தோலில் பூஞ்சைப் பாதிப்பை ஏற்படுத்துகிறது. ஒவ்வாமையாலும் இது ஏற்படும்.

கொப்புளம், சொறி, வறட்சி, அரிப்பு, வெடிப்பு போன்றவை ஏற்படும். மேலும் சீழ் கோர்த்தல், படை, எரிச்சல், உண்டாகும். பெண்களுக்கு இதனால் பிறப்புறுப்புகளில் கட்டி, வீக்கம் ஆகியன

உண்டாக வாய்ப்புண்டு.

படோலதி கசாயம், கதிராதி கசாயம் திரிபலா கசாயம், நால்பமராதி கசாயம் உட்கொள்ளலாம், மற்றும் ஜாத்யாதி நெய் வெளிப்புறமாகப் பயன்படுத்தலாம்.

கர்ப்ப காலத்தில் கடைப்பிடிக்க வேண்டியவை

பொதுவான வழிமுறைகள்

கர்ப்பம் தரிப்பதற்கு ரிது (காலம்), ஷேத்திரம் (கர்ப்பப்பை), அம்பு (உயிரோட்டம்) மற்றும் பீஜம் (சினைமுட்டை மற்றும் விந்தணு) ஆகியவை சிறந்த செயலாற்றல் பெற்றிருக்க வேண்டும் என்பதை இதற்கு முன்னர் பார்த்தோம்.

ஆயுர்வேதத்தில் ஆண்-பெண் இருபாலரும் திருமணம் நிச்சயித்த பின் உடல் சுத்திகளை செய்துகொண்டு இல்வாழ்க்கையில் ஈடுபடும் போது அது ஒரு ஆரோக்கியமான கர்ப்பத்திற்கும் சுகப்பிரசவத்திற்கும் வழிவகுக்கும்.

கர்ப்பம் தரிப்பதற்கு முன்பாகவோ அல்லது இல்வாழ்க்கையில் ஈடுபடும் முன்னதாகவோ சில விஷயங்களை நாம் கவனித்துக் கொள்வது முக்கியம். அவை,

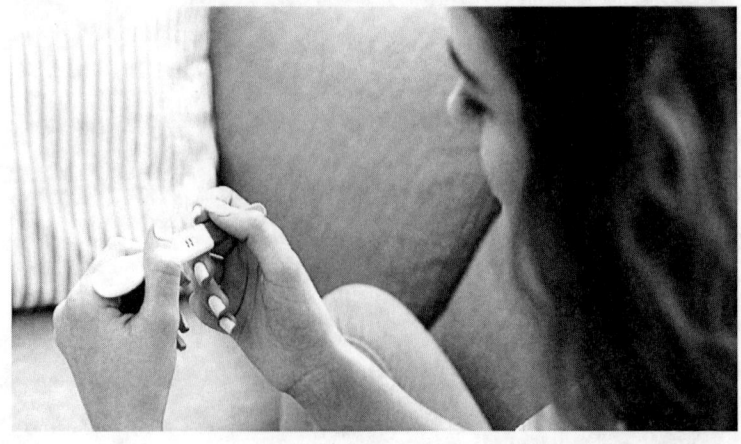

- பெண் குறைந்தது இருபத்தியோரு வயதை அடைந்திருக்க வேண்டும்.
- தனது உயரத்திற்கு தகுந்தவாறு ஆரோக்கியமான எடையை பெற்றிருப்பதும், பராமரித்தலும் அவசியம்.
- உடலில் சர்க்கரை நோய், ரத்த அழுத்தம், Hepatitis B, Rubella, சிறுநீர் தொற்றுநோய் போன்றவை உள்ளதா என்று அறிந்து கொள்ள வேண்டும்.
- வலிப்பு நோய், இதயநோய், தைராய்டு குறைபாடு, சர்க்கரை நோய் போன்றவை இருந்தால் ஆரம்பத்திலேயே சிறப்பு மருத்துவமனையில் சிகிச்சை எடுத்துக்கொள்வது நல்லது.
- மனச்சோர்வு, படபடப்பு, பதட்டம் இருந்தால் அவைக்கு தீர்வு காண வேண்டும்.
- புகைபிடிப்பது, மது அருந்துதல், தேவையில்லாத மருந்துகள் எடுத்துக் கொள்வது ஆகியவற்றைத் தவிர்க்க வேண்டும்.
- தனது குடும்பத்திலோ கணவர் குடும்பத்திலோ ஏதாவது மரபணு சார்ந்த வியாதிகள் இருக்குமாயின் தகுதி வாய்ந்த மகப்பேறு மருத்துவரை சந்தித்து உரிய ஆலோசனை பெற வேண்டும்.
- பெண்கள் மனஅழுத்தம் இல்லாமலும், ஆரோக்கியத்துடன் இருக்க அவர்களைச் சுற்றியுள்ள உறவினர்கள் நன்றாக பார்த்துக்கொள்வது மிக அவசியம்.

கர்ப்பம் தரித்ததற்கான அறிகுறிகள்

மாதவிடாய் நின்று போதல், குமட்டல் மற்றும் வாந்தி, மார்பகத்தில் வலி, சிறுநீர் அடிக்கடி அவசரமாக போகுதல், வெள்ளைப்படுதல், மார்பகத்தில் வரும் மாற்றங்கள், முலைக்காம்பில் நீர் வடிதல், இதைத் தவிர ரத்தத்திலும் சிறுநீரிலும் பீட்டா ஹெச்.சி.ஜி (Beta HCG Level) என்னும் ஹார்மோன் அளவை வைத்தும் கர்ப்பப்பையை ஸ்கேன் செய்தும் கர்ப்பம் தரித்ததை நாம் அறிந்து கொள்ளலாம்.

அதேபோல் கருவின் வளர்ச்சி, இதய துடிப்பு, ரத்த ஓட்டம், நஞ்சுக்கொடி தன்மை, உறுப்புகள் வளர்ச்சி, சத்துக்குறைபாடு போன்றவை இருந்தாலும் ஸ்கேன் மூலம் தெரிந்துகொள்ளலாம். குழந்தைக்கு ஏதேனும் நோயோ அல்லது மரபணு குறைபாடுகளோ உள்ளதா என்பதை NT SCAN, AFP, PAPP-A ஆகியவற்றின் மூலம் அறிந்து கொள்ளலாம்.

பொதுவான வழிமுறைகள்

கர்ப்ப காலத்தில் கர்ப்பிணி, சிறந்த சமச்சீரான, ஆறு சுவையுடன் கூடிய, ஊட்டச்சத்தான, எளிதில் ஜீரணம் ஆகக்கூடிய,

உடலுக்கு நன்மையை கொடுக்கும் உணவுகளையே உட்கொள்ள வேண்டும்.

கருவின் இதயம் தாயிடமிருந்து உண்டானதாகும். இது தாயின் இதயத்துடன் பிணைக்கப்பட்டுள்ளது. ஆகையால் கர்ப்பிணியின் விருப்பத்தை அலட்சியம்செய்வதுதகாது என்றும் அனைத்து ஆசைகளும் நிறைவேற்றப்பட்டுவிட்டால் குழந்தை வீர்யமுடன் நீண்ட ஆயுள்உடையதுமாக பிறக்கும் என்றும் ஆயுர்வேதம் கூறுகிறது.

முதல் மாதம் முதல் ஒன்பதாவது மாதம் வரை தொடர்ச்சியாக சிசு வளர்ச்சிக்கு சுண்ணாம்புச் சத்து தேவைப்படுவதால் ஆயுர் வேதம் பால், பால் சார்ந்த உணவுகளான வெண்ணெய், நெய், மோர், பனீர் ஆகியவற்றை தொடர்ந்து அறிவுறுத்துகிறது. கூடவே தினமும் இருபது நிமிடமாவது இளவெயிலில் நிற்பது வைட்டமின் டி சத்தை உடம்புக்கு தந்து நாம் சாப்பிடும் உணவிலுள்ள சுண்ணாம்புசத்தை உடம்பில் தக்கவைத்து அது குழந்தைக்கு போய் சேர உதவுகிறது.

சிசு வளர்ச்சியில் அடுத்து முக்கியமாக தேவைப்படுவது இரும்பு மற்றும் ஃபோலிக் ஆசிட் சத்து. ஆகவே மாதுளம், கருப்பு திராட்சை, செவ்வாழை, தக்காளி, நெல்லிக்காய், கொய்யா, பேரீச்சம்பழம், அத்திப்பழம், சர்க்கரைவள்ளிக்கிழங்கு, முருங்கைக்காய், கீரைவகைகளில் முருங்கைக்கீரை, பசலைக்கீரை, பொன்னாங்கண்ணி, சிறுகீரை, வெந்தயக்கீரை, கொத்தமல்லி, புதினா, வெங்காய தழைகள், முள்ளங்கி தழைகள் ஆகியவை உணவில் எப்போதும் இருக்க வேண்டும்.

மேலும் பாசிப்பருப்பு, பட்டாணி, முளைத்த பச்சைப் பயறு, முளைத்த வெந்தயம், பாதாம், முந்திரி, வேர்க்கடலை, வெல்லம் ஆகியவை எப்பொழுதும் கர்ப்பிணி உணவில் இருக்க வேண்டும். மாமிசத்தில் முட்டை, சூப், கொழுப்பில்லாத கறி ஆகியவை கொடுக்கலாம்.

குடிக்கும் தண்ணீரில் எப்பொழுதும் ஒரு ஜீரண வஸ்து சேர்த்து காய்ச்சி குடிப்பதே நல்லது. அவ்வாறு தினமும் சிறிது சீரகமோ சோம்போ பெருங்காயமோ ஓமமோ சேர்த்து காய்ச்சி குடிக்க வாத அனுலோமனம் நடப்பதால் சீரணம் என்றும் பாதிக்காமல் தாய் சாப்பிடும் அனைத்து ஊட்டச்சத்துக்களும் தாய்க்கும் சேய்க்கும் கிடைக்க உதவும்.

குங்குமப்பூவை லேசாக வறுத்துப் பொடித்து வைத்துக்கொண்டு இதைச்சிறிதளவு காய்ச்சியப்பசும்பாலில் கலந்து கர்ப்பிணிப்பெண் தினந்தோறும் பருகுவது பிறக்கப் போகும் குழந்தைக்கு நல்ல நிறத்தையும் பிரசவம் எளிதாக ஆகவதற்கும் உதவும்.

இல்வாழ்க்கை (குறிப்பாக முதல் மற்றும் கடைசி 3 மாதங்கள்), கடுமையான உழைப்பு, கோபம், பதற்றம், மனச்சோர்வு, சோகம்,

அதிகமாக தொலைக்காட்சி பார்ப்பது, நீண்டதூரப் பயணம், அதிக பளு தூக்குதல் ஆகியவை தவிர்க்க வேண்டும்.

நல்ல கதை புத்தகங்கள், இலக்கியங்கள் படிப்பது, இசைகள் கேட்பது, மனதிற்கும், உடலுக்கும் மகிழ்ச்சி தரக்கூடிய பிடித்த மான செயல்களை செய்வது, இறை வழிபாடு, எப்போதும் நல்ல வற்றையே சிந்திப்பது ஆகியவை குழந்தை ஆரோக்கியத்துடன் பிறக்க உதவும்.

தாய் மற்றும் உறவினர்கள் கருவில் உள்ள குழந்தையிடம் அடிக்கடி பேசவேண்டும் அது கருவில் உள்ள குழந்தைக்கு ஊக்கத்தைத் தரும்.

சுகப்பிரசவத்திற்குப் பெண்களின் இடுப்பெலும்பு விரிந்து கொடுப்பது மிக மிக முக்கியமான ஒன்று. அதற்காக பெண்கள் கருவுற்ற காலத்தில் இருந்து குனிந்து வேலை செய்வது, தரையில் அமர்ந்து எழுவது போன்றவை செய்வது நல்லது. ஒரே இடத் தில் அமர்ந்தே வேலை செய்யும் பெண்கள் தினமும் கட்டாயம் நடைப்பயிற்சி செய்தே ஆக வேண்டும். தினமும் காலையில், முக்கால் மணி நேரம் மூச்சு இரைக்காதவாறு மெதுவாக நடக்க லாம். அதைத் தவிர மூச்சுப் பயிற்சி, தியானம், ஆசனங்கள் ஆகியவை மருத்துவர் மாதந்தோறும் கூறும் அறிவுரைப்படி தவறாமல் கடைபிடிக்க வேண்டும்.

மாதாமாதம் கடைப்பிடிக்க வேண்டிய உணவு மற்றும் வாழ்க்கை முறைகள்

ஆயுர்வேதத்தில் கர்ப்பிணிக்கான உணவுகளும், மருந்துகளும் வாழ்க்கை முறைகளும் மிகவும் விரிவாக விளக்கப்பட்டுள்ளன. இவை அக்னி தீபனமாகவும், பிரம்ஹனமாகவும், வாத அனு லோமனமாகவும் ரத்த பிரசாதமாகவும் இருப்பது மிகவும் நன்று.

முதல் மாதம்

முதல் மூன்று மாதங்கள் தன்னிச்சையாகக் கருகலைந்துவிடும் வாய்ப்புள்ளதால் மிகுந்த கவனமுடன் இருக்க வேண்டும்.

முதல் மூன்று மாதங்களில் வாந்தி, குமட்டல் இருந்தால்...

- ஏலக்காய் விதைகளை வறுத்து, பொடி செய்து, நாள் முழுவதும் சிறிய அளவில் மெல்லலாம்.
- இஞ்சி மற்றும் பெருஞ்சீரகம் சேர்த்து தேநீர் போட்டு குடிக்க நல்ல பலனைத் தரும்.

அதிமதுரப் பொடியை தேனுடனும் வெண்ணையுடனும் சேர்த்து சாப்பிட்டு, பின் பாலுடன் சர்க்கரையோ அல்லது மூவிலை சேர்த்து காய்ச்சிய நெய்யயோ அல்லது குறுந்தொட்டி வேர் பால் கசாயமோ கொடுக்க தாய்-சேய் நலம் காக்கலாம்.

இரண்டாம் மாதம்

இரண்டாவது மாதத்தில் இனிப்பு சுவையுள்ள, குளிர்ச்சி யான, நீர் சேர்ந்த உணவுகளை கொடுக்க வேண்டும். விதார்யாதி பால் கஷாயம் கொடுக்க கர்ப்பத்தை தக்கவைத்து சிசுவுக்கும் தாய்க்கும் நல்ல பலத்தைக் கொடுக்கும். திருதாளி பால் கசாயம் கொடுக்கலாம்.

மூன்றாவது மாதம்

மூன்றாவது மாதத்தில் உளுந்தங்களி, பால் சாதம், பாலில் தேன் மற்றும் நெய் கலந்து கொடுக்கலாம். குமட்டல், வாந்தி அதிகமாக வாய்ப்புள்ளதால் அத்தகைய காலகட்டத்தில் தேன் ஒரு சிறந்த ஊட்டச்சத்து உணவாகவும் குமட்டல், வாந்தியை கட்டுப் படுத்தும் மருந்தாகவும் பயன்படுத்தலாம்.

மேலும் குமட்டல் உள்ளபோது காலையில் இஞ்சி காபி, சுக்கு மல்லி காபி, இஞ்சி எலுமிச்சை வரக்காபி குடிக்கலாம். சுக்கைச் சிறு சிறு துண்டுகளாக வாயில் அடக்கி மெல்லலாம். அடிக்கடி மாதுளம் பழச்சாறுடன் சிறிது எலுமிச்சைச் சாறு, தேன் சேர்த்து குடிக்கலாம்.

நடைமுறையில் கர்ப்பிணிக்கு மூன்றாவது மாதத்தில் விதார் யாதி நெய்யோ பால் கஷாயமோ கொடுப்பது மரபு.

நான்காவது மற்றும் ஐந்தாவது மாதம்

நான்காவது மாதத்தில் கர்ப்பிணியை தௌஹிரிதீணி என்கிறது ஆயுர்வேதம், இதற்கு அர்த்தம் ஒரே உடம்பில் இரு இதயம் என்பதா கும். இந்த மாதத்தில் சிசுவானது அதன் ஆசைகளை தாயின் மூலம் வெளிப்படுத்துவதால் இங்கு தாய்-சேய் இருவருடைய ஆசைகளும் வெளிப்படும். இங்கு பால் மற்றும் வெண்ணெயை முக்கியமான மருந்தாக ஆயுர்வேதம் கூறுகிறது, மாமிசத்தில் ஆட்டுக்கறியை இந்த காலகட்டத்தில் கொடுக்கலாம். சீரகம், சோம்பு, இஞ்சி, ஏலக்காய் ஆகியவை உணவில் சேர்த்துக்கொள்ள வேண்டும்.

ஐந்தாவது மாதத்தில் அரிசி கஞ்சியையும் அரிசியுடன் பால், சர்க்கரை, நெய் சேர்த்து செய்த பாயசத்தையும் ஆயுர்வேதம் அறிவுறுத்துகிறது. சீந்தில்கொடி பால் கசாயமும் குடுக்கலாம்.

நான்காவது மாதத்திலிருந்து புரதச்சத்து மற்றும் ஒமேகா-3 ஃபேட்டி ஆசிட் அதிகமாக தேவைப்படுவதால் தினமும் பச்சை பட்டாணி, கறுப்பு பட்டாணி, கீரைகள், சோயா பீன்ஸ், அக் ரூட், எள்ளு, முட்டை, கோழி, முள்ளுள்ள செதிலுள்ள மீன்கள், வேர்க்கடலை, பாதாம் பருப்பு, அவரைக்காய், முளை கட்டிய தானியங்கள், சோளம், உளுந்து சேர்க்க வேண்டும்.

நான்காவது மாதத்திலிருந்து ஆறாவது மாதம் வரை குறுந்

தொட்டி அல்லது ஓரிலை வேர் பால்கசாயம் கொடுக்கலாம்.

ஆறாவது மாதம்

ஆறாவது மாதத்தில் வைட்டமின் 'ஏ' சத்து சிசுவிற்கு ஆரோக்கியமான தோலையும், செல்கள் வளர்ச்சிக்கும், சிவப்பணுக்கள் உற்பத்திக்கும் வழிவகுக்கின்றன எனவே கேரட், சர்க்கரை வள்ளிக்கிழங்கு, கீரைகள், பால் வெண்ணெய், முட்டை வெள்ளைக்கரு ஆகியவை கொடுக்கலாம்.

ஆறாவது மாதம் முதல் தாடிமாதி நெய்யும், சுண்டை வேர் பால் கசாயமும் கொடுக்கலாம்.

ஏழாவது மாதம்

ஆறாவது மற்றும் ஏழாவது மாதங்களில் நெருஞ்சி முள் சேர்த்து சமைத்த கஞ்சியையும் நெருஞ்சிமுள் மற்றும் மதுர வர்க திரவியங்களின் நெய்யையும் ஆயுர்வேதம் அறிவுறுத்துகிறது. ஆறாவது மாதத்தில் பெண்களுக்கு காலில் வீக்கமும், உடம்பில் நீரும், சிறுநீர் தொற்று நோயும், மலச்சிக்கலும், மூலநோயும் வர வாய்ப்புள்ளதால் நெருஞ்சி முள்ளினாலான இவ்வகை உணவு மற்றும் மருந்துகள் உடம்பில் உள்ள தேவையில்லாத நீரைப் போக்கி அதன்மூலம் வரும் உபாதைகளை தடுக்கின்றது, தண்ணீர் அடிக்கடி பருகிக் கொண்டே இருக்க வேண்டும்.

கருவின் அளவு அதிகரிப்பதால் தாய்மார்கள் மார்பகத்திலும் அடிவயிற்றிலும் அரிப்பு உணர்வை உணரலாம் அல்லது மார்பு அல்லது தொண்டையில் எரியும் உணர்வையும் உணரலாம், இது இயற்கையே, இதனால் கவலைகொள்ள தேவையில்லை. தேங்காய் எண்ணெய் தடவினாலே போதுமானது அல்லது சுத்தமான விளக்கெண்ணெய் இருந்தாலும் பயன்படுத்தலாம்.

சிறிய அளவில் உணவை அடிக்கடி சாப்பிடவும். சிறிது நெய், மோர் சேர்க்கலாம். உப்பை குறைக்கவும். உணவு உண்டபின் உடனேயே தண்ணீர் குடிப்பதைத் தவிர்க்கவும்.

எட்டாவது மாதம்

எட்டாவது மாதத்தில் குழந்தை அதிகமாக எடை கூட வேண்டும். எனவே ஊட்டச்சத்துக்களை அதிகமாக எடுத்துக் கொள்ள வேண்டும்.

எட்டாவது, ஒன்பதாவது பீச்சு எனப்படும் ஆயுர்வேத முறையில் தான்வந்தர தைலம் 50 மி.லி. உணவுக்குப்பின் ஆசனவாய் மூலம் செலுத்துதல், ஆட்டு இறைச்சி சூப்பு குடித்தல் ஆகியவை பலன் கொடுக்கும்.

யோனி பீச்சு என்ற முறையில் தான்வந்திர தைலத்தைப்

பஞ்சில் தொட்டு பெண் பிறப்புறுப்பில் அவ்வப்போது வைத்து வர கருப்பை வாய் மென்மையாகி சுகப்பிரசவத்திற்கு வழிவகுக்கும்.

ஒன்பதாவது மாதம்

இறைச்சி சூப், காய்கறி சூப், கஞ்சி அல்லது எளிதில் செரிக்கக் கூடிய திரவ உணவுகள் போன்றவை எடுத்துக்கொள்வதால் அஜீரணம், மூச்சு விடுவதில் சிரமம் போன்றவற்றை தவிர்க்கலாம். தண்ணீர்விட்டான் கிழங்கு பால் கசாயம் கொடுக்கலாம்.

மேற்கூறிய அனைத்தும் பின்பற்றுவதற்கு எளிமையான முறைகளே ஆகும். இவற்றைக் கடைப்பிடித்தாலே ஆரோக்கிய மான குழந்தையை பெற்றெடுக்கலாம்.

குழந்தையின்மை சிகிச்சைக்கான வாழ்வியல் முறைகள்

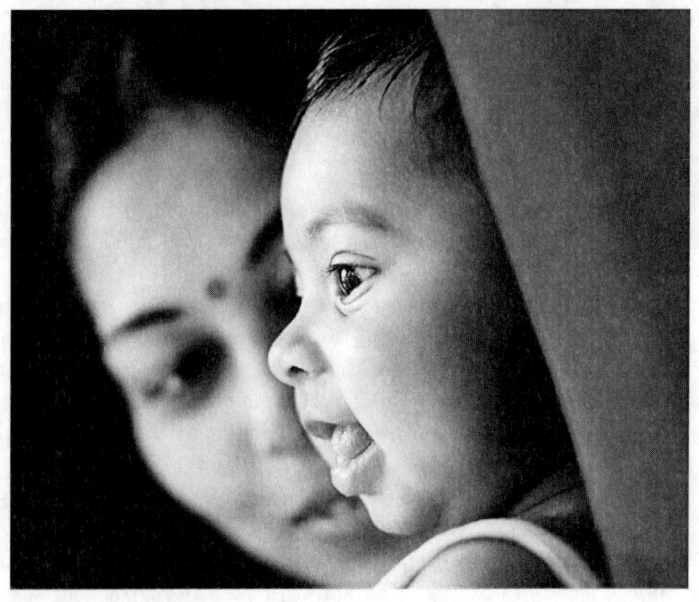

"முத்தான முத்தல்லவோ
முதிர்ந்து வந்த முத்தல்லவோ
கட்டான மலரல்லவோ
கடவுள் தந்த பொருளல்லவோ" –

என்ற கவியரசின் பாடல் வரிகள் குழந்தைச் செல்வம் என்பது கடவுள் தந்த வரம் என்பதை உணர்த்துபவை.

ஒரு மனிதனின் வாழ்க்கையில் எத்தனை செல்வவளம் பெற்றிருந்தாலும், குழந்தை செல்வம் இருந்தால்தான் அவன் வாழ்க்கையே முழுமையடைகிறது. திருமணமான தம்பதியினர்

அடுத்து தங்கள் வாழ்க்கையில் மிகவும் மகிழ்ச்சியுடனும் உற்சாகத்துடனும் எதிர்பார்ப்பது தாய்மை அடைதலே ஆகும். ஆனால், இன்றோ பல்வேறு காரணங்களினால் பல முயற்சிகள் செய்தும் பலனில்லாமல், குழந்தைகள் இல்லாமலே பல ஆண்டுகள் வாழ்ந்து கொண்டிருக்கும் தம்பதியினர் பலரை நாம் தினம்தோறும் சந்தித்துக் கொண்டு தான் இருக்கிறோம்.

இக்காலத்தில் திருமணமான தம்பதியரிடையே குழந்தையின்மை என்பது பெரும் பிரச்சனையாக இருந்து வருகிறது. திருமணமாகி முறைபட்ட இல்வாழ்க்கையில் இருந்து ஒரு வருடத்திற்கு பின்பும் கருத்தரிப்பு ஏற்படாமல் இருக்கும் நிலையை மகப்பேறின்மை / குழந்தையின்மை என்று சொல்கிறோம். குழந்தையில்லாத தம்பதியர்களின் நிலையை பயன்படுத்திக் கொண்டு தற்போது குழந்தையின்மை சிகிச்சை மையங்களும், செயற்கைக் கரித்தரிப்பு மையங்களும் பல்கிப் பெருகிவிட்டன. குழந்தையின்மையை இரு நிலைகளாகப் பிரிக்கலாம்.

முதல் நிலை மகப்பேறின்மை - பெண் ஒருமுறை கூட கருத்தரிக்காத நிலையை குறிப்பிடுவது.

இரண்டாம் நிலை மகப்பேறின்மை - பெண் முதல் குழந்தை பெற்ற பிறகு இரண்டாவது முறை கருத்தரிக்காமல் ஏற்படும் உடல் பாதிப்புகளை குறிப்பிடும் நிலை ஆகும்.

இதில் குறைபாடு என்பது பெண்ணை மட்டும் குறிக்காது, ஆண், பெண் இருவருக்கும் இதில் பங்கு உண்டு. ஆண், பெண் இருவரில் யாரேனும் ஒருவருக்கோ அல்லது இருவருக்கோ உள்ள குறைபாடுகளினால் கருத்தரிப்பில் தாமதம் உண்டாகும். சில நேரங்களில் இருவருக்கும் எந்த குறைபாடுகளும் இல்லாமலும் கருத்தரிப்பு ஆகாமல் இருப்பதும் பார்க்கிறோம்.

'சரகாசாரியர்' என்னும் ஆயுர்வேத ரிஷி குழந்தை என்பது ஒருவர் வாழ்க்கையில் எந்த அளவுக்கு முக்கியம் என்றும் குழந்தை இல்லாதவர்கள் எவ்வாறு இந்த சமூகத்தில் ஒப்பிடப்படுகிறார்கள் என்றும் தெளிவாகவும் நேர்த்தியாகவும் கூறியுள்ளார். குழந்தை இல்லாத ஒரு மனிதன் பழங்கள் மற்றும் நிழல்கள் இல்லாத கிளைகளைக் கொண்ட ஒரு தனிமரத்தைப் போன்றவன் ஆவான் என்றும் புல்லால் செய்யப்பட்ட சிலைக்கு ஒப்பாவான் என்றும் அவன் ஒரு வர்ணம் பூசப்பட்ட எரியாவிளக்கு என்றும் காய்ந்த ஏரி என்றும், நோக்கமற்ற வாழ்க்கையை வாழ்ந்தவன் ஆக கருதப்படுவான் என்றும் சரகாசாரியர் ஒப்பிடுகிறார்.

வாழ்க்கை எவ்வாறு உருவாக்கப்படுகிறது என்பதற்குப் பின்னால் உள்ள மிக ஆழமான உயிரியல் கருத்துக்களை ஆயுர்வேதம் மிகவும் எளிமையாக விவரிக்கின்றது. அதில் இயற்கைக் கருவுறுதல் மற்றும் இனப்பெருக்க ஆரோக்கியத்திற்கு நான்கு கரு

வுறுதல் காரணிகள் அடிப்படையாக உள்ளன என்றும். அவை...

ரிது - பருவம், (பெண்ணின் மாதவிடாய் சுழற்சி)

க்ஷேத்ரம் - வயல் (கர்ப்பப்பை)

அம்பு - நீர் (சத்து மற்றும் உயிரோட்டம்)

பீஜம் - விதை (சினைமுட்டை மற்றும் ஆண்விந்து) என்றும் ஆயுர்வேதம் விளக்குகிறது.

இன்று ஆங்கில மருத்துவம் கூறும் பல்வேறு மகப்பேறின் மைக்கான காரணங்களும் இந்த நான்கு காரணிகளிலேயே நாம் உள்ளடக்கி விடலாம். இன்று உலக சுகாதார மையம் மேற்கொண்ட ஆய்வில் மலட்டுத்தன்மையுள்ள தம்பதிகளில், கருவுறாமைக்கு 37 சதவீதம் பெண்தான் காரணம் என்றும், 35 சதவீதம் ஆண் மற்றும் பெண் இருபாலரும் காரணம் என்றும்; 8 சதவீதம் ஆண் மட்டுமே காரணம் என்றும் கூறுகிறது. இந்த நவீன மருத்துவத்தில், ஹார்மோன் மருத்துவம், *IUI, IVF, GIFT* மற்றும் *ZIFT* போன்ற செயற்கைக் கருத்தரிப்பு மருத்துவ முறைகள் இருந்தாலும் இச்சிகிச்சையினால் இரட்டை மற்றும் 3 குழந்தைகள் கருத்தரிப்பது *(Multiple Gestation)*, உடல்பருமன் *(Obesity)*, அதிகப்படியான ஹார்மோன் சுரப்பு *(Ovarian Hyper Stimulation Syndrome)*, கருப்பைக்கு வெளியே கரு உருவாதல் *(Ectopic Pregnancy)* போன்ற பக்கவிளைவுகள் வருகின்றன.

அதே சமயம் குழந்தையின்மை பிரச்சனைக்கு ஆயுர்வேதத்தில் இயற்கையோடு ஒன்றிய உணவு முறைகள், வாழ்வியல் முறைகள் மற்றும் உடலிலுள்ள நோய்களுக்குத் தகுந்தாற்போல் நச்சு நீக்கி சிகிச்சைகள் *(Anti Toxic Therapy)* மற்றும் மருந்துகள் சிறந்த முறையில் வழங்கப்படுகின்றன.

"உணவே மருந்து மருந்தே உணவு" என்ற நிலை மாறி இன்று மக்களிடையே மருந்து மட்டுமே உணவாக உட்கொள்ளும் நிலை இருக்கிறது. கருத்தரிப்பு நிகழாமைக்கு இக்காலத் தம்பதியினருக்கு பல காரணங்கள் முக்கிய பங்கு வகிக்கின்றன. அவை,

ஆண், பெண் இருபாலருக்கும் உள்ள பொதுவான காரணங்கள்

- வயது
- உடல் பருமன்
- மன அழுத்தம்
- உடல் உழைப்பின்மை
- உணவு மற்றும் வாழ்க்கை முறை மாறுபாடு
- ஹார்மோன் சமச்சீரின்மை மற்றும் தைராய்டு குறைபாடுகள்
- சர்க்கரைநோய்
- புகைபிடித்தல் மற்றும் மது அருந்துதல்
- சுற்றுச்சூழலில் வரும் நச்சுகள் (பூச்சிக்கொல்லி, *Preservatives,*

herbicide etc)
- கதிர்வீச்சு சிகிச்சை மற்றும் கீமோதெரபி
- பால்வினை நோய்கள் *(sexually transmitted disease)*
- சிலவகை மருந்துகள்

பெண்களுக்கு வரும் முக்கியமான காரணங்கள்
- மாதவிடாய்க் கோளாறுகள்
- நீர்க்கட்டி *(Pcod)*
- கருப்பைக் கோளாறுகள் மற்றும் தாபிதம் *(Pelvic inflammatory disease)*
- கருப்பைக்குழல் தாபிதம்/ அடைப்பு *(Blocked fallopian tubes)*

இதில் அடிப்படையில் உடலில் உள்ள உஷ்ணத்தை சீர்ப டுத்தி நீர் கட்டிகளை அகற்றி சினைமுட்டையை வெளியேற்றி அதை ஆண் விந்துடன் சேர தக்க சூழ்நிலை ஏற்படுத்தி, பின்னர் அதை கர்ப்பப்பையில் சீராக இணைத்து ஊட்டச்சத்துக்களை வழங்குவதே ஆயுர்வேத சிகிச்சை ஆகும். இதன் மூலம் இயற்கை யான முறையில் பெண்கள் தங்கள் பிரச்சினைகளிலிருந்து குண மடைந்து கருத்தரிப்பார்கள். இதில் நீர்கட்டி *(PCOD)* வியாதிக் கான மருத்துவம் பற்றி முன்னர் நாம் பார்த்தோம். தைராய்டு மற்றும் கர்ப்பப்பை நீர்க்கட்டி வியாதிகளை பற்றியும் அவற்றின் சிகிச்சை பற்றியும் விரிவாக காண இருக்கின்றோம். ஆகவே இப்போது குழந்தையின்மைக்கான பொதுவான மருத்துவத்தை காண்போம்.

பிரசித்திபெற்ற ஆயுர்வேத தேகசுத்தி பஞ்சகர்ம சிகிச்சைகளான 'வமனம்' (வாந்தி எடுத்தல்), 'விரேசனம்' (பேதி), 'வஸ்தி' (பீச்சு) மற்றும் 'உத்தர வஸ்தி' (பெண் பிறப்புறுப்பு மூலம் மருந்துகளை செலுத்துதல்) ஆகியவை சுத்தி சிகிச்சைகளாக செய்து உடம்பில் உள்ள நச்சுக்கள் மற்றும் அடைப்புகளை நீக்கி, ரத்த ஓட்டத்தை சீராக்கி, ஹார்மோன்களை சீராகச் சுரக்கவைத்து பின்பு பீச்சு, டூச் (பெண் பிறப்புறுப்பை கசாயம் விட்டு கழுவுதல்/பாய்ச்சல்) மற்றும் உள் மருந்துகள் கொடுக்க உடல் புத்துணர்வு உண்டாகும். இந்த சிகிச்சைகள் மூலம், நரம்பு மண்டலம் மற்றும் இனப்பெருக்க உறுப்புகள் வலுப்பெறும், உடலில் நோய் எதிர்ப்புச் சக்தி உருவா கும் மற்றும் குழந்தைப்பேறின்மை நீங்கி கர்ப்பம் தரிக்க உதவும். 'உத்வர்தனம்' என்னும் பவுடர்கொண்டு, மசாஜ் எடுப்பதால் உடல் பருமன் குறையும். உடலில் உள்ள கொழுப்புகள் கரையும். உடல் சோர்வு நீங்கும். கருப்பை வலுவடையும். பெண்களுக்கு மாதவிடாய் காலங்களிலோ அல்லது மாதவிடாய்க்குப் பிறகோ 'விரேசனம்' (பேதி) சிகிச்சை கொடுக்க நல்ல பலனைக் காணலாம்.

மாதவிடாய் வராதிருத்தல் *(Amenorrhoea)* மற்றும் அண்ட

விடுப்பற்ற மாதவிடாய் *(Anovulatory Cycles)*: சப்தசாரம், வாரணாதி குளத்தாதி கசாயங்களுடன் இங்குவசாதி சூர்ணம், ரஜப்பிர வர்தனி வடி, சிவகுளிகை, நஷ்டபுஷ்பான்தக மாத்திரை, ஜீரகா ரிஷ்டம், லோகாசவம், குமாரியாசவம் பல்லாதக நெய் இருவேளை கொடுத்து இரவில் சுகுமார ஏரண்ட தைலம், கல்யாணக குடம் ஆகியவை கொடுக்க நல்ல பலனை தரும்.

மாதவிடாய் அதிகமான நாட்கள் வருதல் மற்றும் அதிகப்படி யான உதிரப்போக்கு: இங்கு நெக்ரோதாதி கஷாயம், பிரதரான் தக ரசம், அசோகாதி வடி, புஷ்யாணுகச் சூரணம் ஆகியவை கொடுக்க நல்ல பலனை தரும்.

கர்ப்பப்பை உள்அமைப்பில் மாறுதல்கள் மற்றும் கோளாறுகள்: இதில் ஆலமொட்டு பால் கஷாயம், குமாரி அவ லேகியம், தாதுகல்ப லேகியம், கூஷ்மாண்ட ரசாயனம், சதாவரி லேகியம் பலசர்பி, கல்யாணக நெய், மகாகல்யாணக நெய், விதார் யாதி நெய், அஸ்வகந்தாரிஷ்டம், பூர்ண சந்திரோதயம் ஆகியவை நல்ல பலனைத் தரும்.

பீஜ துஷ்டி என்னும் சினை முட்டையில் ஏற்படும் கோளாறுகள்: பொதுவாகப் பெண்களுக்குச் சினை முட்டை உருவாகாமல் போனால் சதகுப்பை, எள், கருஞ்சீரகம், சுக்கு, மிளகு, திப்பிலி போன்றவை மற்றும் சிறுதேக்கு, குமாரியாஸவம், ஜீரகாரிஷ்டம் போன்றவை நல்ல பலனைத் தரும். சதாகுவாதி தைலம், மானஸமித்ர வடகம், க்ஷீரபலா தைல தளம், நசியம் போன்றவை நல்ல பலனைத் தரும். இந்த மருந்துகளை அவர்களின் பிரச்னைகளுக்கு ஏற்ப தகுதி வாய்ந்த ஆயுர்வேத மருத்துவரின் ஆலோசனைப்படி எடுத்துக்கொள்ள வேண்டும். சுய மருத்துவம் செய்துகொள்ளக்கூடாது.

உணவு முறை மற்றும் வாழ்வியல் முறைகள்: திருமணமான பெண்களின் உடல் நிலைக் குறியீட்டு எண் எனப்படும் *Body Mass Index (BMI)* 25க்குக் குறையாமலும், 30க்கு அதிகமாகாமலும் இருக்க வேண்டும். ஊட்டச்சத்து குறைபாட்டால், உடல் எடை குறைவாக இருந்தாலும், உடல் எடை அதிகமாக இருந்தாலும், கருத்தரிப்பிற்கான வாய்ப்புகள் குறைகின்றன. எனவே அவரவர் வயதுக்கும், உயரத்திற்கும் ஏற்ற ஆரோக்கியமான உடல் எடையைப் பராமரிப்பது முதல் கடமையாகும். அதற்கு முறை யான உணவும், உடற்பயிற்சியும் மேற்கொள்ளலாம். அக்காலத் தில் அம்மியில் அரைப்பது, உரலில் இடிப்பது, கோலம் இடுவது, தரையில் அமருவது போன்ற செயல்கள் பெண்களின் இடுப்புப் பகுதி மற்றும் கர்ப்பப்பையை இயல்பாகவே பலப்படுத்த உதவி யது. இன்று இவை செய்ய இயலவில்லையென்றாலும் அதற்கு ஒப்பான உடற்பயிற்சிகள் செய்யலாம்.

உணவில் அதிகம் கீரைகள், காய்கறிகள், பழங்கள், உலர் திராட்சை, பாதாம், அக்ரூட், அத்தி, பால் போன்றவற்றை சேர்த்துக்கொள்ள வேண்டும். சீரகம், பெருங்காயம், எள், சோம்பு, உளுந்து, பூண்டு, கேழ்வரகு, சுக்கு, மஞ்சள், கருவேப்பிலை போன்ற வற்றையும் சேர்த்துக் கொள்வது நல்லது. திரிபலா என்னும் கடுக்காய், நெல்லிக்காய், தான்றிக்காய்ப் பொடியை தினமும் உட்கொள்வதின் மூலம் கர்ப்பப்பைக் கோளாறுகள் சீர்செய்ய லாம். அக்காலத்தில் பெண் பூப்பெய்தவுடன் உளுந்தங்களி கொடுப்பார்கள் அதற்கு காரணம் உளுந்தங்களி சாப்பிட, கர்ப்பப்பை வலுவாகும் அதைப் போல் முருங்கைப் பூவையும் சாப்பிடலாம்.

எள், கருஞ்சீரகம் சூரணம், சீரகக்குழம்பு மற்றும் கொள்ளுக் கசாயம் முதலியவை, மாதவிடாய் வராத பிரச்சனைக்கு நல்ல பலன் அளிக்கக்கூடியவை. 'அரசனை நம்பி புருஷனைக் கைவிட் டாளாம்' என்ற சொலவடை உண்டு. இங்கு அரசன் என்பது அரச மரத்தைக் குறிக்கும். அரச மரத்து இலையைப் பசும்பாலில் அரைத்துச் சாப்பிட கர்ப்பப் பையின் உள்கட்டமைப்பு சீராகிறது. நம் தமிழ்நாட்டு திருமணத்தில் வாழைமரம் கட்டுவது முக்கிய மாக கருதப்படுகிறது இதற்குக்காரணம் வாழையடி வாழையாக குலம் தழைக்க வேண்டும் என்பதை குறிப்பதாகும். அது என்ன? வாழை மரத்திற்கும் குழந்தைப் பேறுக்கும் உள்ள சம்பந்தம்? வாழை மரத்தில் உள்ள வாழைப்பூ கடைசிப் பகுதியை மென்று சாப்பிடுவதன் மூலமோ அல்லது அதன் சாறு அருந்துவதன் மூலமோ கர்ப்பப்பையில் உள்ள நச்சுக்கள் அழித்து குழந்தைப்பேறு அடையலாம், அதேபோல் வாழைப்பூ சாறு அல்லது வாழைத் தண்டைப் பொரியல் செய்து சாப்பிட்டு வந்தால் கர்ப்பப்பைக் கோளாறுகள் நீங்கும். தென்னை மரத்தில் உள்ள தென்னங்கு ருத்து சாப்பிடுவதன் மூலமும் கர்ப்பப்பையில் உள்ள நச்சுக்களை அழித்து குழந்தைப்பேறு அடையலாம்.

மீன், முட்டை வெள்ளைக்கரு, ஆட்டிறைச்சி போன்றவை எடுத்துக்கொள்ளலாம். பிராய்லர் கோழி இறைச்சி சாப்பிடு வதை தவிர்க்க வேண்டும். உணவில் துரித உணவுகள், டின்களில் அடைக்கப்பட்ட உணவுகள், மைதா, நூடுல்ஸ், பிஸ்கட்டுகள் மற்றும் அதிகமாக தேநீர், காபி அருந்துதல் போன்றவற்றைத் தவிர்க்க வேண்டும். தினமும் 30 நிமிட நடைப்பயிற்சி, மாலையில் இளவெயிலில் சிறிது நேரம் இருத்தல், மிதமான உடற்பயிற்சி - 20 நிமிடங்கள், 8 மணிநேர உறக்கம், சரியான நேரத்திற்கு உணவு போன்ற வாழ்க்கை முறைகளையும் கடைபிடிக்க வேண்டும். நீண்ட நேரம் செல்போன், மடிக்கணினி பயன்படுத்துவதைத் தவிர்க்க வேண்டும். மனஅழுத்தம் ஏற்படாமல் இருக்க மூச்சுப்பயிற்சி,

தியானம் ஆகியவற்றை பின்பற்ற வேண்டும். இவை அனைத்தையும் பின்பற்றினால், லட்சக்கணக்கில் குழந்தையின்மை சிகிச்சைக்கு செலவழிப்பதை விடுத்து, உங்கள் வீட்டிலும் சீக்கிரம் குவா குவா சத்தம் கேட்கும்.

கர்ப்பகால நீரிழிவு நோயும் தீர்வுகளும்!

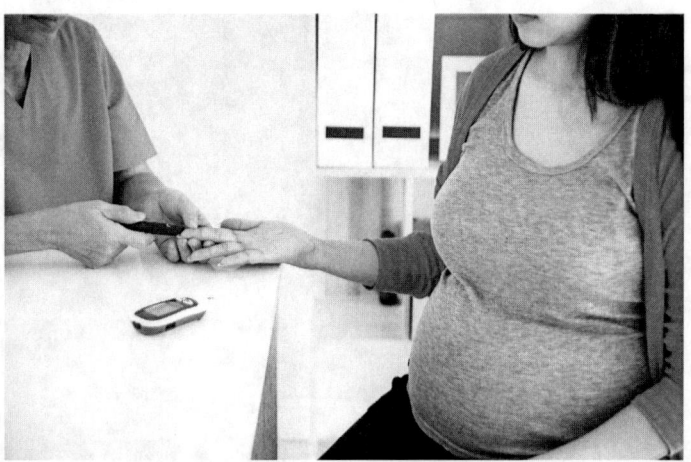

இந்த உலகில் மனிதன் உருவாவதற்கு முன்னரே நோய்கள் உருவாகிவிட்டன என்று சொன்னால் மிகையாகாது. கற்காலத்தில் நாம் இயற்கையாலும் விலங்குகளாலும் பாதிக்கப்பட்டு நோயுற்றோம். பின்னர் தொற்றுவியாதிகளின் மூலம் பாதிப்புக்குள்ளானோம். ஆனால் இன்றைய கணினி உலகில் நமது அறிவு, அறிவியல், சுகாதாரம், விழிப்புணர்வு, கண்டுபிடிப்புகள் மற்றும் தடுப்பூசிகள் மூலம் இத்தகைய பல வியாதிகளிலிருந்து நம்மை விடுவித்துக்கொண்டாலும் இன்று தொற்றா வியாதிகள் என கூறப்படும் வாழ்க்கை முறை மாற்றத்தால் வரும் வியாதிகளினால் மிகவும் அவதிப்பட்டுக்கொண்டிருக்கிறோம். அப்படிப்பட்ட வியாதிகளில் முதன்மையாக உலகமெங்கும் பார்க்கப்படும் ஒரு

நோய் நீரிழிவு ஆகும்.

ஐம்பது வருடம் முன்னர் வரைக்கும் இந்த நோய் ஊருக்கு ஒருவரிடம் தான் காணப்பட்டது. இருபது வருடங்கள் முன்னர் கூட இது தெருவுக்கு ஒருவரைத்தான் பாதித்துக் கொண்டிருந்தது. ஆனால் இன்றோ வீட்டிற்கு குறைந்தது ஒருவருக்காவது இந்நோய் இருக்கிறது என்று புள்ளி விவரங்கள் தெரிவிக்கின்றன.

இப்படி உலகையே அச்சுறுத்திக்கொண்டிருக்கும் சர்க்கரை நோயானது வயது வரம்பின்றி பிறப்பு முதல் இறப்பு வரை எல்லோரையும் பாதிக்கிறது என்பது நாம் அறிந்த உண்மையே. ஆனால் இது வயிற்றுக்குள் இருக்கும் சிசுவையும் மற்றும் பிறந்த பச்சிளம் குழந்தையையும் கூட பாதிக்கும் என்பது நம்மில் பல பேருக்குத் தெரிந்திருக்க வாய்ப்பில்லை.

கர்ப்பக் காலத்தில் கர்ப்பிணிகளிடையே ஆரோக்கிய குறைபாடு என்பது பொதுவாகவே அனைத்து பெண்களுக்கும் உண்டாகிறது. கர்ப்பக் காலத்தில் சில நோய்கள் வந்து தொல்லை தந்தாலும் கர்ப்பகால நீரிழிவு என்பது சமீப வருடங்களாக அதிகரித்து வருகிறது.

கர்ப்பகால நீரிழிவு நோய்

கர்ப்பகால நீரிழிவு என்பது கர்ப்ப காலத்தில் அதிக ரத்த சர்க்கரை (குளுக்கோஸ்) அளவு உள்ள நிலை. பொதுவாக 100 கர்ப்பிணிகளில் 4 நபர்களுக்கு இது ஏற்பட்டாலும், அப்படி நோய் ஏற்பட்ட 95 நபர்களில் பிரசவத்திற்குப் பிறகு இந்நோய் தானாக நீங்குகிறது. சுமார் 5% பெண்களுக்கு, பிரசவத்திற்குப் பிறகும் இந்நோய் நீடிக்கிறது. ஒரு பெண்ணுக்கு கர்ப்பகால நீரிழிவு ஏற் பட்ட பிறகு, பிற்காலத்தில் மறுபடியும் நீரிழிவு நோய் உருவாகும் ஆபத்தும் அதிகமாக உள்ளது என்பதும் நம் மனதில் எப்போதும் வைத்துக்கொள்ள வேண்டும்.

சாதாரணமாக சாப்பிட்ட பிறகு இரண்டு மணி நேரம் கழித்து ரத்தத்தில் சர்க்கரை அளவானது 140 மி.கிராம் அளவில் இருக்க வேண்டும். அதைத் தாண்டினால் அவருக்கு சர்க்கரை நோய் பாதிப்பு இருக்கிறது என்று அறிந்துகொள்ள லாம். இந்த அளவில் கர்ப்பிணிகளைப் பொறுத்தவரை 130 மி.கிராம் இருந்தாலும் ஹெச்பிஏ1சி அளவு 6%-க்கு அதிகமாக இருந்தாலும் அது கர்ப்ப கால சர்க்கரை நோய் என்கிறது மருத்துவ உலகம்.

யார் ஆபத்தில் உள்ளனர்?

- உடல் பருமன் - கர்ப்பம் தரிப்பதற்கு முன்னர் பருமனாக இருப்பது (உடல் எடையை விட 20% அல்லது அதற்கு மேற்பட்ட எடை இருத்தல்).

- நீரிழிவுநோயின் குடும்ப வரலாறு.
- முந்தைய பிரசவத்தில் 4 கிலோவிற்கு மேல் இருந்த குழந்தையின் எடை.
- முந்தைய குறை பிரசவம்.
- தற்போதைய கர்ப்பத்தில் மீண்டும் மீண்டும் யோனித் தொற்று நோய்.
- அதிகப்படியான பனிக்குடநீர் (அம்னோடிக் திரவம்).
- கர்ப்பிணியின் வயது 30ஐத் தாண்டி இருத்தல்.

பெண்ணின் உடலில் உள்ள கணையம் சுரக்கும் இன்சுலின் எனும் ஹார்மோன், வயிற்றில் இருக்கும் குழந்தையின் வளர்ச்சிக்காக, நஞ்சுப்பையில் (Placenta) சுரக்கும் சில ஹார்மோன்களின் எதிர் வேலையால் சரியாக வேலை செய்யாமல் போவதால் தற்காலிகமாக சர்க்கரை அதிகரிக்கிறது. இது மேலே கூறிய ஆபத்து உள்ளவர்களுக்கும் மற்றும் ஏற்கனவே நீரிழிவு நோயால் பாதிக்கப்பட்டிருக்கும் பெண்களுக்கும் கர்ப்ப கால நீரிழிவு நோயாகவே மாறிவிடுகிறது. இதை கர்ப்பிணிகளுக்கு வரும் நீரிழிவு நோய் என்கிறோம் (GDM - Gestational Diabetes Mellitus).

அறிகுறிகள்

கர்ப்பகால நீரிழிவு அறிகுறிகள் ஆரம்பத்தில் தெரிவதில்லை. அப்படியே தெரிந்தாலும் அவை பொதுவாக மிதமானதாக இருக்கும் அறிகுறிகள் உருவாகுவதற்கு முன்பு ஆரம்பகால வழக்கமான பரிசோதனைகளிலேயே (ஸ்கிரீனிங்) இந்த நிலை கண்டறியப்பட்டு விடுகிறது. இருப்பினும், நீரிழிவு நோய் கண்டறியப்படாவிட்டால் அல்லது சிகிச்சையளிக்கப்படாவிட்டால், கீழேயுள்ள அறிகுறிகள் உருவாகலாம்

- அதிக சிறுநீர் கழித்தல்
- அதிக தாகம்
- அதிக பசி
- எடை குறைவு
- குமட்டல்
- வாந்தி
- சோர்வு
- சிறுநீர்ப்பாதை, சிறுநீர்ப்பை, யோனியில் தொற்று நோய்.

ஆயுர்வேதத்தில் நீரிழிவு மற்றும் கர்ப்ப கால நீரிழிவு இந்நிலையை ஆயுர்வேதம் மதுமேகம் என்றும், நோயாளியை மதுமேகி என்றும் குறிப்பிடுகிறது.

நீரிழிவு நோய் கி.மு. 1500 வருடங்களுக்கு முன்பே, ஆயுர்வேதம் அறிந்த நோய். பிரமேஹம் என்ற பெயரில் இந்நோய் 20 வகைகளாக சரகசம்ஹிதையில் விவரிக்கப்பட்டிருக்கிறது. இதில் 'மதுமேகம்' என்பது நீரிழிவு நோயைக் குறிக்கும். நீரிழிவின் காரணங்கள்,

அறிகுறிகள், தவிர நீரிழிவு வளர்சிதை மாற்றக் கோளாறினால் வருகிறது (Metabolic disorder) என்ற கருத்துக்கள் 3500 வருடங்களுக்கு முன்பே நமது ஆயுர்வேத மருத்துவர் அறிந்திருந்தார்கள். சரக சம்ஹிதையில் மது மேகத்தின் காரணங்கள், அறிகுறிகள் மற்றும் சிகிச்சைமுறைகள் விவரமாக கொடுக்கப்பட்டிருக்கின்றன. இந்த உண்மைகள் தற்போது அறிவியல் மூலம் நாம் அறியும் விவரங்களுக்கு ஈடானது.

"அவள் நடந்துகொண்டிருந்தால் நிற்க விரும்புவாள், நிற்க நேரிட்டால் உட்கார ஆசைப்படுவாள், உட்கார்ந்தால் படுத்துக் கொள்ள விரும்புவாள், படுத்துக்கொண்டால் தூங்கிவிடுவாள்" - என்று மதுமேகி எப்போதும் சோர்வாக இருப்பதை உணர்த்து கின்றனர்.

கர்ப்பகால நீரிழிவால் தாய்மார்களுக்கு வரும் ஆபத்துகள்:

- தொடர்ச்சியாக தன்னிச்சையான கருக்கலைப்பு / குறைப் பிரசவம்.
- கர்ப்பிணிகளுக்கு பல் மற்றும் ஈறுகளில் பிரச்சனை, உடல் எடை அதிகரிப்பு, கை கால்களில் வீக்கம்.
- ப்ரி-எக்லாம்ப்சியா / எக்லாம்ப்சியா - பேறுகால ஜன்னி / சினைப்பருவ வலிப்பு நோய்
- சிறுநீரகச் செயலிழப்பு
- கண் பார்வை பாதிப்பு (ரெட்டினோபதி)
- கெட்டோஅசிடோசிஸ் (Ketoacidosis).
- சிறுநீர்ப் பாதை நோய்த்தொற்று அதிகரிக்கும் ஆபத்து.
- கர்ப்பகால நீரிழிவு நோயாளிகளுக்கு டாக்ஸீமியா என்னும் நச்சுத்தன்மை வருவதற்கு இயல்பை விட அதிகமாகவாய்ப்பு உள்ளது, இது தாய் மற்றும் குழந்தை இருவர் உயிருக்கும் பேராபத்து தரும்.

பிரசவத்தின்போது

- சிசேரியன் மற்றும் அறுவை சிகிச்சை செய்யும் சூழ்நிலை
- மலவாய் சுற்றி (பெரியனல்) காயங்கள்.
- காலம் கடந்து நீடிக்கும் பிரசவ வலி.
- கர்ப்பப்பையில் சிசுவின் நிலைமாறிப்போய் பிரசவத்தில் சிக்கல்.

பிரசவத்திற்குப் பிறகு

- மகப்பேறுக்கு பின் ஏற்படும் ரத்தக்கசிவு.
- பிரசவத்திற்குப் பிறகு (பியூர்பரல்) வரும் தொற்று நோய்.
- பால் சுரத்தலில் தோல்வி.

குழந்தைக்கு வரும் ஆபத்து

- குழந்தைக்கு மிகவும் குறைந்த ரத்தத்தின் சர்க்கரை அளவு. இது கவனிக்கப்படாவிட்டால் குழந்தை இறந்தும் போகலாம்.
- குழந்தைக்கு மஞ்சள் காமாலை வருவதற்கான வாய்ப்புகள் அதிகம்.
- பிறவி பிரச்சினைகளான மூளை மற்றும் இதயக் குறைபாடு, சிறுநீரகம் அல்லது சுவாசக் கோளாறு.
- இரண்டாவது மற்றும் மூன்றாவது மூன்று மாதங்களில் குழந்தையின் அதிகப்படியான வளர்ச்சி. ஒரு பெரிய குழந்தையைப் பெற்றிருப்பது, பிரசவத்தின்போது அபாயங்களை அதிகரிக்கும்.
- மேலும் இப்படி பெற்றெடுக்கப்பட்ட குழந்தைகள் தங்கள் பிற்கால வாழ்க்கையில் உடல் பருமன் மற்றும் நீரிழிவு நோயால் அவதிப்படக்கூடும்.

ஆயுர்வேத சிகிச்சை

ஆயுர்வேதம், ஒரு பெண்ணின் முழு வாழ்க்கையிலும் கவனம் செலுத்துகிறது, இது கர்ப்பகாலத்தில் கர்ப்பம் தொடர்பான சிக்கல்களைக் குறைக்க உதவுகிறது. பலவகையான மூலிகைகள், உணவு மாற்றங்கள் மற்றும் வாழ்க்கை முறை மாற்றங்கள் மூலம் திரிதோஷங்களான முக்குற்றங்களை சமநிலைக்குக் கொண்டுவந்து கர்ப்பகாலத்தில் அதிகரிக்கும் சர்க்கரையின் அளவை கட்டுக்குள் வைக்க உதவுகிறது.

உணவு மாற்றங்கள் மற்றும் வழக்கமான உடற்பயிற்சிகளால் இதனை சரி செய்ய முடியாத போது, ஆயுர்வேதம் மருந்துகள் பரிந்துரைக்கிறது.

கர்ப்பகால நீரிழிவுநோயைக் கையாள்வதற்கான வாழ்க்கை முறை மாற்றங்கள்

கர்ப்ப காலம் முழுவதிலும் மற்றும் பிரசவத்திற்கு பின்னும் சர்க்கரை அளவை முறையாக கவனத்துடன் கண்காணிக்க வேண்டும்.

நாம் சாப்பிடும் மற்றும் குடிக்கும் அனைத்தும் நம் ரத்த சர்க்கரை அளவை பாதிக்கிறது என்பதை புரிந்துகொள்ள வேண்டும்

- நீரிழிவு நோய் இருப்பது கண்டறியப்பட்டால், தகுதி வாய்ந்த மருத்துவர்களின் ஆலோசனை மற்றும் அறிவுரையை கட்டாயம் எடுத்துக்கொள்ள வேண்டும்.
- நீரிழிவு நோயைக் குணப்படுத்துவதற்கான முக்கிய உணவாக பார்லி கருதப்படுவதால் உணவில் பார்லி உட்கொள்வதை அதிகரிக்கவும்.

- சீனி / சர்க்கரை / கருப்பட்டி போன்ற இனிப்புகளையும் இனிப்பு பலகாரங்களையும் தவிர்க்கலாம்.
- பழங்களை பழச்சாறுகளாக பருகாமல் அப்படியே கடித்து உண்ணலாம்.
- அதிகமான நார்ச்சத்து உள்ள கீரைகள், காய்கள் (குறிப்பாக பந்தல் வகை காய்கள்), பாகற்காய், வெந்தயம், சீரகம், சோம்பு, மஞ்சள், சுக்கு, திப்பிலி ஆகியவை அடிக்கடி உணவில் சேர்க்கலாம்.
- தானிய உணவுகள், கிழங்கு மற்றும் வேர்களைக் குறைத்துக் கொள்ள வேண்டும்.
- அரிசிக்குப் பதிலாக கோதுமை, கேழ்வரகு சேர்த்துக்கொள்ள லாம்.
- ஒரு சிறிய ஆப்பிள், கொய்யா, மாதுளை, பேரிக்காய் இவற்றில் ஒன்றை சாப்பிடலாம்.
- வறுத்த, பொரித்த உணவுகளையும் கொழுப்பு நிறைந்த உணவுகளையும் தவிர்க்கலாம்.
- உணவை சிறிய இடைவெளிகளில் சிறிது சிறிதாக அடிக்கடி சாப்பிட்டுக் கொள்ளலாம்.
- குளிர்பானங்களை தவிர்க்கலாம்.
- ஃபாஸ்ட் ஃபுட் உணவுகள், மைதா, சுத்திகரிக்கப்பட்ட எண்ணெய், பிஸ்கட், வடை, பஜ்ஜி, சமோசா, கேக் போன்ற வற்றை தவிர்க்கலாம்.
- தினமும் அரை மணி நேரமாவது நடைப் பயிற்சி மற்றும். 20 நிமிடம் மூச்சுப் பயிற்சி செய்யலாம்.
- தினமும் 9 மணிநேரம் உறக்கம் தேவை - உடலில் ஏற்படும் ஹார்மோன் மாற்றங்கள் காரணமாக கர்ப்ப காலத்தில் சோர்வு ஏற்படுவது மிகவும் பொதுவானது. நல்ல உறக்கம் சோர்வை நீக்கும்.
- மனம் அமைதி தரும் பிராணாயாமம், யோகாசனம் மற்றும் தியானமும் நன்மை பயக்கும்.

ஆயுர்வேத மருந்துகள்

ஆயுர்வேதத்தில் பிரசித்தி பெற்ற மருந்துகளான நிஷாகதகாதி கஷாயம், கதககதிராதி கஷாயம், வாரணாதி கஷாயம், வராதி கஷாயம், ஆரக்வதாதி கஷாயம், திரிபலா சூர்ணம், நிஷாமலகி சூர்ணம், தன்வந்தரம் கிருதம், அசனாதி க்வாதம், சந்திரபிரபா வடி, ஷிலாஜத்து வடி ஆகியவை தகுதி வாய்ந்த மருத்துவரின் அறிவுரையில் கொடுக்க நல்ல பலனைத் தரும்.

கருப்பைத் தசைநார்க்கட்டிகள்

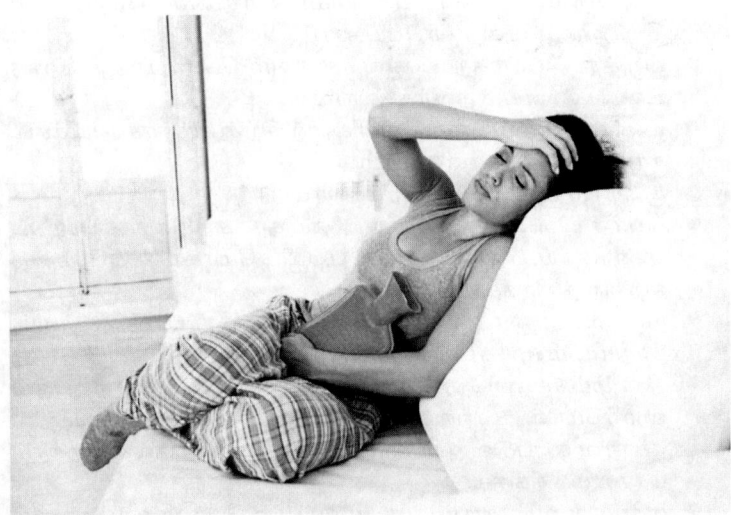

மாறிவரும் உணவுமுறை மற்றும் வாழ்க்கை முறை காரணங்களால் பெண்களுக்கு இக்காலத்தில் கருப்பை சார்ந்த உபாதைகள் அதிகமாக வருகின்றன. கட்டி வளர்தல் என்றாலே நாம் உடனடியாக பயப்படுவது அது புற்று நோயாக (Cancer) இருக்குமோ என்றுதான். எந்தவொரு சந்தேகமான கட்டிகளையும் சோதித்து அவை புற்று நோயல்ல என்று உறுதிப்படுத்திக் கொள்வது அவசியம்.

கருப்பையில் புற்று நோய் கட்டிகளும் வளரலாம். ஆனால் அதைவிட மிகவும் பொதுவாக ஏற்படும் புற்று நோயல்லாத ஃபைப்ராயிட் (Fibroid) எனப்படும் தசைநார்க்கட்டிகள் பற்றித் தான் நாம் இங்கு பார்க்கஇருக்கிறோம்.

இந்த வகை கட்டிகள் பிற்காலத்தில் புற்று நோயாக மாறுவதற்

கான சந்தர்ப்பம் மிகவும் குறைவானது. இது கிட்டத்தட்ட 40% பெண்களிடையே எந்த ஒரு அறிகுறிகளும் இல்லாமல் உருவாகிறது. நார்த்திசுக்கட்டிகள் உயிருக்கு ஆபத்தை விளைவிக்காது என்றாலும் கூட, அவை சில நேரங்களில் மிகுந்த தொல்லைகளை ஏற்படுத்தலாம். இதனால் Fibroid கட்டிகள் உள்ளது என்றால் பயப்பட வேண்டியதில்லை என்றாலும் தக்க சிகிச்சை எடுத்துக் கொள்ள வேண்டும்.

கருப்பை நார்த்தசைக் கட்டிகள் ஃபைப்ரோமையோமஸ்(Fibromyomas), லியோமையோமஸ்(Leiomyomas) அல்லது மையோமஸ்(Myomas) என்று அழைக்கப்படுகின்றன. இவை கருப்பையின் சுவரிலிருக்கும் தசையில் இருந்து உருவாகும் கட்டிகளாகும். இவை கடுகு அளவில் இருந்து நான்கு, ஐந்து கிலோ எடை அளவுள்ள கட்டியாகக்கூட இருக்கலாம். சில நேரங்களில் ஒன்று மற்றும் இரண்டு அல்லது பல கட்டிகளாகவும் வளரலாம்.

கருப்பையின் வெளிப்புறச் சுவரில் வளரக்கூடிய கட்டிகளால் பிரச்சினை குறைவு. ஆனால், கட்டி பெரிய அளவில் வளர்ந்தால் பிரச்சினை ஏற்படலாம். பொதுவாக 30 வயதிலிருந்து 50 வயதிற்கு மேல் உள்ள பெண்கள் அதிகம் பாதிக்கப்பட்டாலும் இளம் பெண்களுக்கும் வரலாம். இவை மெதுவாக வளரும். மாதவிடாய்க்கு பிறகு கரு உற்பத்தி ஹார்மோன்களின் அளவுகள் குறைந்ததும் தானாகவே கட்டிகள் சுருங்கிவிட வாய்ப்புண்டு.

காரணங்கள்

- உடல் பருமன்
- பரம்பரையாக வருதல்
- மது, புகைபிடித்தல்
- தைராய்டு பிரச்சனைகள்
- போதிய உடற்பயிற்சியின்மை
- ஹார்மோன் மாறுபாடு அல்லது ஹார்மோன் சிகிச்சை
- குழந்தையின்மை சிகிச்சை
- காரணமின்றி அடிக்கடி நிகழும் கருச்சிதைவு
- உணவு சத்து குறைபாடு
- பெண்கள் கருத்தடைசாதனங்கள் பயன்படுத்துவதால் சில நேரங்களில் கருப்பை சதை சிதைவு ஏற்பட்டு அதனால் கருப்பைக் கட்டிகள் ஏற்படலாம், இதை 6 மாதங்களுக்கு ஒரு முறையாவது மருத்துவரிடம் சென்று பரிசோதனை செய்துகொள்ள வேண்டும்.
- பொதுவாக 20 முதல் 40 வயது வரை உள்ள பெண்களுக்குத்தான் அதிகமாக வருகின்றது. குறிப்பாக, குழந்தைப் பேற்றுக்குத் தயாராக உள்ள காலகட்டத்தில் ஏற்படும்.

மெனோபாஸ் நிலையை எட்டிய பெண்களுக்கு இக்கட்டிகள் வருவதற்கான வாய்ப்பு மிகமிகக் குறைவு. அதேபோல, குழந்தைப் பேறு இல்லாதவர்களுக்கு இக்கட்டிகள் வருவதற்கான வாய்ப்புகள் அதிகம்.

அறிகுறிகள்

- மாதவிடாய் நேரத்தில் வலி மற்றும் அதிகமான உதிரப்போக்கு.
- அடிவயிற்றிலே ஏதோ இருப்பது போன்ற உணர்வு, அடி வயிறு கனத்தல்
- அடிவயிறு வீங்குதல் மற்றும் வலி
- அதிக உதிரப்போக்கு மற்றும் ஒழுங்கற்ற மாதவிடாய்
- ரத்தசோகை
- உடல் எடை அதிகரித்தல்
- இனச்சேர்க்கையின் போது வலி (Dyspareunia)
- வெள்ளைப்படுதல்
- சாதாரணமாக ஒரு பெண்ணிற்கு அவள் கருப்பை என்பது அவளுடைய மூடிய கை அளவில் இருக்கும். அதில் கட்டி வளர்ந்து மிகப் பெரிதாகும்போது அது சிறுநீரகத்தில் இருந்து வரக்கூடிய சிறுநீர்த்தாரையை அழுத்தி சிறுநீர் வெளியேற தடை செய்யும். அதனால் சிறுநீரகத்திலேயே தங்க ஆரம்பித்து பல பிரச்சினைகள் ஏற்படும்.
- கருப்பையின் பின்பகுதியில் கட்டி ஏற்பட்டால் பெருங்குடலை அழுத்தி மலச் சிக்கலை ஏற்படுத்தும். இது முதுகுத் தண்டு நரம்புகளை அழுத்தும்போது முதுகு வலி வரலாம்.

தசைநார்க் கட்டிகளும் கருவுறுதலும்

கர்ப்பிணிப் பெண்களில் 2% முதல் 12% வரை இக்கட்டிகள் காணப்படுகின்றன, ஆனால் எல்லா நார்த்திசுக்கட்டிகளும் பெரிதாக கர்ப்பகாலத்தில் உபாதைகளை ஏற்படுத்தாது, மேலும் குழந்தை பெற்று எடுப்பதில் எந்த ஒரு பாதிப்பும் ஏற்படுத்தாமலும் இருக்கும்.

5% - 10% மலட்டுத்தன்மையுள்ள பெண்களுக்கு இக்கட்டிகள் காரணமாக இருக்கிறது. இக்கட்டிகள் குழந்தையின்மை ஏற்படுத்துகின்றதா என்பதை அவற்றின் அளவும் இருப்பிடமுமே தீர்மானிக்கின்றன.

கருப்பைத் தசைநார்க் கட்டிகளால் கருவுறுதலைக் குறைக்க பல வழிகள் உள்ளன

- கருப்பைவாயின் வடிவத்தில் ஏற்படும் மாற்றங்களால் கருப்பையில் நுழையக்கூடிய விந்தணுக்களின் எண்ணிக்கையை பாதிக்கும்.

- கருப்பையின் வடிவத்தில் ஏற்படும் மாற்றங்கள் விந்து அல்லது கருவின் இயக்கத்திற்கு இடையூறாக இருக்கும்.
- ஃபாலோபியன் (Fallopian) குழாய்களை நார்த்திசுக்கட்டிகளின் வளர்ச்சி தடுக்கலாம்.
- அவை கருப்பைக் குழியின் அளவை பாதிக்கலாம்.
- கருப்பைக் குழிக்கு ரத்த ஓட்டம் பாதிக்கப்படலாம். இது கருவின் சுவரில் ஒட்டிக்கொள்ளும் (உள்வைப்பு) கரு வளர்ச்சியின் திறனைக் குறைக்கும்.
- சில நேரங்களில் முதல் மூன்று மாதத்தில் கருச்சிதைவு, ரத்தப் போக்கு, வயிறு வலி போன்ற பிரச்சனைகளை உருவாக்கும்.
- சிலருக்கு பிரசவ காலம் நெருங்கும் சமயத்தில் நஞ்சுக்கொடி முறிவு (placental abruption), முன்கூட்டிய பிரசவம் (preterm delivery) போன்ற பிரச்சனைகளை உருவாக்கும்.
- சிலருக்கு பிரசவத்தின் பிறகு இக்கட்டி 20% தன்னளவிலிருந்து குறைவதாக ஆராய்ச்சி கூறுகிறது.
- இது கருவுறுதலையும் தடுக்கக் கூடியது. ஆகவே இதை கண்டறிந்தவுடன் மருத்துவம் மேற்கொள்ள வேண்டியது அவசியமாகும்.

கருப்பைத் தசைநார்க் கட்டிகளும் ஆயுர்வேதமும்

கருப்பையை அகற்றுவது போன்ற சிகிச்சை முறைகள் பல்வேறு பக்க விளைவுகளை உருவாக்கலாம் என்பதால் நவீன மருத்துவர்களே வேறு வழியே இல்லாத பட்சத்தில்தான் இதற்கு அறுவை சிகிச்சை பரிந்துரை செய்கிறார்கள்.

ஆயுர்வேதத்தில் கருப்பை கட்டியைக் கரைக்க சிறப்பான சிகிச்சை முறைகள் உள்ளன.

ஆயுர்வேத அணுகு முறை

கட்டிகளை ஆயுர்வேதம் 'அர்புதம்' (திடமான வீக்கம்), கிரந்தி மற்றும் குல்மம் என விவரிக்கின்றது. மூன்று தோஷங்களின் சீர்கேட்டினால் அர்புதம், கிரந்தி மற்றும் குல்மம் உண்டாகும். ஆயுர்வேதத்தில் கர்ப்பப்பை தசைநார் கட்டிகள் அபான ஸ்தானத்தில் கப விருத்தியால் உண்டாகும் வியாதியாக பார்க்கப்படுகிறது. குளிர்ச்சி, மந்தம், கனம் ஆகிய குணங்கள் அதிகரிப்பதால் கர்ப்பப்பையில் கட்டி வளர்கிறது. ஆகவே இங்கு உஷ்ணம் அனுலோமம் லேகனம் குணமுள்ள மருந்துகளை ஆரம்ப நிலையில் கொடுத்து பிறகு ரத்தத்தை சுத்திகரிப்பு செய்யக்கூடிய மருத்துவத்தை செய்து கடைசியில் பீச்சு என்னும் வஸ்தி சிகிச்சை செய்யும்போது இந்த வியாதியை முற்றிலுமாக குணப்படுத்தலாம்.

பொதுவாக த்ராயந்தியாதி கஷாயம், நிக்ரோதாதி கஷாயத் துடன் புஷ்யானுக சூரணம், சந்திரபிரபா வடி, வருணாதி கஷா யம், சப்தஸ்வர கஷாயம், சிறு வில்வாதி கஷாயம், ஹிங்குவசாதி சூரணம், குக்குலுபஞ்சபல சூரணம் ஆகியவை கொடுக்க நல்ல பலன் தரும்.

சப்தசார கஷாயம் பொதுவாக கர்ப்பப்பை வியாதிகளில் ஏற்படும் வலிகளுக்கு பயன்படுத்தப்பட்டு வருகிறது, இக்கஷா யத்திற்கு உஷ்ண வீரியம் மற்றும் அபான அனுலோமனம் என்ற குணங்கள் உண்டு. பெண்களுக்கு ஏற்படும் யோனி ரோகங்கள் மற்றும் அதன் நிமித்தம் வரும் இடுப்பு வலிகளில் அதிகமாக பயன்படுத்தப்பட்டு வருகிறது. கர்ப்பப்பை தசைநார்க் கட்டிகள் போன்ற நோய்களுக்கு பெருங்காயம், திரிகடுகு, ரஜபிரவர்தினி வடி, சிறுதேக்கு சூரணம், புரசின் க்ஷாரம், லக்ஷ்மன க்ஷாரம், கல்யாணக க்ஷாரம் போன்றவற்றை சேர்த்துக் கொடுக்க நல்ல பலனைத் தந்துள்ளது. வாதம் அதிகரித்த தன்மைகளில் இவற்றை நெய்யாக காய்ச்சி பானமாகவும் கொடுக்கலாம். நல்லெண்ணெ யும் பயன்படுத்தலாம்.

எள்ளு கஷாயத்தில் வெல்லம், திரிகடுகு, பெருங்காயம், கண்டு பாரங்கி நல்லெண்ணெய் சேர்த்து சாப்பிட கர்ப்பப்பையில் உண்டாகின்ற கட்டிகளுக்கு நல்ல பலனை அளிக்கின்றது. சுக்கு சேர்த்து எள் உருண்டை செய்து ஏலக்காய் கஷாயத்தில் கொடுக்க கர்ப்பப்பையில் வரும் கட்டிகள் குணமாகும். எள்ளில் கால்சிய சத்தும் பெண் ஹார்மோன் ஆகிய ஈஸ்ட்ரோஜனும் அதிகமாக உள்ளன. கால்சியம் இருப்பதால் எலும்புகளுக்கு உறுதி அளிக்கிறது. ஈஸ்ட்ரோஜன் உள்ளதால் ஹார்மோன் குறைபாடுகள் ஏதேனும் இருந்தால் அதை சரிசெய்கிறது.

குமட்டல் மற்றும் வாந்தி இருந்தால் மாதுளங்க ரசாயனம், முதுகு மற்றும் இடுப்பு வலிக்கு முறிவெண்ணெய் வெளியில் தடவ பயன்படுத்தலாம். ரத்தம் அதிகமாக வெளியேறும் பட்சத்தில் புஷ்யானுக சூரணம், அசோகப்பட்டை சூரணம் கொடுக்க நல்ல பலன் தரும்.

இவை தவிர கற்றாழை, அஸ்வகந்தா, காஞ்சனார குக்குலு, சுகுமார கஷாயம், போன்றவைகளை உட்கொள்ளும் மருந்தாக கொடுக்கலாம்.

பஞ்சகர்மா சிகிச்சை

இதற்கு பஞ்சகர்மா சிகிச்சையில் பேதி, உதிரவஸ்தி சிகிச்சை, ரத்த போக்கு இருந்தால் திரிபலா சூரணம் வைத்து *vaginal douche* போன்ற முறைகளை கையாளலாம்.

உதிரவஸ்தி சிகிச்சை: கரு உருவாகாமல் இருப்பது,

கருக்குழாயில் அடைப்பு, கருப்பையில் நீர்க்கட்டிகள் ஆகியவற்றை இந்த உதிரவஸ்தி சிகிச்சை குணப்படுத்தும்.

உணவு மற்றும் வாழ்க்கை முறைகள்

கிழங்கு வகைகள் தவிர்த்து எளிதில் செரிக்கக் கூடிய உணவுகள், நீர்க்காய்கறிகள், பூண்டு, இஞ்சி, மஞ்சள், சீரகம், கீரைவகைகளை உணவில் சேர்த்துக்கொள்ள வேண்டும். மாமிசம், எண்ணெய் பலகாரம், இனிப்புப் பலகாரம், புளிப்பு வகை கொண்ட உணவு களை நீக்க வேண்டும்.

மருந்துகள் தவிர முறையாக உடற்பயிற்சி, மூச்சுப்பயிற்சி, சரி யான உணவு முறை, நேரந்தவறா உணவு முறை போன்றவற்றையும் சேர்த்துக் கடைப்பிடித்தால் பெண்கள் தங்களின் ஆரோக்கியத்தை பாதுகாக்கலாம். நோய் வந்தபின் இவற்றையெல்லாம் யோசிக்கா மல் குழந்தை பருவத்திலிருந்தே இவற்றை அனுசரிக்கும் பழக்கத்தை கொண்டு வருவது பெற்றோரின் கடமையாகும். மருத்துவரின் அறிவுரைப்படி சில யோகா பயிற்சிகளை மேற்கொள்ளலாம்.

மெனோபாஸ் பெரிமெனோபாஸ் ஆயுர்வேத கண்ணோட்டம்

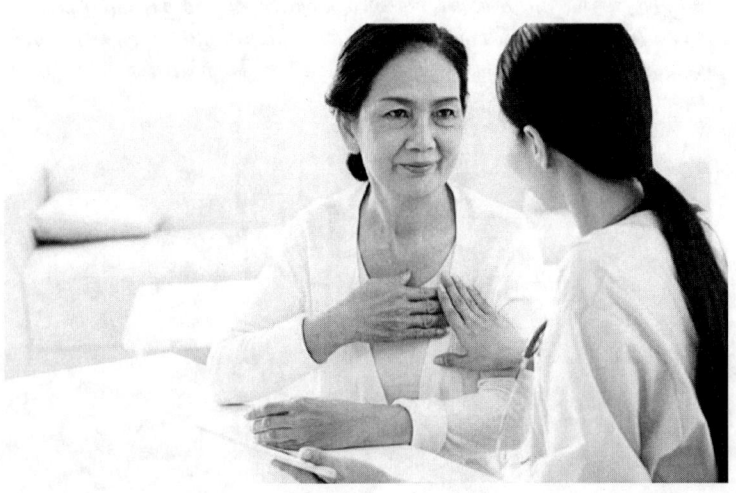

பெண்கள் சார்ந்த பல வாழ்க்கை நிலைகளையும், வியாதிகளையும், அவை சார்ந்த மருத்துவம் பற்றியும் நாம் தொடர்ந்து பார்த்துக்கொண்டு வருகிறோம். அந்த வகையில் பெண்கள் எதிர் கொள்ளும் கடுமையான காலகட்டமான மெனோபாஸ் பற்றியும் அதற்கான ஆயுர்வேதம் சொல்லும் தீர்வுகளையும், சிகிச்சை முறைகளைப் பற்றியும் சற்று விரிவாக தெரிந்து கொள்வோம்.

'மெனோபாஸ்' என்பது ஒரு பெண்ணின் மாதவிடாய் சுழற்சியின் இயல்பான நிறுத்தமாகும். இது பொதுவாக 45 முதல் 55 வயதுக்கு இடைப்பட்ட காலத்தில் நிகழ்கிறது. ஆயுர்வேதத்தில் மெனோபாஸ் காலம் 'ரஜோநிவிருதி' காலம் என்று அழைக்கப்

படுகிறது. 'ரஜோ' என்றால் மாதவிடாய், 'நிவிருதி' என்றால் ஓய்வு அல்லது நிறுத்தம் என்று பொருள். தொடர்ந்து 12 மாதங்கள் மாத விடாய் வராமல் இருக்கும் தருணத்தில் மாதவிடாய் நிரந்தரமாக நின்றுவிட்டது எனக் கூறலாம். இந்த காலகட்டத்தில் பெண்களின் கருவுறுதலுக்கான ஹார்மோன்களான 'ஈஸ்ட்ரோஜென்' மற்றும் 'புரோஸ்ட்ரோஜெனின்' அளவானது குறைவதோடு, முட்டை உற்பத்தியானது முற்றிலுமாக நின்றுவிடுகின்றன.

பூப்படையும் காலத்தில் தொடங்கும் மாதவிடாய் சுழற்சி யானது 45 வயதிற்கு மேல் நிற்கும் காலம் 'மெனோபாஸ்' என்று அழைக்கப்படுகிறது. இதற்கு முந்தைய காலம் 'பெரிமெனோ பாஸ்' என்று நாம் அழைக்கிறோம். பெரிமெனோபாஸ் என்பது மாதவிடாய் நிரந்தரமாக நிற்பதற்கு முன் வரும் காலம். இந்த நேரத்தில் பெண்களுக்கு மூன்று முதல் ஆறு மாதங்களுக்கு ஒரு முறை மட்டுமே மாதவிடாய் வரும்; அப்படியே வந்தாலும் அது இயற்கைக்கு மாறாக ரத்தப்போக்கு மிகவும் குறைவாகவோ அல் லது நாள் கணக்கில் மிகுந்தோ குறைந்தோ காணப்படும். இது பொதுவாக மூன்று முதல் நான்கு ஆண்டுகள் வரை நீடிக்கும் சில சமயங்களில் 10 ஆண்டு வரை கூட ஆகலாம்.

பரம்பரை காரணிகள், இயல்பு, உடலமைப்பு, மனநிலை, மன அழுத்த நிலைகள், பணி நிலை, வசிக்கும் நாடு போன்றவற்றைப் பொறுத்து பெரிமெனோபாஸ் காலம் மாறுபடலாம்.

பெரிமெனோபாஸுக்கு, கண்டறியும் சோதனை எதுவும் இல்லை. இந்த காலத்தில் பாலின ஹார்மோன்களின் அளவுகள் ஏற்ற இறக்கம் கொண்டிருக்கும், மாதவிடாய் முற்றிலுமாக நின்ற பிறகு இந்த ஹார்மோன்களின் அளவு படிப்படியாக குறைகிறது. மெனோபாசும் சரி பெரிமெனோபாசும் சரி - இவை வாழ்க்கை யின் இயற்கையான நிலைகளாக பார்க்க வேண்டுமே தவிர இது ஒரு நோயல்ல என்பதை உணர்ந்து செயல்பட வேண்டும். சில பெண்கள் இந்த கட்டத்தில் மன அழுத்தத்திற்கு உள்ளாகிறார் கள். இந்த நிலையை பக்குவமாக எதிர்கொண்டால் எளிதில் கடந்துவிடலாம்.

பெண்கள் அதிக கவனமாக இருக்க வேண்டிய காலம் இது. இந்த காலத்தில் தான் பெண்கள் உடலளவில் ஹார்மோன் மாற்றங்களை அதிகம் சந்திப்பார்கள். சினைப்பை, கர்ப்பப்பை குறைபாடுகள் போன்றவற்றை உண்டாக்கும் வாய்ப்புள்ள காலமும் இதுதான்.

கருத்தடை மாத்திரைகளை அதிகப்படியாக உட்கொள்ளு தல் மற்றும் அடிவயிற்றில் கொழுப்பு அதிகரித்தல் போன்றவை, மாதவிடாய் நிறுத்தத்தை தாமதப்படுத்துகிறது. ஒரு பெண் தன் வாழ்வில் தாய்மை அடையாமலும் மாதவிடாய் நிறுத்தத்திற்கு செல்லலாம்.

மாதவிடாய் நிறுத்தத்தில் ஏற்படும் உடல் மாற்றங்கள்

ஆயுர்வேதத்தின்படி, நம் வாழ்வின் வெவ்வேறு கட்டங்கள் வெவ்வேறு தோஷங்களின் ஆதிக்கத்தால் குறிக்கப்படுகின்றன. கபம் இயற்கையாகவே பிறப்பு முதல் பருவமடைதல் வரை ஆதிக்கம் செலுத்துகிறது, பித்தம் இயற்கையாகவே பருவமடைதல் முதல் 60 வயது வரை ஆதிக்கம் செலுத்துகிறது, 60 வயதிற்குப் பிறகு வாதம் பிரதானமாக உள்ளது. மாதவிடாய் நிறுத்தம் வாதம் மற்றும் பித்தம் அதிகரித்து கபம் குறைந்த நிலையை உணர்த்துகிறது.

பெரிமெனோபாஸ் காலத்திலும் பெண்கள் கர்ப்பம் தரிக்க வாய்ப்பு உண்டு என்பதால் மாதவிடாய் தவறினால் அது பெரி மெனோபாஸ் அல்லது மெனோபாஸ் அறிகுறியாக மட்டும் பார்க்காமல் கர்ப்பம் தரித்திருக்க வாய்ப்புகள் இருக்கின்றதா என்று யோசித்து அதற்கு ஏற்றது போல் தங்களை தயார்படுத்திக் கொள்ள வேண்டும்.

மாதவிடாய் நிற்கப்போகும் / நின்ற அறிகுறிகள்

மாதவிடாய் நிற்கும் காலத்தில் பெண்கள் பலவிதமான அறிகுறிகளைப் பதிவு செய்துள்ளனர். எல்லா பெண்களுக்கும் கடுமையான அறிகுறிகள் இல்லையென்றாலும் அவற்றில் ஒன்று அல்லது அதற்கு மேற்பட்டவை ஒரே நேரத்தில் காணப்படலாம்.

- மாதவிடாயில் ஒழுங்கற்ற தன்மை அல்லது அதிக ரத்தப் போக்கு.
- தலை, முதுகு, மூட்டு, மார்பக வலி மற்றும் உடல் முழுவதும் வலி.
- கால் வீக்கம் அல்லது உடல் முழுவதும் வீக்கம்.
- இயற்கைக்கு மாறான எடை அதிகரிப்பு.
- குமட்டல், அல்சர் மற்றும் குடல் பிரச்னைகள்.
- உலர்ந்த தோல், முடி மற்றும் நகங்கள் மற்றும் உடல்முழுவதும் அரிப்பு.
- தூக்கமின்மை, அதிக இதயத் துடிப்பு.
- உடல் சோர்வு, மனச்சோர்வு மற்றும் பதற்றம்.
- மனக்குழப்பம் அல்லது கவனம் செலுத்துவதில் சிரமம்.
- சிதறிய எண்ணங்கள் மற்றும் மோசமான நினைவு.
- இரவில் வியர்வை மற்றும் திடீரென உடம்பு முழுவதும் சூடான காற்று பரவுவதுபோல் உணர்வு.
- இருமல் அல்லது தும்மும்போது சிறுநீர் கசிவு.
- சிறுநீர் பாதை நோய்த்தொற்று அதிகரிக்கும் வாய்ப்பு.
- பிறப்புறுப்பு உலர்வடைவதனால் தாம்பத்தியத்தில் ஏற்படும் வலி மற்றும் எரிச்சல் அதனால் ஏற்படும் குறைந்த தாம்பத்திய ஆர்வம் (லிபிடோ).

* ஆஸ்டியோபீனியா மற்றும் ஆஸ்டியோபோரோசிஸ்.

ஒரு பெண் மாதவிடாய் காலத்தில் மேலே உள்ள ஒன்று அல்லது பல அறிகுறிகளால் பாதிக்கப்படுகிறார். அறிகுறிகளின் தீவிரம் நபருக்கு நபர் மாறுபடும். அரிதாக, மேலே உள்ள அனைத்து அறிகுறிகளும் ஒரே நபருக்கு காணப்படலாம்.

பெரிமெனோபாஸ்

இந்நிலை பற்றிய விழிப்புணர்வு மிகவும் அவசியம். அறிகுறிகள் லேசானவையாக இருந்தால் வாழ்க்கை முறை மாற்றங்களுடன் எண்ணெய் மசாஜ் போன்றவை போதுமானதாக இருக்கும், மருத்துவ சிகிச்சை தேவையில்லை. ஆனால் கடுமையான அறிகுறிகள் இருந்தால் சிகிச்சை தேவைப்படும்.

மாதவிடாய் நிறுத்தம் என்பது இயற்கையான நிலையாக இருந்தாலும் அதற்கு வேறு சில வியாதிகளும், மருத்துவமுறைகளும் காரணங்களாக இருக்கலாம். அறுவை சிகிச்சை முறைகள் மற்றும் புற்றுநோய் சிகிச்சைகள் பொதுவாக மாதவிடாய் நிறுத்தத்தைத் தூண்டுகின்றன. மேலும் கீமோதெரபி மற்றும் கதிர்வீச்சு சிகிச்சை ஆரோக்கியமான கருப்பை செயல்பாட்டை கணிசமாக பாதிக்கும். எனவே, இந்த சிகிச்சைகள் மாதவிடாய் நிறுத்தத்தைத் தூண்டக்கூடும்.

அறுவைசிகிச்சையினால் மாதவிடாய் நின்ற பெண்கள் பெரிமெனோபாஸை அனுபவிப்பதில்லை. இருப்பினும், அந்த கட்டத்துடன் தொடர்புடைய அறிகுறிகளான வெப்ப உணர்வு (Hotfleshes) மற்றும் மனநிலை மாற்றங்கள் போன்றவற்றை அவர்கள் அனுபவிப்பார்கள்.

சுமார் 1% பெண்களுக்கு மாதவிடாய் நிறுத்தம் 40 வயதிற்கு முன்பே நடக்கிறது. இது கருப்பைகள் போதுமான அளவு ஹார்மோன்களை உற்பத்தி செய்ய முடியாதபோது ஏற்படுகிறது.

மாதவிடாய் நிறுத்தத்திற்கு பின் ஏற்படும் உடல் மாற்றங்கள்

மாதவிடாய் நிறுத்தத்திற்கு பின் ஏற்படும் உடல் மாற்றங்கள் சாதாரண அறிகுறிகளே என்றாலும் சில பெண்களுக்கு அது கடுமையான சிக்கல்களை ஏற்படுத்த வாய்ப்பும் உண்டு.

இதய நோய்

மாதவிடாய் நின்ற பிறகு இதய நோய்கள் வருவதற்கான வாய்ப்புகள் உள்ளது, மாதவிடாய் நின்ற பெண்களுக்கு ஆண்களைவிட மாரடைப்பு ஏற்படுவதற்கான வாய்ப்புகள் அதிகம் என்று புள்ளி விவரங்கள் தெரிவிக்கின்றன. மாதவிடாய் நிற்கும் காலத்தில்

ஈஸ்ட்ரோஜன் அளவு சட்டென்று குறைகிறது இந்த திடீர் சரிவு இதயத்துடிப்பை பாதித்து இதய நோய்களை உருவாக்குகிறது.

ஆஸ்டியோபோரோசிஸ்

புதிய எலும்பு உற்பத்திக்கு ஈஸ்ட்ரோஜன் முக்கியமானது, இது எலும்பு உற்பத்தி செய்யும் உயிரணுக்களான ஆஸ்டியோ பிளாஸ்ட்களை ஆதரிக்கிறது. ஈஸ்ட்ரோஜன் இல்லாமல், ஆஸ் டியோபிளாஸ்ட்கள் போதுமான புதிய எலும்புகளை உருவாக்க முடியாது, இறுதியில், எலும்புகளை பலவீனமாக்கும்.

ஆஸ்டியோபோரோசிஸுடன் தொடர்புடைய மிகப் பெரிய சிக்கல் எலும்பு முறிவுகள் ஆகும், இது இடுப்பு, மணிக்கட்டு மற் றும் முதுகெலும்புகளில் பெரும்பாலும் அதிகமாக நடக்க வாய்ப் புள்ளது. எலும்புமுறிவுகள் கடுமையான சிக்கல்களை ஏற்படுத்தக் கூடும் என்பது அனைவரும் அறிந்த ஒன்று.

சிறுநீர் பிரச்சினைகள்

வயதான பெண்களில், குறிப்பாக மாதவிடாய் நின்ற பிறகு, சிறுநீர் அடங்காமை (அவ்வப்போது மற்றும் விருப்பமின்றி சிறு நீர் விடுவித்தல்) பொதுவானது. ஈஸ்ட்ரோஜனின் சரிவு யோனி திசுக்கள் மற்றும் சிறுநீர்க்குழாயின் புறணி (சிறுநீர்ப்பையை உடலின் வெளிப்புறத்துடன் இணைக்கும் ஒரு குழாய்) மெல்லிய தாகி நெகிழ்ச்சியை இழக்கிறது. இதன் விளைவாக, பெண்கள் கட்டுப்படுத்த முடியாத சிறுநீர் கசிவை அனுபவிக்கலாம். சிரிப்பு அல்லது இருமல் போன்ற திடீர் இயக்கங்களின் போது இது பெரும்பாலும் நிகழ்கிறது.

எடை அதிகரிப்பு

பல பெண்கள் 40 மற்றும் 50 வயதை எட்டும்போது எடை அதிகரிப்பை அனுபவிக்கிறார்கள். இருப்பினும், இது வயதின் காரணமாக வரும் இயற்கையான மாற்றமாக இருக்கலாம்.

எடை அதிகரிப்பு-குறிப்பாக அடிவயிற்றைச் சுற்றி சதை போடுவது, இது மாதவிடாய் நின்ற ஆண்டுகளில் பெண்களுக்கு பொதுவானது. வயிற்று கொழுப்பின் அதிகரிப்பு குறிப்பாக ஆபத்தானது; இது இதய நோய்க்கான ஆபத்தை அதிகரிக்கிறது.

மாதவிடாய் நிறுத்தத்தால் ஏற்படும் சங்கடங்கள் பல இருந்தாலும், சில நன்மைகளும் நடக்கத்தான் செய்கின்றன.

மாதவிடாய் நிறுத்தத்தால் ஏற்படும் சில நன்மைகள்

மாதவிடாய் நிறுத்தத்தைப் பற்றி நாம் அறிந்தாலும் இந்த

நிலையை அடையும் போது, அமைதியாகவும், பக்குவமாகவும் இருப்பது அவசியம்.

கடுமையான மாதவிடாய் காலங்களை அனுபவித்த பல பெண்களுக்கு, நிரந்தர மாதவிடாய் நிறுத்தம் ஒரு பெரிய நிவாரணம் தருகிறது.

தாம்பத்தியத்தின் போது சில பெண்கள் கருத்தடை மாத்திரைகளைப் தொடர்ந்து பயன்படுத்துகிறார்கள், இதனால் பல உபாதைகளை சந்திக்கின்றனர். ஆனால் மாதவிடாய் நிறுத்தத்திற்கு பிறகு அவற்றின் தேவை இருப்பதில்லை, அவர்கள் தங்கள் பாலியல் வாழ்க்கையை மகிழ்ச்சியுடன் கழிக்க முடியும்.

ஒழுங்கற்ற மாதவிடாய் சுழற்சியை கொண்ட பெண்கள் மாதவிடாய் நிறுத்தத்திற்கு பிறகு நிம்மதியாக உணர்கிறார்கள்.

மாதவிடாய் நிறுத்தத்திற்கு பிறகு ஒரு பெண்ணின் வாழ்க்கை மாறுகிறது, எனினும் இதைப் பற்றி கவலைப்படாமல், ஆரோக்கியமான வாழ்க்கையை வாழ்வதிலும், உடல் ரீதியாகவும் மன ரீதியாகவும் ஆரோக்கியமாக இருப்பதிலும் கவனம் செலுத்த வேண்டும்.

பெண்களைப் பாதிக்கும் தைராய்டு நோய் அதன் தீர்வுகள்!

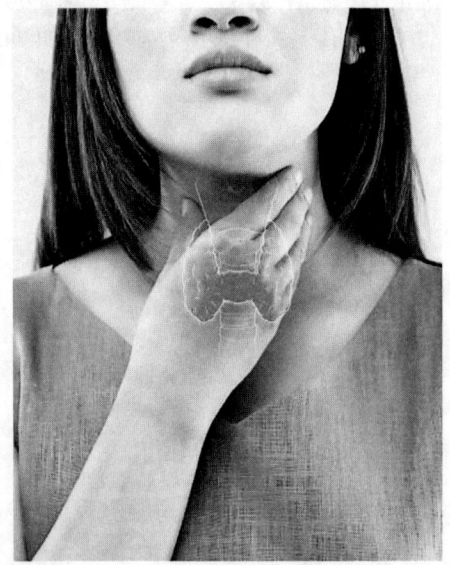

தைராய்டு பிரச்சனைகள் ஆண்களுக்கு இருப்பதை விட பெண்களுக்கு ஐந்து முதல் எட்டு மடங்கு அதிகமாக வருகிறது என்பதும் தைராய்டு நோயால் பாதிக்கப்பட்டவர்களில் 60 சதவீதம் பேர் வரை அவர்களின் நோய் குறித்து தெரியாமலே இருக்கிறார்கள் என்பதும் உங்களில் எத்தனை பேருக்கு தெரியும்?

உண்மையில், ஒரு பெண் தனது வாழ்நாளில் ஒரு முறையாவது தைராய்டு கோளாறுகளை சந்திக்கலாம் என்று ஆராய்ச்சிகள் கூறுகின்றது.

தற்போது உள்ள வாழ்க்கை சூழலில் சிறியவர் முதல் பெரியவர் வரை எல்லா வயதினரும் எதிர்கொள்ளும் ஒரு ஹார்மோன் பிரச்சனையாகவே இந்த தைராய்டு நோய் உள்ளது.

எனவே இந்த தைராய்டு பற்றியும், அதனால் ஏற்படும் பாதிப்புகள், அறிகுறிகள் மற்றும் ஆயுர்வேதத்தில் இதற்கான சிறப்பான சிகிச்சைகள் பற்றியும் தெரிந்து கொள்வோம்.

தைராய்டு என்பது கழுத்தின் அடிப்பகுதியில் அமைந்துள்ள ஒரு சிறிய, பட்டாம்பூச்சி வடிவ சுரப்பி ஆகும். இது எண்டோகிரைன் சிஸ்டம் எனப்படும் நாளமில்லாச் சுரப்பிகளின் ஒரு பகுதி. நம் உடலின் பல செயல்பாடுகளை ஒருங்கிணைக்க எண்டோகிரைன் அமைப்பு செயல்படும். அதில் தைராய்டு சுரப்பி, நம் உடலின் வளர்சிதை மாற்றங்களான இதயத் துடிப்பு, உடல் வெப்பநிலை, செரிமானம் மற்றும் எவ்வளவு விரைவாக கலோரிகளை உடல் பயன்படுத்துகிறது போன்றவற்றை தனது ஹார்மோன்கள் மூலம் கட்டுப்படுத்துகின்றது .

தைராய்டு சுரப்பி ஒப்பீட்டளவில் சிறியதாக இருந்தாலும், இதன் செயல்பாடுகள் உடலில் உள்ள ஒவ்வொரு உயிரணு, திசு மற்றும் உறுப்புகளையும் பாதிக்கும்.

ஒரு சாதாரண அளவிலான தைராய்டை கழுத்தில் பார்க்க முடியாது, அதை உணரவும் முடியாது. சில நோய் நிலைகளில் தைராய்டு சுரப்பியில் (கோயிடர்) மாற்றம் ஏற்பட்டால் மட்டுமே தைராய்டு கழுத்தில் ஒரு வீக்கம் போல காணமுடியும் அல்லது உணர முடியும்.

இது உடலுக்கு எந்த ஒரு பாதிப்பையும் ஏற்படுத்தாத கோயிடர் முதல், உயிருக்கு ஆபத்தான தைராய்டு புற்றுநோய் வரை எந்த நோயாகவும் இருக்கலாம்.

தைராய்டு ஹார்மோன்கள்

தைராய்டு சுரப்பி, டி 3 மற்றும் டி 4 என்று 2 முக்கிய ஹார்மோன்களை உருவாக்குகிறது . இந்த ஹார்மோன்களை உருவாக்க தைராய்டுக்கு போதுமான அளவு அயோடின் தேவை. இங்கு சிறிய அளவில் உற்பத்தி செய்யப்படும் மற்றொரு ஹார்மோன் "கால்சிட்டோனின்" (*Calcitonin*). இது, நம் ரத்தத்திலுள்ள கால்சியம் மற்றும் பாஸ்பேட் அளவைக் கட்டுப்படுத்தும்.

இந்த தைராய்டு ஹார்மோன்கள் உருவாவது மூளையில் உள்ள பிட்யூட்டரி சுரப்பியால் கட்டுப்படுத்தப்படுகிறது. இந்த ஹார்மோன்களில் ஏற்படும் ஏற்றத்தாழ்வுகளினால் நம் உடலில் பல பாதிப்புகள் உருவாகின்றன.

தைராய்டு நோய் ஆண்கள், பெண்கள், குழந்தைகள், வளர்இளம் பருவத்தினர் மற்றும் முதியவர்கள் என யாரையும் பாதிக்கலாம். இது பிறக்கும்போதோ, பெண்களுக்கு பூப்படையும் வயதிலோ, கர்ப்ப காலத்திலோ, குழந்தை பிறந்த பிறகோ அல்லது மாதவிடாய் நின்ற பிறகோ கூட ஏற்படலாம்.

சிகிச்சையளிக்கப்படாத தைராய்டு கோளாறுகள், இதயநோய், உயர் கொழுப்பு, உயர் ரத்த அழுத்தம், ஆஸ்டியோபோரோசிஸ் மற்றும் பெண்களுக்கு மாதவிடாய்க் கோளாறுகள், குழந்தையின்மை

போன்ற பிற பிரச்சினைகளுக்கும் வழிவகுக்கும். ஆகையால் மருத்துவரின் அறிவுரைப் படி ரத்த பரிசோதனை, தைராய்டு பரிசோதனைகள் (T3, T4, TSH, Thyroid antibodies, Calcitonin, Thyroglobulin) செய்துகொண்டு தக்க சிகிச்சைகளை எடுத்துக்கொள்ள வேண்டும்.

ஹைப்போ தைராய்டிசம்

தைராய்டு சுரப்பி போதுமான தைராய்டு ஹார்மோனை உற்பத்தி செய்யாத ஒரு நிலை ஹைப்போ தைராய்டிசம் ஆகும். இது மிகவும் பொதுவான தைராய்டு கோளாறு ஆகும், இது ஆறு முதல் பத்து சதவீதம் வரை பெண்களை அதிகம் பாதிக்கிறது.

ஹைப்போ தைராய்டிசம் வரக் காரணங்கள்

- பரம்பரை.
- துரித உணவுகள் உட்கொள்ளுதல்
- சில மருத்துவ நோய் நிலைகள் (pernicious anemia, type 1 diabetes, primary adrenal insufficiency, lupus, rheumatoid arthritis, Sjogren's syndrome and Turner syndrome)
- தைராய்டு புற்றுநோய், தைராய்டெக்டோமி அல்லது கதிர்வீச்சு சிகிச்சை பெற்றிருந்த நிலையில் வரலாம்.
- ஹாஷிமோடோ போன்ற ஆட்டோ இம்யூன் நிலைமைகள்
- உணவில் அயோடினின் ஏற்றத்தாழ்வு
- மன அழுத்தம்.

ஹைப்போ தைராய்டிசத்தின் அறிகுறிகள்

- உடல் சோர்வு, தசை பலவீனம் மற்றும் நடுக்கம்
- உடல் எடை அதிகரித்தல் மற்றும் எடை குறைக்க கடினமாக உள்ள நிலை
- மறதி, தலைச்சுற்றல்
- மாதவிடாய் கோளாறுகள், அதிக ரத்தப்போக்கு, மாதவிடாய் சுழற்சி நிறுத்தப்படுவது.
- கரகரப்பான குரல், வட்டமாக வீங்கிய முகம்
- அதிக குளிர் தாங்காமல் இருப்பது
- முடி உதிர்தல் மற்றும் எளிதாக உடையும் நகங்கள்
- மூட்டுவலி, உலர்ந்த சருமம் மற்றும் குதிகால் வெடிப்பு
- மலச்சிக்கல்
- மெதுவான இதயத் துடிப்பு (65 க்கும் குறைவானது)
- மனச்சோர்வு, கவலை, எரிச்சல் மற்றும் பதற்றம் அதிகமாக ஏற்படுதல்
- தூக்கமின்மை, பார்வை பிரச்சினைகள் அல்லது கண் எரிச்சல் போன்றவை உண்டாகும்

ஆயுர்வேத கண்ணோட்டத்தில், செயல்படாத தைராய்டு ஒரு கப நிலை. இவ்வியாதி கபத்தின் குணங்களோடு மந்த அக்னி உள்ள கப நபர்களையும் கப ஏற்றத்தாழ்வு உள்ளவர்களையும் அதிகம் பாதிக்கின்றது.

மருத்துவம்

ஆயுர்வேதத்தில் உள்ள அனைத்து சிகிச்சையும் நோயின் மூல காரணத்தை அடிப்படையாகக் கொண்டது. முதலில், நோய்க்கான காரணத்தை (உணவு, வாழ்க்கை முறை, அழுத்தங்கள் போன்றவை) அகற்ற வேலை செய்து, பின்னர் தோஷங்களுக்கு சிகிச்சையளிக்கிறோம்.

அக்னி அல்லது செரிமானத்தை வலுப்படுத்துவது மற்றும் கபத்தை சமநிலைப்படுத்தும் நடவடிக்கைகளை எடுப்பது மூலம் அனைத்து நபர்களும் பயனடையலாம். உணவு, உடற்பயிற்சி, உடலிலுள்ள நச்சை வெளியேற்றுதல் *(detoxification)* மற்றும் மன அழுத்தத்தை நிர்வகித்தல் ஆகியவற்றில் அதிக கவனம் செலுத்துவது மிகவும் பயனளிக்கும்.

- உள்மருந்தாக வாரணாதி கஷாயம், புனர்நவாதி கஷாயம், திரிபலாதி கஷாயம், குக்குலுதிக்தகம் கஷாயம், காந்தர்வ ஹஸ்தாதி கஷாயம், இந்துகாந்தம் கஷாயம், காஞ்சனாரா குக்குலு, நவக குக்குலு, பிப்பலி ரசாயனம், பிப்பலி வர்தமண ரசாயனம், மெதோஹரவிடங்காதி லோஹம்.
- பவுடர் மசாஜ், வசதி(எனிமா), விரேசனம், போன்ற பஞ்ச கர்மா சிகிச்சைகள் செய்யலாம்.
- யோகாசனம், பிராணாயாமம், நடைப்பயிற்சி போன்றவை செய்வது நல்லது.

உணவுமுறை: எடுத்துக்கொள்ள வேண்டிய உணவுகள்

தோல் நீக்கப்படாத, பளபளப்பு ஏற்றப்படாத முழு தானியங்கள் *(Unpolished grains)*, கேழ்வரகு, பார்லி. வெங்காயம், பீன்ஸ், அவரை, கொத்தவரை, கத்தரிக்காய்ப் பிஞ்சு, வெண்டைக்காய், தக்காளி, குடைமிளகாய், மிளகாய், கீரைகள், காய்கள். நெல்லிக்காய், கொய்யாப் பழம்.

நல்லெண்ணெய், தேங்காய் எண்ணெய் சேர்த்துக்கொள்ளலாம். உணவில் பெருங்காயம், சீரகம், மஞ்சள், மிளகு, பூண்டு போன்றவை சேர்த்துக்கொள்வது நல்லது. முருங்கைக்காய் உடலில் அயோடின் அளவை மேம்படுத்த உதவுகிறது.

தனியா (கொத்தமல்லி) மற்றும் சீரகம் சேர்த்து காய்ச்சிய நீர் தைராய்டு பிரச்சினைகளில் காணப்படுகின்ற வீக்கத்தை குறைக்க உதவுகிறது.

தவிர்க்க வேண்டிய உணவுகள்
சோயாபீன்ஸ் மற்றும் அது சார்ந்த பொருட்கள்.

மரவள்ளி, சர்க்கரைவள்ளி, காலிஃப்ளவர், புரோக்கோலி, முட்டைகோஸ், நூக்கல், முள்ளங்கி மற்றும் வேர்க்கடலை, ஹைட்ரஜனைட்டெட் ஆயில், vegetable ஆயில், artificial colors மற்றும் வெள்ளைமாவு போன்றவற்றை தவிர்க்க வேண்டும். சர்க்கரை, காபி, அதிக புரதம் உள்ள உணவுகள் ஹைபோதைராடிசம் உள்ளவர்களுக்கு நல்லது இல்லை.

சிறுதானியங்களை அடிக்கடி பயன்படுத்துபவர்கள், நன்றாக சமைத்தல் அல்லது ஊறவைத்தல், முளைகட்டுதல் போன்ற செயல்கள் மூலமாக அதிலிருக்கும் பாலிபினால்கள், பிற எதிர்சத்துகளை அழித்து பிறகு உணவில் சேர்க்க வேண்டும்.

கடுகு அதிகம் சேர்த்த உணவுகள், பதப்படுத்தப்பட்ட உணவுகள் ஆகியவற்றைத் தவிர்க்க வேண்டும்.

தைராய்டு வியாதிகள் மிகவும் பொதுவானதாக இருந்தாலும், ஆயுர்வேதம் செயற்கை தைராய்டு மருந்துகளை உட்கொள்வதைத் தாண்டி நோய்க்கான மூலகாரணத்தை நிவர்த்தி செய்து முழுமையான தீர்வுகளை வழங்குகிறது.

வைட்டமின் டி குறைபாடு தைராய்டு பிரச்சினைகளைத் தூண்டும். அதிகாலையில் சூரிய ஒளியில் உடற்பயிற்சி செய்வது தைராய்டு குறைபாட்டிற்கு சிகிச்சையளிக்கவும், நோய் எதிர்ப்பு சக்தியை அதிகரிக்கவும் மற்றும் கால்சியம் வளர்சிதை மாற்றத்தை ஒழுங்குபடுத்தவும் ஒரு சிறந்த வழியாகும்.

ஹைப்பர் தைராய்டிசம்

தைராய்டு நோயின் மற்றொரு வடிவமான ஹைப்பர் தைராய்டிசத்தில் அதிக தைராய்டு ஹார்மோன் உருவாகும். தைராய்டு நோயில் முன்கழுத்துப் பகுதியில் கட்டி போன்று தோன்றுவதை 'Goitre' என்று கூறுவர். கிரேவ்ஸ் நோய் என்பதும் ஒரு வகை ஹைப்பர் தைராய்டிசம் தான். இதை தொடர்ந்து பெரியவர்களுக்கு 'Myxoedema', குழந்தைகளுக்கு Cretinism போன்ற பாதிப்புகள் ஏற்படும். இது மக்கள் தொகையில் ஒரு சதவீதத்தை பாதிக்கிறது.

பொதுவான அறிகுறிகள்
- பசி அதிகரித்த போதிலும் பெரும்பாலும் எடை இழப்பு.
- வெப்ப சகிப்பின்மை, அதிகரித்த வியர்வை, கைகளில் நடுக்கம்
- முடி உதிர்தல் (புருவங்கள் உட்பட)
- தைராய்டு சுரப்பியின் விரிவாக்கம் - கழுத்தின்

முன்புறத்தின் வீக்கம்
- அளவில் பெரிதாகத் தோன்றும் கண்கள் மற்றும் கண் பார்வையில் கோளாறுகள்
- அதிகரித்த இதயத்துடிப்பு, படபடப்பு மற்றும் தூக்கமின்மை
- மூச்சுத் திணறல்
- தசைவலி மற்றும் பலவீனம், சோர்வு
- ஆஸ்டியோபோரோசிஸ் (நீண்ட காலத்திற்கு சிகிச்சை யளிக்கப்படாத ஹைப்பர் தைராய்டிசத்தில்)
- மனநோய், மயக்கம், கவலை, பதற்றம், எரிச்சல், அதிவேகத்தன்மை
- பெண்களுக்கு ஒழுங்கற்ற (குறைவான) மாதவிடாய் மற்றும் மாதவிடாய் வராத நிலை.

மருத்துவம்

ஹைப்பர் தைராய்டிசத்தில் பித்தத்தை குறைத்து கபத்தை சமநிலைப்படுத்தி அக்னியின் சீற்றத்தைக் குறைத்து, உடலைத் தேற்றும் பல்யம், பிரம்மணம் மற்றும் ரசாயன சிகிச்சைகளை கொடுக்க நல்ல பலனைக் கொடுக்கும்.

இங்கு பஞ்சகர்ம முறைகளில் எண்ணெயுடன் கூடிய பேதியையும், எண்ணெயுடன் கூடிய பீச்சு எனும் வஸ்தியையும், மூக்கில் எண்ணெய் விடும் நசிய சிகிச்சையையும் செய்ய உடலிலுள்ள தோஷங்கள் நீங்கி வியாதி குறைவதை நாம் காணலாம்.

திக்தக நெய், சுகுமார நெய், காந்தர்வாஹஸ்தாதி எரண்ட தைலம், நிம்பம்ருதாதி எரண்ட தைலம், கல்யாணக நெய், பிராமி நெய், சரஸ்வத நெய், சதாவரி நெய், க்ஷீரபலா தைலம், சியவன பிராஷ லேகியம், அஸ்வகந்த ரசாயனம், அமலகி சூரணம், அமலகி ரசாயனம், காமதூக ரசம், பிரவால பர்பம், பிரவால பஞ்சாம்ருதம், சுதசேகர ரசம், சரஸ்வதரிஷ்டம் ஆகியவை ஹைப்பர் தைராய்டிசம் சிகிச்சையில் முக்கியமான மருந்துகள்.

மேலும் அமுக்கிரான் கிழங்கு, தண்ணீர்விட்டான் கிழங்கு, சந்தனம், வெட்டிவேர், நெல்லிக்காய், சீந்தல்கொடி, அதிமதுரம், ஆமணக்கு வேர், நீர் பிரம்மி, மூவிலை, சிற்றாமுட்டி வேர் போன்றவையும் ஹைப்பர் தைராய்டிசத்தில் வியாதியின் குறிகுணங்களுக்கு ஏற்ப கொடுக்கலாம்.

Osteoporosis நோய்க்கான தீர்வு!

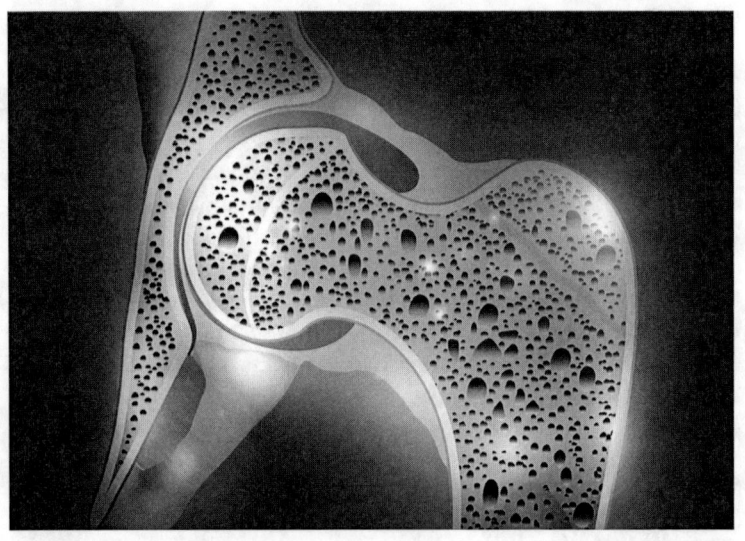

மனிதன் திடகாத்திரமான உடலை பெற்றிருக்க வேண்டும் என்றால், அதற்கு ஆரோக்கியமான எலும்புகள் அவசிய மாக இருக்கின்றன. இவை அடர்த்தியாகவும் ஆரோக்கியத்துட னும் வலிமையுடனும் இருக்கும் வரையில்தான் ஒருவரின் தேகம் கம்பீரமான தோற்றத்தில் இருக்கும். ஆனால் வயது ஆக ஆக மற்ற உடலுறுப்புகள் தேய்ந்து போவது போன்று, உடலில் எலும்புகளும் தேயத் தொடங்கும். இதனால் நம் கம்பீரத் தோற்றம் படிப்படியாக குறைந்துவிடும்.

இவ்வாறு எலும்பு தேய்மானம் அடைவதையே ஆங்கிலத்தில்

ஆஸ்டியோபோரோசிஸ் என்று வல்லுனர்கள் கூறுகின்றனர். இதை சமீபகால தமிழ் அறிஞர்கள் எலும்புப்புரை நோய் என்று அழைக்கின்றனர்.

உலகளவில் இந்த எலும்புப்புரை நோயின் தாக்கம் அதிகரித்துக் கொண்டே வருவதாக ஆய்வுகள் திடுக்கிடும் தகவல்களை தெரிவிக்கின்றன. நாம் உண்ணும் உணவு பல பரிணாமங்கள் அடைந்துள்ளதாலும், நம் வாழ்க்கை முறைகள் பல மாற்றங்களை அடைந்து வருவதாலும் இதன் காரணமாக பலவிதமான நோய்கள் மற்றும் இன்று நம் வாழ்க்கைமுறை மாற்றத்தினால் வரும் நோய்களால் நாம் அவதிப்பட்டுக்கொண்டு இருக்கின்றோம். அவ்வகையில் சமீபகாலமாக இந்த எலும்புப்புரை நோயும் மக்களை அதிகமாக பாதிக்கும் ஒரு நோயாக மாறிக்கொண்டிருக்கின்றது.

ஆஸ்டியோபோரோசிஸ் என்பது எலும்புகளின் அடர்த்தி படிப்படியாக குறைந்து எளிதில் உடையும் தன்மையை அடைவதாகும். பொதுவாக ஆஸ்டியோபோரோசிஸ் ஆண், பெண் இருவருக்கும் ஏற்படக்கூடியது. ஆனால் ஆண்களைவிட பெண்களையே அதிக அளவில் பாதிக்கின்றது, அதிலும் குறிப்பாக ஐம்பது வயதிற்கு மேற்பட்ட பெண்கள் பெருமளவில் பாதிக்கப்படுகின்றனர். உலக அளவில் ஆசியப் பெண்கள் அதிக அளவில் ஆஸ்டியோபோரோஸிசால் பாதிக்கப்படுவதாக புள்ளி விவரங்கள் தெரிவிக்கின்றன.

அதுமட்டுமின்றி, பலமணி நேரம் ஒரே இடத்தில் உட்கார்ந்து இருப்பது, போதிய அளவு உடற்பயிற்சி செய்யாதது போன்ற காரணங்களால் ஆஸ்டியோபோரோசிஸ் நோய் இளம்வயதினரையும் தாக்கி வருகிறது.

எலும்புப்புரை நோய் வந்த ஒருவருக்கு, வளைந்த எலும்புகளினால் மோசமான தோற்றத்தை ஏற்படுத்தி, பலமாக தும்பினாலோ இருமினாலோ கூட அது அவருக்கு எலும்பு முறிவை ஏற்படுத்தி விடக்கூடும். கைகளை பலமாக தட்டுதல், இடுப்பை சற்று வளைத்தல் போன்ற செயல்களால் கூட முதுகெலும்பு அல்லது மணிக்கட்டில் எலும்பு முறிவுகளை ஏற்படுத்தும்.

கால்சியம், பாஸ்பரஸ் மற்றும் வைட்டமின் டி ஆகிய சத்துக்கள் எலும்புகளின் ஆரோக்கியத்தில் முக்கிய பங்காற்றுகின்றன. இதில் ஏதேனும் ஒன்று அல்லது கூட்டாக குறைய தொடங்கும்போது இந்நோய் ஏற்படுகிறது.

காரணங்கள்

ஆஸ்டியோபோரோசிஸ் உருவாக பல்வேறு காரணங்கள் உள்ளன. அவை...

- போதுமான சூரிய ஒளியை பெறாதவர்கள் அல்லது உடற்பயிற்சி செய்யாதவர்களில் இந்நோய் காணப்படுகிறது.

- குறைவான அளவு கால்சியத்தை உட்கொள்பவர்களுக்கு ஆஸ்டியோபோரோசிஸ் ஏற்படலாம், உடலில் கால்சியம் குறைபாடு, விட்டமின் டி குறைபாடு மற்றும் ஹார்மோன் குறைபாடுகள் ஏற்படும் பொழுது ஆஸ்டியோபோரோசிஸ் உருவாகிறது.
- பெண்களில் பொதுவாக ஈஸ்ட்ரோஜன் அளவு குறையும் பொழுதும், ஆண்களில் டெஸ்டோஸ்டீரோன் அளவு குறையும் பொழுதும் உருவாகின்றது.
- பெண்கள் மாதவிடாய் நிறைவுக்கு பின்னர் ஈஸ்ட்ரோஜென் அளவு குறைவதால் எலும்புகளின் அடர்த்தி பெருமளவில் குறைந்து அதிகளவு பாதிக்கப்படுகின்றனர். இது மாத விடாய்க்கு பிந்தைய எலும்புப்புரை என்றழைக்கப்படுகிறது.
- ஹைப்பர் தைராய்டு, ஹைப்பர் பாராதைராய்டு, குஷிங் சிண்ட்ரோம் *(Cushing Syndrome)* ஆகியவற்றால் பாதிக்கப் படும் பொழுது எலும்புகளின் அடர்த்தி குறைந்து இந்நோய் ஏற்படலாம்.
- பொதுவாக ஊட்டச்சத்துக் குறைபாடு உள்ளவர்கள் இந் நோயால் எளிதில் பாதிக்கப்படலாம் மற்றும் நாட்பட்ட நோய்கள் இருக்கும் எவருக்கும் ஏற்படலாம்.
- உடற்பயிற்சி செய்யாமல் இருப்பதும் எலும்புப்புரை நோய் வருவதற்கான முக்கிய காரணமாகும்.
- சிலருக்கு பரம்பரையாக பெற்றோரிடமும் இருந்தும் வருகிறது.
- அதிகப்படியான மது அருந்துதல் மற்றும் புகைபிடித்தல் ஒரு முக்கிய காரணியாகும்.
- ஸ்டீராய்டு *(Steroid)* அல்லது குளூக்கோகார்ட்டிகாய்டு தூண்டப்பட்ட எலும்புப்புரை - *(SIOP or GIOP)* - குளூக்கோ கார்ட்டிகாய்டுகள் *(Glucocorticoids)* என்ற வகை மருந்துகள் உட்கொள்ளுதலின் காரணமாகவும் இந்த நோய் வரலாம்.
- மென்பானங்கள் - குளிர்பானங்கள் (பல மென்பானங்களில் போஸ்பாரிக் அமிலம் *(Phosphoric Acid)* இருக்கிறது) எலும் புப்புரையின் ஆபத்தை அதிகரிக்கிறது என்று சில ஆய்வுகள் சுட்டிக்காட்டுகின்றன.

அறிகுறிகள்

ஆரம்பத்தில் எலும்புப்புரை நோயின் அறிகுறிகள் வெளியில் தெரிவதில்லை.

- படுக்கையிலிருந்து எழுந்திருக்கும்போதே அறியப்படும் வலி யானது பொதுவாக நடக்கும்போது மற்றும் நிற்கும்போது மோசமடையலாம். திடீரென, கடுமையான முதுகுவலி

ஏற்படுவதை அனுபவிக்கலாம்.
- எலும்புப்புரை நோயின் பொதுவான அறிகுறிகளாக விவரிக்கப்படாத மூட்டுவலி, தொடுவதால் வலி, உடற்பயிற்சி செய்வதில் சிரமம், உடையக்கூடிய நகங்கள், பலவீனமான பிடிப்பும் வலியும் ஆகியவை பல சந்தர்ப்பங்களில் நமக்கு அறிகுறியாக தென்படும்.
- ஆஸ்டியோபோரோசிஸினால் பாதிக்கப்பட்டவர்களுக்கு எளிதில் எலும்பு முறிவு ஏற்படும். பொதுவாக இடுப்பு எலும்பு, நெஞ்சு எலும்புகள் மற்றும் கை எலும்புகளில் முறிவு ஏற்படும். வயதானவர்களுக்கு நீண்டகால இடுப்பு வலி ஏற்படும். முதுகுவலி, முதுகு கூன்போடுதல், காலப்போக்கில் வளர்ச்சி குறைதல் ஆகியவை உருவாகி எலும்புகள் பலவீனமாகி அவற்றின் உருவ அமைப்பு படிப்படியாக மாறுபாடு அடையும் வாய்ப்புகள் உள்ளன.
- உடலை வளைத்தல், முறுக்குதல் மற்றும் நீட்டுதல் உட்பட எளிய நடவடிக்கைகளை செய்வதில் கூட சிரமம் அல்லது கடுமையான வலி ஏற்படலாம்.
- வேறு காரணங்களினால் எலும்பு முறிவு ஏற்பட்டால் அது மிகவும் மெதுவாகத்தான் குணமாகும்.

கண்டறிதல்
- டெக்சா ஸ்கேன் மூலமாக எளிதில் கண்டறியலாம்.

தவிர்ப்பதற்கான வழிமுறைகள்
- தினமும் குறைந்தது 20 நிமிடமாவது சூரியஒளி உடம்பில் படுமாறு உடற்பயிற்சி செய்ய வேண்டும். புகைப்பழக்கம், மதுப்பழக்கம் மற்றும் போதைப்பொருட்களை தவிர்க்க வேண்டும். நல்ல ஆரோக்கியமான முறையான உணவு பழக்கங்களை பின்பற்ற வேண்டும்.
- நடத்தல், நீந்துதல் போன்ற உடற்பயிற்சிகள், எடை சுமத்தல் மற்றும் எதிர்ப்பாற்றல் உடற்பயிற்சிகள் எல்லாமே பெண்களுக்கு சூதகநிற்புப்பின் எலும்புத் தாதுஅடர்த்தியை பராமரிக்கவோ அதிகரிக்கவோ செய்யும் என்று பல்வேறு ஆய்வுகள் சொல்கின்றன.
- கீழே விழுதலை தவிர்த்தல் - நடப்பதற்கு உதவும் தசைகளை பண்படுத்தும் உடற்பயிற்சி மற்றும் அசைவு சீராக்கத்தை மேம்படுத்தும் உடற்பயிற்சிகள் ஆகியவை கீழே விழுதலை தடுக்கும்
- உணவில் அதிகம் உப்பு எடுத்துக்கொள்வதை குறைக்க வேண்டும். உப்பை அதிகம் உட்கொள்ளும்போது, அது

சிறுநீர் மற்றும் வியர்வையின் மூலம் வெளியேற்றும் கால்சியத்தின் அளவை அதிகரிக்கிறது. அதிலும் ஏற்கனவே கால்சியம் குறைபாடு இருந்தால், அது மிகவும் ஆபத்தாய் முடியும்.

உணவு முறைகள்

ஆஸ்டியோபோரோசிஸ் வியாதியை குணமாக்க வாழ்க்கை முறை மாற்றம் மற்றும் உணவுமுறை மாற்றம் மிகுந்த பங்களிக்கிறது. காய்கறிகளில் மற்றும் சைவஉணவில் கால்சியம் அளவு மிகவும் குறைவாகவே உள்ளது. ஆனால் கேழ்வரகில் கால்சியம் சற்று அதிகமாகவே காணப்படுகிறது. ஆகவே கேழ்வரகு கட்டாயம் நம் உணவில் இருக்க வேண்டும். நமது முன்னோர்கள் இந்த கேழ்வரகை காலை உணவாக எப்பொழுதும் உண்டுவந்த காரணத்தினால் தான் அவர்களுக்கு 80, 90 வயதிலும் பற்கள் மற்றும் எலும்புகள் உறுதியாக இருந்தது. ஆனால் எப்போது நாம் கிரைண்டரையும் குளிர்சாதனப்பெட்டியையும் கண்டுபிடித்தோமோ அப்போதே நாம் அரிசியால் ஆன உணவுகளை மூன்று வேளையும் சாப்பிட ஆரம்பித்துவிட்டோம். இதன் காரணமாகவே உடல் பருமன், சர்க்கரை வியாதி, கொழுப்பு ஆகிய உபாதைகள் நம்மில் பலருக்கு வரத்தொடங்கி விட்டன. ஆகவே நாம் வாரத்தில் குறைந்தது நான்கு தடவையாவது காலையிலோ மதியமோ இந்த கேழ்வரகை கூழாகவோ களியாகவோ அல்லது பணியாரம், இடியாப்பம், புட்டு போன்ற வகையிலோ சாப்பிட்டு வந்தோமானால் நமக்கு சுண்ணாம்புச்சத்தும் கிடைக்கும். அதேபோல் உடல் பருமன், சர்க்கரை வியாதி, கொழுப்பு போன்ற பிரச்னைகளில் இருந்து நம்மை காத்துக் கொள்ளவும் முடியும். அதேபோல் எள்ளு மற்றும் கொள்ளையும் நமது உணவில் அடிக்கடி சேர்த்துக்கொள்ள நமது எலும்புகள் உறுதி பெறும். உடல் பருமன் வராமல் பார்த்துக் கொள்ளலாம்.

பால் மற்றும் பால் சார்ந்த உணவுகளில் குறிப்பாக தயிர், மோர், நெய் போன்ற பொருட்களில் கால்சியம் நிறைந்திருக்கிறது. இருந்தாலும் பால் சார்ந்த உணவு ஒவ்வாமை, கொழுப்பு மற்றும் உடல் பருமன் ஏற்பட வாய்ப்பு உள்ளதால் மோராக குடிப்பது நல்லது. பசுமையான காய்கறிகள், கீரைகள், பிரக்கோலி, முருங்கைக்கீரை, முள்ளங்கிக்கீரை, பாலக்கீரை, கொத்தமல்லி போன்றவற்றிலும் சிறிதளவு கால்சியம் கிடைக்கிறது. பாதாம் பருப்பு மற்றும் அத்திப்பழத்தில் கால்சியம் நமக்கு கிடைக்கும். அசைவ உணவில் கடல்வாழ் மீன்கள் மற்றும் எலும்புகளுடன் கூடிய மாமிசம் ஆகியவற்றை அவ்வப்பொழுது உணவில் சேர்த்துக்கொள்ளலாம்.

ஆயுர்வேதத்தில் ஆஸ்டியோபோரோசிஸ்

ஆயுர்வேதத்தில் ஆஸ்டியோபோரோசிஸானது ‘அஸ்தி க்ஷயம்’ என்று அழைக்கப்படுகிறது.

இந்த நோய்க்கு ஆயுர்வேத உள் மருந்துகள் கொடுத்து வெளிப் புற பஞ்சகர்மா சிகிச்சையும் செய்துவர நல்ல பலனைத்தரும்.

உள் மருந்துகளானவை, குடுச்யாதி கசாயம், குக்குல் திக்த க்ஷீர கசாயம், லாக்ஷாதி க்ஷீர கசாயம், தான்வந்திரம் கஷாயம், விதார்யாதி கஷாயம் ஆகியவற்றில் ஒன்றை காலை, மாலை இரு வேளை வெறும் வயிற்றில் எடுக்கலாம். பிரண்டைப் பொடியை தினமும் பாலில் சேர்த்து எடுக்கலாம். லாக்ஷா சூரணம் அல்லது பலா சூரணம் தினமும் காலை, மாலை உணவிற்கு பின் பாலில் சேர்த்து எடுக்கலாம்.

லாக்ஷாதி குக்குலு, திரையோதசாங்க குக்குலு ஆகியவற்றை தினமும் எடுக்கலாம்.

தைல மருந்துகளான கந்த தைலம், லாக்ஷாதி தைலம் முதலி யவை உள்ளுக்குக் கொடுக்க நல்ல பலன் அளிக்கின்றன. குக்குல் திக்தக நெய் பாலுடன் சேர்த்து பயன்படுத்தலாம். பிரவாள பிஸ்டி, பிரவாள பஞ்சாமிர்தம், முத்து பஸ்மம், சங்கு பஸ்மம் முதலியவற்றை சரியான அளவில் எடுக்க வேண்டும். காயகற்ப மருந்துகளான தில ரசாயனம், நரசிம்ம ரசாயனம் ஆகியவை எலும்புகளுக்கு நல்ல பலம் அளிக்கின்றன.

பஞ்சகர்மா சிகிச்சைகளான வஸ்தி, அபியங்கம், பிச்சு முத லானவற்றை செய்யலாம். அபியங்கத்திற்கு லாக்சாதி தைலம், பலா தைலம், தான்வந்தர தைலம், சின்சாதி தைலம், பஞ்ச ஸ்நேகம் முதலானவற்றை பயன்படுத்தலாம். அனுவாசன வஸ் திக்கு தான்வந்தர தைலம், பலா தைலம் பயன்படுத்தலாம். கஷாய வஸ்தி (யாபன வஸ்தி) நல்ல பலனளிக்கும்.

எண்டோமெட்ரியோசிஸ் என்னும் கருப்பை அகப்படலம் நோய்

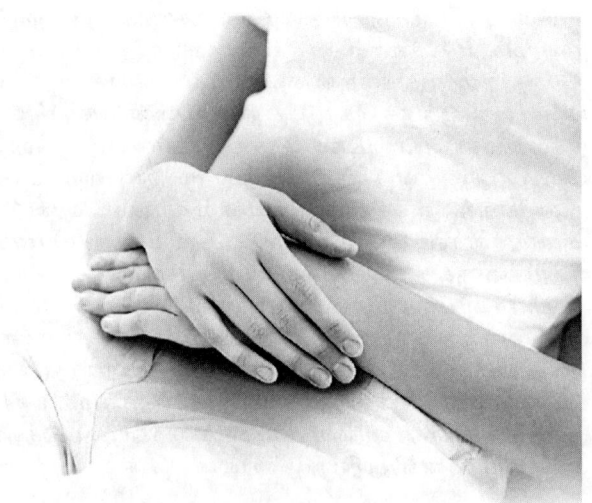

பெண்களுக்கு ஏற்படும் உடல் உபாதைகள் மற்றும் இயற்கை நிலைகளைப் பற்றி ஒவ்வொரு இதழிலும் நாம் ஆயுர் வேதம் கூறும் ஆரோக்கியம் என்ற தலைப்பில் பார்த்துக்கொண்டே வருகிறோம். அத்தகைய பெண்களுக்கான நோய்களில் மிகவும் முக்கியமான ஒன்று எண்டோமெட்ரியோசிஸ். இது தமிழில் கருப்பை அகப்படல நோய் என்று அழைக்கப்படுகிறது.

இதைப்பற்றி தெரிந்துகொள்ள வேண்டும் என்றால் முதலில் எண்டோமெட்ரியம் என்றால் என்ன என்பதை நாம் தெரிந்து கொள்ள வேண்டும்

எண்டோமெட்ரியம் என்பது மெல்லிய சவ்வு போன்ற கருப் பையின் உள்பகுதியில் இருக்கக்கூடிய வளரும் திசு. இது மாத

விடாய் சுழற்சியின் போது வளர்ந்து அங்கு ஒரு கரு உருவாகாத சமயத்தில் அது உடைந்து துண்டுகளாக மாதவிடாய் ரத்தப் போக்கின் மூலம் மாதா மாதம் வெளியேறிவிடும். பெண் ஹார்மோன்களான ஈஸ்ட்ரோஜன் மற்றும் பிரஸ்டிரோன் ஆகியவை இந்த எண்டோமெட்ரியல் திசு வளருவதற்கு உதவுகிறது. ஆக, ஒரு பெண்ணின் மாதவிடாய் சுழற்சியில் எண்டோமெட்ரியம் உருவாகுவதும் செயல்படுவதும் ஹார்மோன்களின் உதவியால் தான் நடக்கிறது, பல மாற்றங்களை சந்திக்கிறது.

மாதவிடாய் சுழற்சியிலும் சினைமுட்டை உருவாகும் போதும் ஹார்மோன்களின் அளவு மாறும் போதும் கருமுட்டை கர்ப்பப்பையில் பொருந்தும் போதும் எண்டோமெட்ரியம் திசுவின் அளவும் செயல்பாடும் மாறிக்கொண்டே இருக்கும். கருமுட்டையும் விந்தணுவும் சேராத நிலையில் இந்த மாற்றங்கள் உதிர்ந்து ரத்தப் போக்காக வெளியேறும்போது இந்த திசுக்களும் ரத்தப் போக்கில் வெளியேறிவிடும். சில நேரங்களில் சில பெண்களுக்கு இந்த எண்டோமெட்ரியல் திசுவானது கருப்பையின் உள் சுவரில் வளராமல் பிற பகுதிகளான கருப்பைக் குழாய் (ஃபெலோப்பியன் குழாய்), கருமுட்டை (ஓவரிகளிலும்) அல்லது மற்ற இடங்களிலோ அடிவயிற்றிலோ வளரும்போது அதை நாம் எண்டோமெட்ரியோசிஸ் என்று அழைக்கிறோம். சில நேரங்களில் மிகச் சிலருக்கு மூளை, இடுப்பு, கல்லீரல் ஆகிய இடங்களிலும் இந்நோயானது உருவாகின்றது. மிகவும் அரிதாக செரிமானப்பாதை, நுரையீரல் மற்றும் இதயத்தை சுற்றி கூட இது வளர்ந்து பல்வேறுவிதமான உபாதைகளை பெண்களுக்கு தரலாம்.

எண்டோமெட்ரியோசிஸ் வியாதியில் கருப்பைக்கு வெளியே வளரும் எண்டோமெட்ரியல் திசுவானது மாதந்தோறும் மாற்றம் அடைவதால் பல்வேறு தொல்லைகளை தருகிறது. பொதுவாக, கருப்பையில் வளரும் எண்டோமெட்ரியல் திசுவானது மாதவிடாய் ரத்தப்போக்கின் மூலம் வெளியேறிவிடும். ஆனால் எண்டோமெட்ரியோசிஸ் நோயின் காரணமாக உருவாகும் இந்தத் திசுவானது, உடலிலேயே தங்கி, வீக்கத்துக்கு வழிவகுத்து சிதைவடையும் வாய்ப்பையும் உருவாக்குவது உண்டு.

இன்று இந்தியாவில் மட்டும் 20 சதவீதம் வரையிலான பெண்கள் இந்த நோயால் அவதிக்குள்ளாகிறார்கள். இது பொதுவாக 25 வயது முதல் 35 வயது வரை உள்ள பெண்களுக்கு ஏற்படுகின்றது. வெள்ளை இனப்பெண்களையே அதிகம் பாதிக்கின்றது, வெள்ளை நிறத்தை ஒப்பிடும்பொழுது கறுப்பினத்தவரான ஆப்பிரிக்க, அமெரிக்க மற்றும் ஆசிய பெண்களுக்கு குறைவாகவே ஏற்படுகின்றது. உடல் எடை மெலிந்து காணப்படும் பெண்களுக்கும், நோய் எதிர்ப்புச்சக்தி குறைவாக உள்ள பெண்களுக்கும் இந்நோய்

வருவதற்கான சாத்தியக்கூறுகள் அதிகம் உள்ளது. மாதவிடாய் நின்ற, வயதான பெண்களுக்கு இந்நோயின் தாக்கம் குறைவாகவே உள்ளது. மேலும், குழந்தையின்மையால் பாதிக்கப்பட்டுள்ள பெண் களில் 20 முதல் 50 சதவீதத்தினர்களுக்கு அதற்கான காரணமாக பெரும்பாலும் எண்டோமெட்ரியோசிஸ் நோயாக இருக்கிறது.

காரணங்கள்

எண்டோமெட்ரியோசிஸ் நோய் உருவாக பல காரணங்கள் உண்டு என்று அறிவியல் கூறுகிறது. அவை ;

- *பிற்போக்கு மாதவிடாய் - மாதவிடாயில் ஏற்படும் ரத்தப் போக்கு ஃபலோபியன் குழாய்க்குள்ளோ (Fallopian tube) அல்லது ஓவரிக்குள்ளோ (தலைகீழ் திசையில்) பின்னோக்கி பாயும் போது, எண்டோமெட்ரியல் செல்கள் ஃபலோபியன் குழாய்க்குள்ளோ அல்லது ஓவரிக்குள்ளோ இடம்பெயரலாம்.*
- *அறுவைசிகிச்சையின் மூலம் உட்பொருத்துதல் - சிசேரியன் பிரசவத்தின் போதோ அல்லது ஹிஸ்டெரோஸ்கோபியின் (Hystereroscopy) போதோ எண்டோமெட்ரியல் திசுக்கள் இடுப்பு உறுப்புகளுக்குள் இடம்பெயரலாம்.*
- *பெரிடோனியல் செல் மாற்றம் (Peritoneal cell transformation) – சில நோயெதிர்ப்பு சிக்கல்கள் அல்லது ஹார்மோன்க ளின் காரணமாக, பெரிடோனியல் செல்கள் எண்டோ மெட்ரியல் திசுக்களாக மாறுதல்.*
- *எண்டோமெட்ரியல் செல் போக்குவரத்து - (Endometrial cell transport) எண்டோமெட்ரியல் செல்கள் ரத்தத்தினாலோ அல்லது நிணநீர் வழியாகவோ மற்ற உறுப்புகளுக்குள் தங்குதல்.*
- *எம்பிரியோனிக் செல் மாற்றம் (Embryonic cell transformation)– பருவமடைதலின் போது, ஈஸ்ட்ரோஜன் காரணமாக, எம்பிரியோனிக் செல்கள் எண்டோமெட்ரியல் செல்களாக மாற்றம் பெறுதல்.*

எண்டோமெட்ரியோசிஸின் அறிகுறிகள்

- *எண்டோமெட்ரியோசிஸின் அறிகுறிகள் எண்டோ மெட்ரியல் திசு வளரும் பகுதியையும் சார்ந்திருக்கின்றது. எண்டோமெட்ரியோசிஸின் சில பொதுவான அறிகுறிகள் பின்வருமாறு:*
- *இந்நோயின் அறிகுறிகள் ஆரம்பகாலங்களில் தெரிவதில்லை. வலி என்பது மிகவும் பொதுவான அறிகுறியாகும், ஆனால் வலியின் தீவிரம் எப்போதும் நோயின் அளவோடு தொடர் புடையதாக இருக்காது.*

- மாதவிடாயின்போது அடிவயிற்றிலோ அல்லது இடுப்புப் பகுதியிலோ ஏற்படும் கடுமையான வலி (டிஸ்மெனோரியா - *Dysmenorrhea*).
- உடலுறவின்போது ஏற்படும் வலி (டிஸ்பாரூனியா *Dyspareunuia*)
- மாதவிடாய் காலத்தில் ஏற்படும் அசாதாரணமான அதிக அளவு ரத்தப்போக்கு (மெனோரோகியா - *Menorrhagia*) அல்லது நீண்டநாள் (மெட்ரோராஜியா -*Metrorrhagia*) ரத்தப்போக்கு.
- நீண்டகால முதுகு மற்றும் இடுப்பு வலி
- மலட்டுத்தன்மை.
- வலியுடன் சிறுநீர் மற்றும் மலம் கழித்தல்.
- குமட்டல் வாந்தி, வயிற்றுப்போக்கு மற்றும் மலச்சிக்கல்
- மலம் அல்லது சிறுநீரில் ரத்தம்
- களைப்பு (குறிப்பாக மாதவிடாய் காலத்தில்)
- மனஅழுத்தம்.

எண்டோமெட்ரியோசிஸ் ஒரு நபரின் வாழ்க்கைத் தரத்தை கணிசமாக பாதிக்கும். கர்ப்பம் அறிகுறிகளிலிருந்து தற்காலிக நிவாரணம் அளிக்கும்.

ஒத்த அறிகுறிகளுடன் கூடிய நோய்கள்

எண்டோமெட்ரியோசிஸைக் கண்டறிவது கடினம். இதற்கு ஒரு காரணம், மற்ற மருத்துவ நிலைகளிலும் இதே போன்ற அறி குறிகள் இருப்பதுதான்.

- இடுப்பு அழற்சி நோய்
- கருப்பை நீர்க்கட்டிகள்
- கருப்பை புற்றுநோய்

எண்டோமெட்ரியோசிஸினால் வரும் சிக்கல்கள் பின்வருமாறு

- கருவுறாமை
- கருப்பை புற்றுநோய்
- கருப்பை நீர்க்கட்டிகள்
- வீக்கம்
- ஒட்டுதல் வளர்ச்சி (*Adenomyosis*)
- குடல் மற்றும் சிறுநீர்ப்பை சிக்கல்கள்.

அறிகுறிகளைக் கண்காணித்தல் மற்றும் மருத்துவ உதவியை நாடுவது நீண்டகால சிக்கல்களைத் தடுக்க உதவும். கடுமையான வலி அல்லது எதிர்பாராத ரத்தப்போக்கு ஏற்பட்டால் உடனே மருத்துவரை சந்திக்க வேண்டும்.

எண்டோமெட்ரியோசிஸ் பற்றி ஆயுர்வேதம் என்ன சொல்கிறது

ஆயுர்வேதத்தின் படி நம் உடம்பில் உள்ள அனைத்து அசைவுகளும் வாத தோஷத்தால் ஏற்படுகிறது. அதில் அபான வாதமானது சிறுநீர் கழித்தல், மலம் கழித்தல், வாய்வு, மாதவிடாயின் போது ரத்தத்தை வெளியேற்றுவது, பிறக்கும் போது கருவை வெளியேற்றுவது, ஆண்களுக்கு விந்தணுவை வெளியேற்றுவது ஆகியவையாகும். அதன் இயல்பு நிலை திசை கீழ்நோக்கி உள்ளது.

ஒரு பெண் தன் உணவில், வாழ்க்கை முறையில் அபான வாதத்தை குறைக்கும் சில விஷயங்களை செய்யும்போது அது கீழ்நோக்கி செல்வதற்குப் பதிலாக மேல்நோக்கி நகரத் தொடங்குகிறது. இதனால் மாதவிடாயின் போது ரத்தம் யோனி வழியாக வெளியே வருவதற்கு பதிலாக இடுப்பு குழியில் மேல்நோக்கி நகர்கிறது. இதன் விளைவாக, எண்டோமெட்ரியம் என்று அழைக்கப்படும் திசுவானது, குடல் மற்றும் இடுப்புகளை அடைந்து பாதிப்புக்களை உண்டாக்குகிறது. இறுதியில் எண்டோமெட்ரியம் அசாதாரண இடங்களில் வளரத் தொடங்கி மாதவிடாய் காலத்தில் ரத்தப்போக்கு உண்டாகும்போது இது ஒட்டுதல், வீக்கம் மற்றும் கடுமையான வலியை உருவாக்குகிறது.

ஆயுர்வேதத்தின் படி காரணங்கள்

- நீண்ட நேரம், குறிப்பாக மலம் கழித்தல், சிறுநீர் கழித்தல் அல்லது வாய்வுக்கான இயற்கை தூண்டுதல்களை அடக்குதல்
- அடிக்கடி அல்லது நாள்பட்ட மலச்சிக்கல்
- நீண்ட உழைப்பு
- உலர்ந்த, கசப்பான, குளிர்ந்த உணவுப்பொருட்களை உண்ணுதல்
- இரவு வெகுநேரம் விழித்திருத்தல், அதிகாலையில் எழுந்திருத்தல் மற்றும் பகல்நேர தூக்கம்
- உடற்பயிற்சியின்மை
- சாப்பாட்டு நேரத்தை முறையாக வழக்கப்படுத்தாமை.

ஆயுர்வேதத்தில் இந்நோயானது ஆசைய அபகர்ஷ கதி என்று அழைக்கப்படுகின்றது. இந்நோய்க்கு வாதரோக சிகிச்சை, ரத்த பிரசாதன சிகிச்சை, குல்ம சிகிச்சை ஆகியவற்றை செய்யலாம்.

சிகிச்சை

நவீன அறிவியல் பெரும்பாலும் எண்டோமெட்ரியோசிஸ் அறிகுறிகளிலிருந்து விரைவாக நிவாரணம் அளிக்கக்கூடிய சிகிச்சைகளை மட்டுமே பரிந்துரைக்கிறது. ஆனால் இந்த

கோளாறுக்கான மூல காரணத்தை அது அகற்றாது.

எனவே.... எண்டோமெட்ரியோசிஸ், பிசிஓடி, நீரிழிவு, ஆஸ்துமா அல்லது கீல்வாதம் போன்ற நவீன காலக்கோளாறு களுக்கு சிகிச்சையளிக்க ஆயுர்வேதம் உலகின் மிகச் சிறந்த மருத்துவ விஞ்ஞானமாக வேகமாக வளர்ந்து வருகிறது. ஆயுர்வேத மூலிகைகள் எந்த நோயின் ஆழமான மூல காரணத்தையும் நீக்குகிறது மற்றும் இயற்கையாக உடலில் உயிரியல் சமநிலையை மீட்டெடுக்கிறது.

இந்த நோய்க்கு ஆயுர்வேத முறையின்படி உள் மருந்துகளும் வெளிப்புற பஞ்சகர்மா சிகிச்சைகளும் அளிக்கப்படுகின்றன. கசாய மருந்துகளான பாரங்கியதி கசாயம், சித்ரக கிரந்த்யாதி கசாயம், சப்த சார கசாயம், சுகுமாரம் கஷாயம் இவற்றில் ஏதாவது ஒன்றை வெந்நீர் கலந்து காலை, மாலை வெறும் வயிற்றில் எடுத்துக்கொள்ளலாம். காஞ்சனார குக்குலு, சிவ குளிகா, சந்திரபிரபா வடி, மானச மித்ர வடகம், குக்குலு பஞ்சபல சூர்ண மாத்திரை, ஹிங்கு வசாதி சூரண மாத்திரை இவற்றில் ஏதேனும் ஒன்றை காலை, மாலை உணவிற்குப்பின் எடுத்துக் கொள்ளலாம். தைல மருந்துகளான ஹிங்கு திரிகுண தைலம், தான்வந்தர தைலம், சதக்வாதி தைலம், பலா தைலம் ஆகியவற்றை எடுத்து பாலுடன் சேர்த்து காலை, மாலை உணவிற்கு பின் எடுத்துக்கொள்ளலாம். நெய் மருந்துகளான தாடிமாதி நெய், கல்யாணக கிருதம் ஆகியவற்றையும் எடுத்துக்கொள்ளலாம். ரத்தப்போக்கு உள்ள காலங்களில் திராயந்தியதிக்ருதம் நல்ல பலன் அளிக்கின்றது. தந்திஹரிதகி லேகியம், சுகுமார லேகியம் ஆகியவற்றை தினமும் காலை மாலை உணவிற்குப் பின் எடுத்துக்கொள்ளலாம். அரிஷ்ட மருந்துகளான லட்சுமண அரிஷ்டம், ஜீரகாரிஷ்டம், குமாரி ஆசவம், லோகாசவம், தான்வந்தர அரிஷ்டம் முதலானவற்றை உணவிற்குப் பின் காலை, மாலை எடுத்துக் கொள்ளலாம்.

பஞ்சகர்ம சிகிச்சையாக வஸ்தி, விரேசனம், நஸ்யம், பிச்சு முதலான சிகிச்சைகள் அளிக்கலாம். மதுதைலிக வஸ்தி இந்நோயில் மிகவும் நல்ல பலனளிக்கும். ஏரண்டதைலம் அல்லது மலைவேம்பு தைலம் தினமும் 10 மில்லி அளவு பாலுடன் கலந்து விரேசனமாக கொடுக்கலாம். யோனி பிச்சு சிகிச்சையானது தான்வந்தர தைலம் அல்லது பலா அஸ்வகந்தாதி தைலம் கொண்டு செய்ய நல்ல பலன் அளிக்கும்.

மேற்சொன்ன ஆயுர்வேத மருந்துகளை முறையாக ஆயுர்வேத மருத்துவரின் ஆலோசனையின் பேரில் எடுத்துக் கொள்வதே உகந்தது.

உடல் பருமன் நோய்

உணவுப்பழக்கம் மற்றும் வாழ்க்கை முறை மாற்றத்தினால் இன்று பெரியவர்கள் முதல் சிறியவர்கள் வரை ஆண், பெண் அனைவரும் எதிர்கொள்ளும் முக்கிய பிரச்சனை உடல் பருமன். பொதுவாக உடல் பருமன் மார்பு, வயிறு, தொடை, இடுப்பு ஆகிய இடங்களில் தேவையில்லாத கொழுப்பு சேரும்பொழுது ஏற்படுகிறது. இதற்கு ஆயுர்வேதம் கூறும் தீர்வைப் பார்ப்போம்...

உடல் பருமன் ஏற்படுவதற்கான காரணங்கள்

உடற்பருமன் உருவாவதற்கு முதன்மையான காரணங்கள் உணவு பழக்கவழக்கங்களில் ஏற்படும் மாற்றமும் வாழ்க்கை முறை மாற்றமுமே என்றாலும் இன்னும் சில காரணங்களும் உண்டு என்பதை நாம் அவசியம் அறிந்து கொள்ள வேண்டும்.

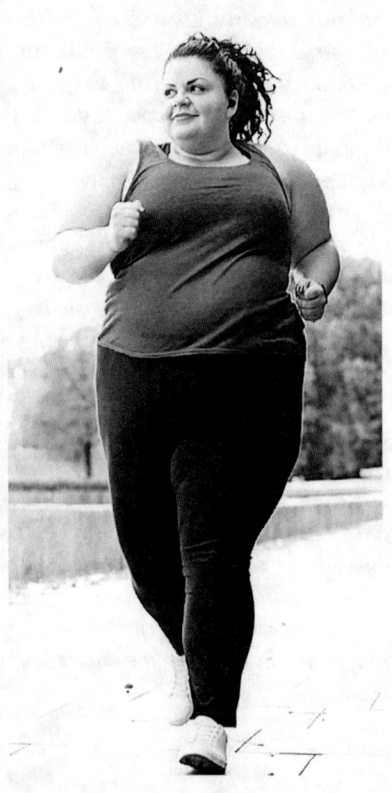

- **உணவுப் பழக்க வழக்கம்:** *அதிக அளவிலான உணவை உட்கொள்ளுதல், துரித உணவுகள், எண்ணெயில் பொரித்த, வறுத்த உணவுகள், மைதாவினால் செய்யப்பட்ட உணவுகள், எளிதில் ஜீரணமாகாத உணவுகள், பேக்கரிகளில் விற்கப்படும் உணவுகள், சோடா உப்பு மற்றும் சுவையூட்டிகள் சேர்க்கப்பட்டவை, நொறுக்குத் தீனிகள், பதப்படுத்தப்பட்ட உணவுகள் மற்றும் குளிர்பானங்கள் ஆகியவற்றை அடிக்கடி உண்பது. முன்னர் உண்ட உணவு ஜீரணம் ஆவதற்கு முன்னரே மீண்டும் உண்ணுதல், இரவில் தாமதமாக உண்ணுதல். கொழுப்புச் சத்து நிறைந்த மாட்டிறைச்சி, பன்றி இறைச்சி, ஆட்டின் கொழுப்பு ஆகியவற்றை எடுத்துக் கொள்வதாலும் கொழுப்பு உடலில் அதிகமாகின்றது.*
- **வாழ்க்கை முறை:** *அனைத்து செயல்களையும் அமர்ந்த இடத்திலிருந்தே செய்தல், உடல் உழைப்பின்மை, உடற்பயிற்சி செய்யாதிருத்தல், தங்களுடைய அத்தியாவசிய தேவைகளையும் வீட்டு வேலைகளையும் பணியாளர்கள் வைத்து செய்வது, முறையற்ற தாமதமான உறக்கம் அல்லது தூக்கமின்மை ஆகியவை முக்கிய காரணங்களாகும். ஆயுர்வேதத்தில் காலையில் உறங்குவது உடல் பருமனுக்கு ஒரு முக்கியமான காரணமாக கூறப்படுகிறது சிலர் மதிய வேளைகளில் உணவு அருந்திய உடன் தூங்கும் பழக்கம் கொண்டவர்களாக இருப்பர் இந்த இரண்டு பழக்கங்களும் தொப்பையை உருவாக்கி உடல் பருமனை அதிகரித்து பல உபாதைகளை நமக்கு ஏற்படுத்தும்.*
- *நோய்களால் வரக்கூடிய உடல்பருமன் ஹைப்போ தைராய்டிசம் (Hypothyroidism), ஹைப்போகோனடிசம் (Hypochonotism), குஸிங் சின்ட்ரோம் (Cushing Syndrome) மற்றும் பிற நோய்களாலும் உடற்பருமன் வரலாம்.*
- **அதிகமாக மாத்திரைகள் உட்கொள்ளுதல்:** *சர்க்கரை நோய், வலிப்புநோய், மனநோய் மற்றும் மனச்சோர்வுக்கான ஆங்கில மருந்துகள், ஹார்மோன் மருந்துகள் மற்றும் ஸ்டீராய்டு மருந்துகளை நீண்ட காலத்திற்கு தொடர்ந்து எடுப்பதாலும் உடல் பருமன் வரக்கூடும்.*
- *உடற்பருமன் சிலருக்கு மரபணுவின் காரணமாக பரம்பரையாகக்கூட வரலாம்.*
- **மன அழுத்தம்:** *இன்று பலருக்கு மன அழுத்தத்தினால் உடற்பருமன் வருவதை நாம் தினசரி பார்க்கின்றோம்.*

உடல் பருமன் உள்ளதா என்பதை எப்படி அறிந்துகொள்வது?

ஒருவரின் உடல் எடை மற்றும் உடல் உயரத்தை வைத்து BMI

எனப்படும் Body Mass Index ன் மூலம் அறிந்துகொள்ளலாம். பொதுவாக...
- 18.5க்கு கீழ் BMI இருந்தால் (Under Weight) உடல்எடை குறைவு என்றும்,
- 18.5 to 25க்குள் இருந்தால் சரியான உடல்எடை என்றும்,
- 25 to 30க்குள் இருந்தால் அதிக உடல்எடை என்றும்,
- 30 க்கு மேல் இருந்தால் உடல் பருமன் என்றும் அறிவியல் கூறுகிறது.

அறிகுறிகள்

அதிக உடல் எடை, மூச்சு வாங்குதல், அதிகஅளவில் வியர்த்தல், மந்தத்தன்மை, தாகம், பலவீனம், உடல் வலி, உடல் சோர்வு, உடல் துர்நாற்றம் ஆகிய அறிகுறிகள் தென்படலாம்.

இரவில் மூச்சு விடுவதில் சிரமம், குறட்டை, Sleep apnea (உறக்கச் சுவாசத் தடை), மூட்டுத்தேய்மானம், முதுகுவலி, குதிகால் வலி, உயர் ரத்த அழுத்தம், சர்க்கரை நோய், தோல் நோய்கள், பித்தப்பை கற்கள், கல்லீரல் வீக்கம் மற்றும் செரிமானக் கோளாறுகள் ஆகியவை ஏற்படலாம். பெண்களுக்கு கர்ப்பப்பை பிரச்சினைகள், மாதவிடாய் பிரச்சனைகள், PCOD (சினைப்பை நீர்க்கட்டி), மலட்டுத்தன்மை, மார்பகப் புற்றுநோய் போன்றவை வருகிறது. ஆண்களுக்கும் மலட்டுத்தன்மை, விறைப்பு ஏற்படுவதில் சிக்கல், விந்து உடனே வெளியேறுதல் ஆகிய பிரச்சனைகள் ஏற்படலாம். இதன் விளைவாக தாழ்வு மனப்பான்மை, ஆயுட்காலம் குறைதல், முன்கூட்டிய முதுமை, மனக்குழப்பங்கள், புற்றுநோய் மற்றும் மாரடைப்பும் கூட வரவாய்ப்புண்டு.

உடற்பருமனை கட்டுப்படுத்த பின்பற்ற வேண்டியவை

உடல்பருமன் நோயில் உணவுமுறை மாற்றமே முதல் சிகிச்சையாக அமைகிறது. பொதுவாக நாம் உண்ணும் உணவுக்கு ஏற்றாற்போல் நமது வேலையையும் உடலுழைப்பையும் அமைத்துக்கொண்டால் நம் உணவால் கிடைத்த சத்துக்கள் அப்போதே நமது உடலின் அக்னியால் எரிக்கப்பட்டு சக்தியாக மாற்றப்பட்டுவிடும். ஆனால் உணவினால் கிடைக்கும் சத்து தேவைக்கு அதிகமாக இருந்தாலோ அல்லது உடலால் செய்யும் உழைப்பு மிகவும் குறைவாக இருந்தாலோ இந்த தேவைக்கு அதிகமான சத்து, நம் உடம்பில் கொழுப்பாக மாறி தங்க ஆரம்பிக்கும். ஆகவே நமது உணவை மிகவும் கவனமாக அமைத்துக்கொண்டு சிறிதளவு உடற்பயிற்சிகளை நாம் தினமும் செய்வோமேயானால் உடல் பருமன் பிரச்சனையிலிருந்து நாம் நம்மை முற்றிலுமாக காப்பாற்றிவிடலாம்.

பொதுவாகவே மாவுச்சத்துள்ள உணவுகளாகிய அரிசி, கோதுமை மற்றும் பெரும்பாலான சிறுதானியங்களை நாம் குறைவாக எடுத்துக்கொண்டு அதற்கு சமமான அல்லது அதைவிட கூடுதலான அளவிற்கு காய்கறிகளை எடுத்துக்கொள்ள பழகிக் கொள்ள வேண்டும். தினமும் அரிசியால் ஆன உணவுகளான இட்லி, தோசை, ஆப்பம், இடியாப்பம், புட்டு, பொங்கல் ஆகிய உணவுகளில் ஏதேனும் ஒன்றை மட்டுமே ஒரு நாளைக்கு ஒரு வேளை மட்டும் உணவில் சேர்த்துக் கொள்ள வேண்டும். உதாரணத்திற்கு காலையில் இட்லி, தோசை, பொங்கல் இவைகளில் ஏதேனும் ஒன்று சாப்பிட்டுவிட்டால் மதியம் கேழ்வரகு களி, இரவில் சப்பாத்தி அல்லது காலையில் சம்பா கோதுமை ரவை உப்புமா, மதியம் சாதம் கூட்டு பொரியல், இரவில் கோதுமை தோசை இவ்வாறு நம் உணவை தினம் தோறும் அமைத்துக் கொள்ள வேண்டும்.

செரிமானத்தை அதிகரிக்கக்கூடிய சோம்பு, சீரகம், இலவங்கப் பட்டை, மிளகு, மஞ்சள், இஞ்சி, கொத்தமல்லி, புதினா, பூண்டு, வெங்காயம், கருவேப்பிலை ஆகியவற்றை அதிகம் சேர்த்துக் கொள்ள வேண்டும்.

உணவில் அதிகப்படியான நார்சத்து, நீர்சத்து மற்றும் உயிர்ச் சத்து உள்ள உணவுகளான கீரைகள், புடலங்காய், வெண்டைக் காய், பீன்ஸ், அவரைக்காய், முருங்கைக்காய், சுரைக்காய், பூசணிக் காய், சௌசௌ காய்கறிகளையே அதிகமாக சேர்த்துக் கொள்ள வேண்டும். காய்கறிகளில் மாவுச்சத்து அதிகமாக உள்ள கிழங்கு வகைகள், வாழைக்காய் ஆகியவற்றை தவிர்த்து மற்ற காய்கறி, கீரைகளை மாற்றி மாற்றி தினமும் உணவில் சேர்த்துக் கொள்ள வேண்டும் சுருக்கமாகச் சொன்னால் காய்கறிகளை அள்ளி உண்ண வேண்டும். ஆனால் உணவை கிள்ளி கிள்ளி உண்ண வேண்டும். 'பசித்துப் புசி' என்ற பெரியோரின் வாக்குப்படி பசி ஏற்பட்ட பிறகே உணவினை எடுத்துக் கொள்ள வேண்டும். எளிதில் செரிமானம் ஆகக்கூடிய நார்ச்சத்துள்ள உணவுகளை எடுக்க வேண்டும். அவரவர் கையை குழியாக மாற்றினால் அதில் எவ்வளவு சாதம் அல்லது இட்லி அல்லது தோசை பிடிக்குமோ அதுவே அவரவரின் ஒரு நாள் தேவைக்கான அரிசி உணவாக பார்க்க வேண்டும்.

பழங்களில் அதிகப்படியான இனிப்பு உள்ள பழங்களான வாழைப்பழம், மாம்பழம், பலாப்பழம், சப்போட்டா, சீதா ஆகியவற்றை தவிர்த்து மாதுளம்பழம், ஆப்பிள், கொய்யாப்பழம், விதையுள்ள பப்பாளி ஆகியவற்றை முறையாக அவ்வப்போது உடல் பருமன் உள்ளவர்கள் எடுத்துக்கொள்ளலாம்

பொதுவாக நீராக உள்ள உணவுகளை நாம் எளிதாக செரிமானமாக்கும் உணவு என்று கருதி குடிக்கும்போது நாம் அதை

மெல்லாமல் அப்படியே விழுங்கும் தருணத்தில் நமது உமிழ்நீர் அந்த உணவில் கலக்காமல் அதனால் அடுத்தடுத்து நடக்கும் செரிமானமானது ஒழுங்காக நடக்காமல் போவதால் கொழுப்பு உருவாகி உடல்பருமன் வரக்கூடும், எனவே உடல் பருமன் உள்ள வர்களும் சர்க்கரைநோய் உள்ளவர்களும் நீராக உணவை பருகு வதை தவிர்க்க வேண்டும். உதாரணமாக கஞ்சி கூழ் பழச்சாறுகள் ஆகியவற்றை தவிர்க்க வேண்டும்.

சுடுதண்ணீர் அல்லது சீரகம் சிறிதளவு சேர்த்து கொதிக்க வைத்த நீரை அருந்தலாம். பார்லி வேகவைத்த நீரை காலை மாலை பருகலாம். நீர் கலந்து கடைந்தெடுத்த மோரை சிறிது இஞ்சி மற்றும் பெருங்காயம் சேர்த்து ஒவ்வொரு நாளும் 300 *ml* வரை குடிக்க நம் அக்னி பலம் பெற்று நம் உடல் எடை படிப்படி யாக குறையும். உணவில் கொள்ளு, வாழைத்தண்டு, கேழ்வரகு ஆகியவற்றை அடிக்கடி ஏதோ ஒரு முறையில் சேர்த்துக் கொள்ள வேண்டும். வாரம் இருமுறை கொள்ளு குடிநீர், வாரம் ஒரு முறை கொள்ளு ரசமும் வாரம் ஒரு முறை வாழைத்தண்டு பொரி யல் சேர்த்து வந்தால் நம் உடம்பில் சேரும் நச்சுப் பொருட்கள் அவ்வப்போது வெளியேற்றப்பட்டுவிடும்.

பொதுவாக வெந்நீர் எப்போதும் குடிப்பதே நமது அக்னியை பாதுகாப்பதாக ஆயுர்வேதம் பார்க்கிறது. எனவே எப்பொழுதும் காய்ச்சிய வெந்நீரையே குடிக்கலாம், அதிலும் தினமும் சீரகம் 20 கிராம் அளவுக்கு ஒரு லிட்டர் தண்ணீரில் போட்டு மிதமான சூட்டில் காய்ச்சி எடுத்து வைத்துக்கொண்டு அந்த நீரையே அவ்வப்போது வெதுவெதுவென்று பருகி வந்தோமானால் அது நம் ஜீரண மண்டலத்தை சரிசெய்து கொழுப்பை உடம்பில் படிய விடாமல் தடுக்க பெரும் உதவியாக இருக்கும்.

எண்ணெயில் வறுத்த, பொரித்த உணவுகளை தவிர்க்க வேண் டும். மைதா மாவினால் செய்யப்பட்ட கேக் வகைகள், பப்ஸ் முத லியவற்றை தவிர்க்க வேண்டும். நீண்ட நாட்களுக்கு கெடாதபடி பதப்படுத்தப்பட்ட பிஸ்கட், சாக்லேட் போன்ற உணவுகளையும் தவிர்க்கலாம். அரிசி மற்றும் கோதுமை மாவு ஆகியவை கெடாமல் இருப்பதற்காக வேதிப்பொருட்கள் சேர்க்கப்படுவதால் முடிந்த அளவு வீடுகளிலேயே அரைத்து பயன்படுத்தலாம். உடல் பருமன் உள்ளவர்களுக்கு பொதுவாகவே அக்னி மந்தமாக இருப்பதால் அவர்கள் மாமிசத்தை தவிர்ப்பது நல்லது.

எண்ணெய், வெண்ணெய், நெய், சீஸ், பனீர், அப்பளம், பஜ்ஜி, சிப்ஸ், எண்ணெயில் பொரித்து சாப்பிடும் உணவுகளையும் தவிர்க்க லாம். கிழங்குகள், நிலக்கடலை, தேங்காய்ப்பால், வனஸ்பதி, கடலை எண்ணெய் ஆகியவற்றின் அளவை குறைத்துக் கொள்ள லாம். ஹோட்டல் உணவுகள் மற்றும் துரித உணவுகளான பீட்சா,

பர்கர், பாஸ்தா, நூடுல்ஸ் குறிப்பாக தவிர்க்க வேண்டும்.

தினமும் உடற்பயிற்சி செய்தல் வேண்டும். அலுவலகங்களில், வீடு அல்லது அடுக்குமாடி குடியிருப்புகளில் லிஃப்ட் பயன்பாட்டினை தவிர்த்து படிகளில் நடந்து செல்லலாம். வீட்டு வேலைகளுக்கு பணியாளர் வைப்பதைத் தவிர்த்து நாமே செய்யலாம். அருகில் உள்ள இடங்களுக்கு வாகனங்களை பயன்படுத்துவதை தவிர்த்து நடந்து அல்லது மிதிவண்டியில் செல்லுதல் முதலியவற்றை கடைபிடிக்கலாம். வாய்ப்பு கிடைப்பின் ஆறுகள், குளங்களில் தினசரி நீந்தலாம். அடிக்கடி மலை ஏற்றங்களில் ஈடுபடலாம். யோகாசனப் பயிற்சிகள், மூச்சுப்பயிற்சிகள் செய்யலாம். அதிக உடல் உழைப்பு உடைய கால்பந்து, கைப்பந்து, கூடைப்பந்து முதலிய விளையாட்டுக்களையும் தினமும் விளையாடலாம். இவற்றைப் பின்பற்றுவதால் உடல் பருமன் அதிகமாவதை தவிர்க்க இயலும். உடல் பருமனுக்கு மனச்சோர்வு ஒரு பெரிய முக்கிய காரணமாக அமைவதால் தினமும் சிறிது அளவுக்கு மூச்சுப் பயிற்சி, யோகாசனங்கள் மற்றும் தியானம் செய்து வரலாம்

ஆயுர்வேதத்தில் உடற்பருமன்

ஆயுர்வேதத்தில் உடல் பருமனானது 'ஸ்தௌல்யம்' என்று அழைக்கப்படுகிறது. இது சந்தர்ப்பனஜன்ய நோயான அதிக ஊட்டச்சத்து மற்றும் உடல் உழைப்பின்மையால் ஏற்படக்கூடிய முக்கிய நோயில் ஒன்றாகும். உடல் பருமனுக்கு ஆயுர்வேதத்தில் அதற்கான சிகிச்சையாக அபதர்ப்பண கர்மங்களான உத்வர்த்தணம், லேகன வஸ்தி ஆகியவையும் பிரதான சிகிச்சையாக உபவாசம் எனப்படும் உண்ணாநோன்பு இருத்தலும் கூறப்பட்டுள்ளது.

உட்புற மருந்துகளான கசாயங்களில் வரா-அசனாதி, வத்சகாதி, குலத்தாதி, புனர்னவாதி, பத்யபுனர்னவாதி, திரிபலாதி ஆகியவை சூரணம் மருந்துகளான குக்குலு பஞ்சபலம், யோகராஜம், விடங்கயவ லோகதி , நவாயசம், ஹிங்குவாச்சாதி, ஆவிபதி, திரிகடுகம் ஆகியவை மாத்திரைகளான நவக குக்குலு, புனர்னவாதி குக்குலு, திரிபலா குக்குலு ஆகியவை லோக மருந்துகளான சப்தாம்ருத லோகம், லோக பஸ்மம், மண்டூர் வடகம் ஆகியவை காலை, மாலை உணவிற்குப் பின் கொடுக்க நல்ல பலன் கொடுக்கும்.

தசமூல ஹரிதகி லேகியம், லசூன ரசாயனம் ஆகியவை தனி மருந்துகளான சிலாசத்து, கடுக்காய், கோமூத்திரம் ஆகியவை உடல் பருமனை குறைப்பதில் சிறப்பாக செயல்படும்.

சிகிச்சை முறைகளில் ஒன்றான உத்வர்த்தனத்திற்கு திரிபலா சூரணம், குலத்தாதி சூரணம், கோலகுலத்தாதி சூரணம் ஆகியவற்றை பயன்படுத்தலாம். விரேசனத்திற்கு த்ருவிரித் லேகியம், கல்யாண குலம் பயன்படுத்தலாம்.

இந்த மருந்துகளை நோயாளியின் தன்மை அறிந்து பயன்படுத்தினால் நல்ல பலன் அளிக்கும்.

> இழிவறிந்து உண்பான்கண் இன்பம்போல் நிற்கும்
> கழிபேர் இரையான்கண் நோய்.
>
> – திருக்குறள்

குறைவாக உண்பதே நல்லது என்று அறிந்து உண்பவனிடம் இன்பம் விலகாமல் இருப்பது போல் மிக அதிகமாக விழுங்குபவனிடம் நோய் விலகாமல் இருக்கும்.

பித்தப்பைக் கற்களும் ஆயுர்வேத சிகிச்சை முறைகளும்!

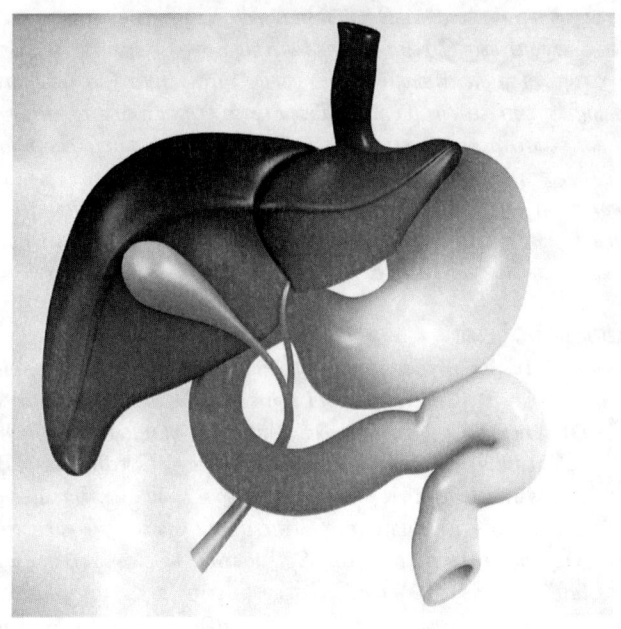

பெண்களைப் பாதிக்கும் பல நோய்களுக்கான ஆயுர்வேத அணுகுமுறை மற்றும் சிகிச்சை முறைகள் பற்றி தொடர்ந்து பார்த்துக்கொண்டு வருகிறோம். அவ்வகையில் பெண்களுக்கு ஏற்படக்கூடிய செரிமான மண்டல நோயான பித்தப்பைக் கற்கள் பற்றியும் அதனால் ஏற்படும் தொல்லைகள் பற்றியும் அதற்கு எவ்வாறு அறுவை சிகிச்சை இல்லாமல் நாம் குணம் காணலாம் என்பதைப் பற்றியும் இங்கு பார்ப்போம்...

பொதுவாக நம் உடலில் கற்களானது சிறுநீரகத்திலும் அதைச் சார்ந்த உறுப்புகளிலும் அடுத்தது பித்தப்பையிலும் உருவாகிறது. சிறுநீரகக் கற்கள் என்று வரும்போது யாரும் சிறுநீரகத்தை அகற்றுவது பற்றி பேசுவதில்லை. ஆனால் பித்தப்பைக் கல் என்று வரும்போது மட்டும் உடனே அறுவை சிகிச்சை செய்து கொள்வது நல்லது. இல்லையேல் இது பல உபாதைகளை ஏற்படுத்தக் கூடும் என்றும், இதற்கு மருந்துகளால் தீர்வு காண முடியாது என்றும் பல முற்பட்ட கருத்துகளை முன் வைக்கிறார்கள். இதனால் நாம் மிகுந்த மனக்குழப்பம் அடைந்து கவலைக்குள்ளாகிறோம்.

எப்படி நமக்கு இரு சிறுநீரகங்கள் இருந்தாலும் கற்களுக்காக எந்த சூழ்நிலையிலும் அதை அகற்றுவதை பற்றி நாம் ஒருபோதும் யோசிப்பது இல்லையோ அதுபோல் பித்தப்பையும் நம் உடலில் பல்வேறு கடமைகளை செய்கிறது. அதனால் பித்தப்பைக் கல் என்று அறிந்த உடனேயே பித்தப்பையை அகற்றுவது என்பது எந்த சூழ்நிலையிலும் ஒரு தீர்வாக இருக்க முடியாது. “நோய்நாடி நோய் முதல் நாடி அது தணிக்கும் வாய் நாடி வாய்ப்பச் செயல்” என்ற வள்ளுவரின் வாக்கின்படி பித்தப்பை கல் எதனால் உருவாகிறது? என்ன காரணம்? அதை நம் உணவு முறையாலும் வாழ்க்கைமுறையாலும் மருந்துகளினாலும் எவ்வாறு மாற்றி அமைத்து பித்தப்பை கல்லை கரைத்து வெளியேற்றுவதோடு, அங்கு மறுபடியும் கல் உருவாகாதவாறு எப்படி பார்த்துக்கொள்வது? போன்றவற்றைப் பற்றி தெரிந்துகொள்வோம்.

பித்தப்பைக் கற்கள்

நம் கல்லீரலின் கீழ் உள்ள ஒரு சிறிய உறுப்பான பித்தப்பையில் உள்ள பித்த நீர் இறுகி பித்தப்பை கற்களாக உருவாகின்றன.

பித்தப்பையானது, கல்லீரலில் தயாரிக்கப்படும் பித்தத்தை சேமித்து வெளியிடுகிறது. இந்த பித்த நீரானது செரிமானத்திற்கு உதவும் ஒரு பச்சை மற்றும் மஞ்சள் நிறத்தில் உள்ள ஒரு திரவமாகும். பித்தப்பையில் அதிகப்படியான கொழுப்பு குவியத் தொடங்கும் போது, அது கற்களாக மாறும். பித்தப்பை கற்கள் கடுகு அளவு முதல் பெரிய நெல்லிக்காய் அளவு வரை கூட இருக்கலாம். அவை பித்த நாளத்தில் அடைப்பு ஏற்படுத்தும் வரை, வலியை உண்டாக்கும் வரை, அவை இருப்பதே தெரிய வாய்ப்பில்லை.

பித்தப்பை கல் வரக் காரணங்கள்

பின்வரும் சந்தர்ப்பங்களில் பித்தப்பைக் கற்கள் உருவாவதற்கு வாய்ப்புகள் அதிகம்:

- பெண்களில், அதிலும் குறிப்பாக 40 வயதிற்குள், வெண்மை நிறத்திலும், உடல் பருமனாகவும், சதைகள் அதிகம் உள்ளபோ

தும், மாதவிடாய் சரியாக மாதா மாதம் ஏற்படாத போதும்;
* குடும்ப வரலாறு
* பொதுவாக 40 வயதுக்கு உட்பட்டவர்கள்
* உடல் பருமன்
* உணவில் அதிக கொழுப்பு மற்றும் குறைந்த நார்ச் சத்து எடுத்துக் கொள்வது
* உடற்பயிற்சி செய்யாமல் இருத்தல்
* கருத்தடை மாத்திரைகள் அல்லது ஹார்மோன் மாத்திரைகள் எடுப்பது
* கர்ப்பிணிப் பெண்களுக்கு
* நீரிழிவு நோய் உள்ளவர்களுக்கு
* குடல் நோய்கள் உள்ளபோது
* கொலஸ்ட்ராலைக் குறைக்க மருந்து உட்கொள்ளும்போது
* குறுகிய காலத்தில் நிறைய எடை இழக்க முயற்சிகள் மேற்கொள்ளும்போது.

இப்படி பல காரணங்கள் இருந்தாலும் அன்றாடம் நாம் கடைப்பிடிக்கும் சில தவறான பழக்கங்களாலும் பித்தப்பை கற்கள் வருவதற்கு சில காரணங்கள் இருக்கின்றன என்பதை நாம் தெரிந்து கொள்ள வேண்டும். பொதுவாக காலையில் உணவை சரியான நேரத்திற்கு சாப்பிடாமல் வெகுநேரம் கழித்து சாப்பிடுவது, காலை உணவையே தவிர்த்து நேராக மதிய உணவை சாப்பிடுவது, சாப்பிடும்போது உணவில் கவனம் செலுத்தாமல் உணவை சரியாக மென்று சாப்பிடாமல் இருப்பது, அடிக்கடி ஹோட்டல் மற்றும் துரித உணவகங்களில் உணவு அருந்துவது, சுட்ட எண்ணெயிலேயே மறுபடியும் மறுபடியும் உணவுப்பண்டங்களை சுட்டு சாப்பிடுவது, நெடுநாட்களாக மலச்சிக்கல் பிரச்சனையில் அவதிப்படுவது, தண்ணீர் சரியாக குடிக்காதது, நார்ச்சத்து உள்ள உணவுகளை தவிர்ப்பது, அடிக்கடி விரதம் இருப்பது, இரவு நேரங்களில் மிகவும் தாமதமாக உணவை அருந்தி உடனே படுத்து தூங்கி விடுவது ஆகியவை பித்தப்பை கற்கள் உருவாவதற்கு மிக முக்கியமான காரணங்களாக நாம் பார்க்கிறோம்.

நம் செரிமானத்திற்கு பித்தம் தேவை. இது பொதுவாக கொலஸ்ட்ராலை கரைக்கும். நம் பித்தத்தில் கொலஸ்ட்ரால் அதிகமாக உள்ளபோது அதை செரிமானம் செய்ய முடியாதபோது, இது கொலஸ்ட்ராலானது கற்களை உருவாக்கலாம். சிரோசிஸ், நோய்த்தொற்றுகள் மற்றும் ரத்தக் கோளாறுகள் போன்ற நிலைமைகள் நம் கல்லீரலில் அதிக பிலிரூபினை (Bilirubin) உருவாக்கி அதன்மூலம் கற்கள் உண்டாகலாம். கர்ப்பம் அல்லது கட்டிகள் வளர்ச்சி அடையும்போது நாளங்களில் அடைப்பு ஏற்பட்டு அதனாலும் கற்கள் உண்டாகலாம்.

பித்தப்பைக் கற்களின் வகைகள்
- கொலஸ்ட்ரால் கற்கள் - இவை பொதுவாக மஞ்சள், பச்சை நிறத்தில் இருக்கும். அவை மிகவும் பொதுவானவை, 80 சதவீதம் பித்தப்பைக் கற்கள் இந்த வகை.
- நிறமி கற்கள் - இவை சிறியதாகவும் கருமையாகவும் இருக்கும். இவை பிலிரூபினால் ஆனது.

பித்தப்பைக் கற்களின் அறிகுறிகள்
- மேல் வயிற்றில் வலி, பெரும்பாலும் வலதுபுறம், விலா எலும்புகளுக்குக் கீழ்.
- வலது தோள்பட்டை அல்லது முதுகில் வலி
- வயிற்றெரிச்சல்
- வாந்தி
- செரிமானக்கோளாறு, நெஞ்செரிச்சல் மற்றும் வாயு உள்ளிட்ட பிற செரிமான பிரச்னைகள்.

தீவிர தொற்று அல்லது அழற்சியின் அறிகுறிகள் இருந்தால் மருத்துவமனைக்குச் செல்ல வேண்டியது அவசியமாகும். அவை,
- பல மணி நேரம் நீடிக்கும் வயிற்று வலி
- காய்ச்சல் மற்றும் குளிர்
- மஞ்சள் தோல் அல்லது கண்கள்
- அடர் மஞ்சள்நிற சிறுநீர் மற்றும் வெளிர்நிற மலம்

பித்தப்பை நோய் கண்டறிதல்
உடல் பரிசோதனை மற்றும் ரத்தப் பரிசோதனைகள் அழற்சி அல்லது அடைப்புக்கான அறிகுறிகளை சுட்டிக்காட்டி மற்ற நோய் நிலைமைகளை நிராகரிக்க உதவும். அல்ட்ராசவுண்ட், CT ஸ்கேன், *MRI (MRCP), ERCP* போன்ற பரிசோதனைகள் பித்தப்பை கற்களை துல்லியமாக கணிக்க உதவும். *Cholescintigraphy* அல்லது *Hepatobiliary iminodiacetic acid (HIDA) Scan.* போன்ற பரிசோதனைகள் நம் பித்தப்பை சரியாக அழுத்துகிறதா என்பதை பார்க்க உதவும்.

பித்தப்பைக் கற்களினால் ஏற்படும் சிக்கல்கள்
பித்தப்பைக் கற்கள் கடுமையான சிக்கல்களை ஏற்படுத்த வாய்ப்புண்டு, அவை;
- பித்தப்பை அழற்சி (கடுமையான *Cholecystitis*): இது வலி மற்றும் காய்ச்சலை ஏற்படுத்தக்கூடும். உடனடியாக சிகிச்சை

அளிக்காவிட்டால், பித்தப்பை சிதைந்துவிடலாம்.

- பித்த நாளங்களில் அழற்சி கடுமையான *(Cholangitis):* அடைபட்ட குழாயில் தொற்று ஏற்பட வாய்ப்பு அதிகம். பாக்டீரியா நம் ரத்த ஓட்டத்தில் பரவினால், அவை செப்சிஸ் எனப்படும் ஆபத்தான நிலையை ஏற்படுத்தும்.
- பித்தப்பை புற்றுநோய்: இது அரிதானது, ஆனால் நாட்பட்ட பித்தப்பை கற்கள் பித்தப்பை புற்றுநோயின் அபாயத்தை அதிகரிக்கின்றன.

பித்தப்பை சிகிச்சை

பித்தப்பையில் கற்கள் உள்ளவர்களில் பெரும்பாலானோர் பித்தப்பைகளை அறுவை சிகிச்சை மூலம் எடுத்து விடுகிறார்கள். ஆனால் அது பல சந்தர்ப்பங்களில் தேவையே இல்லை.

ஆயுர்வேதத்தில் பித்தப்பை கல் சிகிச்சை என்பது பித்தப்பையில் அழற்சி இல்லாதபோதும், கற்கள் 20mm அளவிற்கும் சிறிதாக உள்ள போதும், பல சிறிய கற்கள் ஒன்றாக இருக்கும் போதும், சிகிச்சை எளிதாகிறது. ஒருவேளை கல் அடைப்பினால் மஞ்சள்காமாலை இருக்குமானால் அதற்கும் சிகிச்சைகளை கொடுக்க வேண்டும்.

பலர் பித்தப்பை கற்களை பித்தஷ்மரி என்று கூறினாலும் இது குன்மம் அல்லது கிரகணீயின் ஒரு நிலையாகவே பார்க்கப்படுகிறது. அவற்றின் ஆயுர்வேத சிகிச்சை முறைகளை பித்தப்பை கற்களுக்கு கொடுக்கும்போது நல்ல பலனை தருகிறது.

பொதுவாக எந்த அறிகுறியும் இல்லை என்றால் சிகிச்சை தேவையில்லை. சில சிறிய பித்தப்பைக் கற்கள் தானாகவே கரைய வாய்ப்புள்ளது.

கற்களை முற்றிலுமாக கரைக்க சில மாதங்கள் மருந்து எடுக்க வேண்டியிருந்தாலும் அதை நிறுத்திய பிறகு கற்கள் மீண்டும் வரும் வாய்ப்பு மிகவும் குறைவு.

பித்தப்பைக் கல் நோய்க்கான ஆயுர்வேத சிகிச்சை

பித்தப்பை கல் உள்ளவர்களுக்கு உஷ்ணமான, எண்ணெய் தன்மையற்ற,செரிமான சக்தியை அதிகரிக்கக்கூடிய, குல்ம நோயினை குணப்படுத்தும் தன்மையுடைய, காரச் சுவையுடைய மருந்துகளும், உணவுகளும் கொடுக்க வேண்டும். பித்த தோஷத்தினை அதிகரிக்கக்கூடியவற்றையும், கப தோஷத்தினை விளயனம் (இளக்கம்) செய்யக்கூடிய மருந்துகளையும் கொடுக்க வேண்டும். திராயந்தியாதி, குலத்தாதி, சப்தசாரம், வாரனாதி முதலிய கசாயங்கள் பித்தப்பைக் கற்களில் நல்ல பலன் அளிக்கின்றது. இவற்றை காலை மாலை உணவிற்கு முன் வெந்நீரில் கலந்து கொடுக்கலாம். அபாமார்க்க (நாயுருவி) சூரணத்தினை குலத்த (கொள்ளு) கசாயத்து

டன் உட்கொள்ளலாம். திரிகடுக சூரணத்தினை ஒரு தேக்கரண்டி அளவு எடுத்து மோருடன் சேர்த்து கொடுக்கலாம். கறிவேப்பிலை பொடியை ஒரு தேக்கரண்டியளவு எடுத்து மோருடன் சேர்த்துக் கொடுக்கலாம். திரிகடுக சூரண மாத்திரை, ஷட்தரண குளிகை, சுதர்சனத் குளிகை ஆகியவற்றை காலை மாலை உணவிற்கு பின்பு கொடுக்கலாம். பித்தப்பைக் கற்களில் திராக்ஷாதி லேகியம், சிஞ்சாதி லேகியம், சரபுங்க வில்வாதி லேகியம், குடஜதிரிபலாதி லேகியம், அதிஷ்ட ரசாயனம், திப்பிலி ரசாயனம் முதலிய மருந் துகள் நல்ல பலனை அளிக்கின்றன. மண்டூர செந்தூரமானது தேனுடன் சேர்த்து கொடுக்கலாம். முருங்கை மரப் பட்டையை கொள்ளுடன் சேர்த்து சூப் செய்து சாப்பிட நல்ல பலன் அளிக்கும். குல்மத்தில் பயன்படும் மருந்துகளான ஹிங்குவசாதி சூரணம், ஹிங்குவாஷ்டக சூரணம் ஆகியவற்றையும் பயன்படுத்தலாம்.

பித்தப்பைக் கற்களைத் தடுக்கும் சில வாழ்க்கைமுறை மாற்றங்கள்

சுருக்கமாக பித்தப்பை கற்கள் வரக் காரணங்களாக கூறப்பட்ட அனைத்தையும் தவிர்க்கவேண்டும். மேலும் சுத்திகரிக்கப்பட்ட கார்போஹைட்ரேட்டுகள், சர்க்கரை மற்றும் ஆரோக்கியமற்ற கொழுப்புகளை தவிர்க்க வேண்டும். குறைந்தபட்சம் 30 நிமிடங்க ளாவது, வாரத்தில் 5 நாட்களாவது உடற்பயிற்சி செய்ய வேண்டும். குறுகிய காலத்தில் அதிக எடையைக் குறைக்கும் உணவுகளைத் தவிர்க்க வேண்டும்.

இவற்றை கடைப்பிடிப்பதால் பித்தப்பைக் கற்கள் உருவாவதை தவிர்க்கலாம்.

முடக்கு வாதநோய் என்னும் ருமடாய்டு ஆர்த்ரைடிஸ்

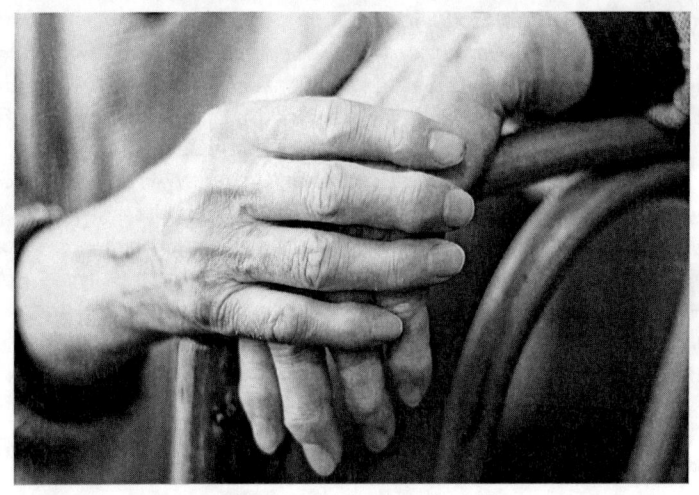

மனிதர்களை பாதிக்கக்கூடிய மூட்டு சம்பந்தப்பட்ட நோய்கள் நூற்றுக்கும் மேற்பட்டவை இருக்கின்றன. என்றாலும், பெண்களுக்கு பிரதானமாக சில மூட்டு நோய்கள் வர வாய்ப்புண்டு என்பது நம்மில் எத்தனை பேருக்கு தெரியும்? அத்தகைய பெண்களை பாதிக்கும் மூட்டு நோய்களில் முதன்மையாக கருதப்படுவது முடக்கு வாதம் அல்லது ஆமவாதம் என்ற மூட்டுவாத நோயேயாகும்.

முடக்கு வாதம் பாதித்தவர்கள் நாளடைவில் முடங்கி போவதால் 'முடக்கு வாதம்' என்று பெயர் வந்தது. உடலின் அனைத்து மூட்டுகளிலும், குறிப்பாக சிறுமூட்டுகளில் வலி, வீக்கம் மற்றும்

பிடிப்புத்தன்மை ஏற்படுத்தி நமது உடலின் நோய் எதிர்ப்புச் சக்தியே நமது உடலின் திசுக்களை சிதைக்கும் ஒரு வினோத நோயாக இந்நோய் அமைகிறது. முடக்கு வாதம் என்பதை *Rheumatoid Arthritis* என்று ஆங்கிலத்தில் கூறுவார்கள். இது ஒரு *Auto Immune Disorder* வகையைச் சார்ந்த நோயாகும். இந்நோயில் மூட்டுகள் மட்டுமின்றி எலும்புத் தசைகள் மற்றும் ஏனைய பிற உறுப்புகளிலும் பாதிப்புகள் உண்டாகும்.

இந்நோய் பொதுவாக எல்லா வயதினரையும் பாதித்தாலும் பெரும்பாலும் நடுத்தர வயதுள்ள பெண்களையே அதிகம் பாதிக்கிறது. பெரும்பாலும் ஆண்களைக் காட்டிலும் பெண்களுக்கு இந்நோய் மூன்று மடங்கு அதிக பாதிப்பை ஏற்படுத்துவதாக புள்ளிவிவரங்கள் கூறுகின்றன. குறிப்பாக ஜுவனைல் ருமட்டாய்டு ஆர்த்ரைடிஸ் *(Juvenile Rheumatoid)* எனப்படும் சிறு வயதில் ஏற்படும் முடக்குவாதமானது வளரும் இளம் பெண்களை (16 வயது வரை உள்ள) பெருமளவு பாதிக்கிறதாக அண்மைக் கால ஆராய்ச்சிகள் தெரிவிக்கின்றன.

நமது முறையற்ற பழக்கவழக்கங்களினால் உடலில் செரிமானமின்மை தோன்றி ஆமம் என்ற நச்சுநீரை உருவாக்கி அவை மூட்டுகளில் சேர ஆரம்பித்து மூட்டுகளில் வலி, வீக்கம், அழற்சி மற்றும் பிடிப்புத்தன்மை உருவாவதாக ஆயுர்வேதம் கூறுகிறது.

உடலில் ரத்த வெள்ளையணுக்கள் நோய் எதிர்ப்பு சக்திக்கு அரணாக இருக்கின்றன. இந்த வெள்ளை அணுக்களானது சில நேரங்களில் (மேலே கூறிய காரணங்களினால்) நம் உடலின் செல்களையே, நமது உடலுக்கு தீங்கிழைக்கும் மற்ற வேறு கிருமிகளாக எண்ணி அவற்றை தாக்க ஆரம்பிக்கின்றன. இதனால் மூட்டுகளிலுள்ள சவ்வு வீக்கம் மற்றும் பிடிப்புத்தன்மை அடைந்து வலியையும் உண்டாக்குகிறது. மோசமான நோய் பாதிப்பினால் சில நேரங்களில் மூட்டுகள் செயலிழந்தும் விடுகின்றன.

காரணங்கள்

முறையற்ற உணவுப் பழக்கம், எளிதில் செரிமானமாகாத உணவுகளை எடுத்துக் கொள்ளுதல், பகலில் தூங்குதல், உடற்பயிற்சியின்மை, உடலுழைப்பற்றிருத்தல், அதிக அளவு மாமிசம், துரித உணவுகள், மைதா மாவினால் செய்யப்பட்ட உணவுகள், பதப்படுத்தப்பட்ட உணவுகள், தேவையற்ற, எண்ணெய் மற்றும் அதிக கலோரி உணவுகளை உட்கொண்டு உடனடியாக உடற்பயிற்சிகளில் ஈடுபடுவது, மிகவும் குளிர்ந்த நீர் அல்லது உணவுகள், குளிரூட்டப்பட்ட அறைகளை பயன்படுத்துதல் ஆகியவை முக்கிய காரணங்களாகும்.

இந்த நோய் புகைபழக்கம் உள்ளவர்கள், உடல் எடை அதிகம்

உள்ளவர்கள், பரம்பரை காரணம், சுற்றுப்புற சூழல், எப்பொழுதும் பதற்றம், மன அழுத்தம் உடையவர்களை அதிகமாக பாதிக்கிறது.

அறிகுறிகள்

இந்நோய் வந்தால் உடலில் உள்ள மூட்டுகளில் வீக்கம், வலி, அழற்சி போன்றவை ஏற்படும். மூட்டுகளில் பிடிப்புத்தன்மை *(Morning Stiffness)* ஏற்படலாம், மூட்டுகளின் வடிவம் மாறலாம். பொதுவாக கை விரல்களில் இம்மாற்றத்தை அதிகமாக காண முடியும்.

சிறிய மூட்டுகளான விரல் மூட்டுகளில் ஆரம்பித்து பெரிய மூட்டுகளான கை கால் மூட்டுகள், தோள்பட்டை, கழுத்து, இடுப்பு பகுதிகளில் வலி, வீக்கம், அழற்சி மற்றும் பிடிப்புத்தன்மை பரவும்.

அதிகாலை நேரத்தில் மூட்டுகளில் வலி மற்றும் பிடிப்புத்தன்மை அதிகமாக உணரப்பட்டு 30 முதல் 60 நிமிடங்களுக்குப் பின்னர் சிறிது சிறிதாக பிடிப்புத்தன்மை குறைந்து சரியாகும். மூட்டுவலியுடன் காய்ச்சலும் வரலாம்.

பொது உடல் வலி, பசியின்மை, சுவையின்மை, தாகம், சோம்பல், பலவீனம், உடல் கனம், காய்ச்சல், செரிமானமின்மை, உடல் உறுப்புகளின் வீக்கம் ஆகிய அறிகுறிகள் வரும்.

இந்நோயானது மூட்டுகளை மட்டுமல்லாமல் உடலில் உள்ள மற்ற உறுப்புகளிலும் பாதிப்பை ஏற்படுத்தும். இதயத்தைச் சுற்றியிருக்கும் பெரிகார்டியம், நுரையீரலை சுற்றியிருக்கும் *Pleura*, கண்ணின் வெள்ளைப் பகுதியான *Sclera* போன்ற இடங்களில் வீக்கத்தை ஏற்படுத்தலாம். நரம்பு மண்டலம், ரத்த நாளங்களிலும் பாதிப்புகள் ஏற்படலாம்.

இந்த நோய் நாட்பட்டு இருந்தால் அதனால் ஏற்படக்கூடிய பிற நோய்கள்

- எலும்பு கனிமச்சத்து குறைபாடு
- முடக்கு வாத முடிச்சிகள் *(Rheumatoid nodules)*
- கண்களில் வறட்சி *(Dry Eyes)*
- தொற்று நோய்கள்
- உடல் எடை பாதிப்பு
- இதய நோய்
- நுரையீரல் நோய்
- மணிக்கட்டில் அழற்சி *(Carpal Tunnel Syndrome).*

இந்நோயினை அறிகுறிகள் மூலம் அறிந்து கொள்ளலாம். மேலும் ரத்தப் பரிசோதனை செய்தும் அறிந்து கொள்ளலாம். இந்நோயில் ரத்தத்தில் *Rheumatoid factor, ASO, CRP, ESR, ANA* போன்றவை அதிகரித்து இருக்கும். இதையே நமது ஆயுர்வேத

மருத்துவத்தில் நச்சுநீர் மற்றும் வாதநீர் என்று கூறுகிறோம். X-ray, MRI மூலம் எலும்புகளின் நிலையை கண்டறியலாம். உடலில் உள்ள மூட்டுகளில் வலி, வீக்கம் தொடர்ந்து காணப்பட்டால் காலம் தாழ்த்தாமல் தக்க மருத்துவரிடம் சென்று மருத்துவம் செய்து கொள்வது நல்லதாகும்.

பின்பற்ற வேண்டியவை

- வேகமாக நடத்தல், ஒத்தடம் கொடுத்தல், பசியை தூண்டுதல், லேசாக பேதி உண்டாக்குதல் ஆகியவற்றின் மூலமாக வாதத்தை கட்டுப்பாட்டில் வைக்கலாம்.
- முறையான உணவுப் பழக்கத்தை பின்பற்ற வேண்டும். பசி உணர்வைதூண்டுதல் மற்றும் கசப்புடன் கூடிய காரச் சுவை உணவுகளைச் சாப்பிடுவதன் மூலம் செரிமான சக்தியை அதிகரிக்கலாம்.
- தினமும் குளிப்பதற்கும், குடிக்கவும் வெந்நீரை பயன்படுத்த வேண்டும்.
- காலையில் எழுந்தவுடன் சிறிது நடைப்பயிற்சியும் உடற் பயிற்சியும் செய்ய வேண்டும். சூரிய ஒளியானது உடலில் படுமாறு உடற்பயிற்சிகள் செய்ய வேண்டும்.
- பாதித்த மூட்டுகளில் வறுத்த மணல் அல்லது தவிடு ஒற்றடம் கொடுக்கலாம்.
- கால்சியம் பாஸ்பரஸ் மற்றும் விட்டமின் டி உள்ள உண வுகளான காய்கறிகள், கீரைகள், கேழ்வரகு ஆகியவை எடுத்துக்கொள்ள வேண்டும்.
- எளிதில் ஜீரணம் ஆகக்கூடிய உணவுகளை எடுத்துக்கொள்ள வேண்டும்.

தவிர்க்க வேண்டியவை

- உருளைக்கிழங்கு, சேனைக்கிழங்கு முதலிய கிழங்கு வகை களையும் பட்டாணி, சுண்டல் மற்றும் மொச்சை முதலிய பயறு வகைகளையும் தவிர்க்க வேண்டும்.
- எண்ணெய், உப்பு, புளி, வறுத்தது, பொரித்தது ஆகியவை தவிர்க்க வேண்டும்.
- பதப்படுத்தப்பட்ட உணவுகள், மைதாவில் செய்யப்பட்ட உணவுகளை தவிர்க்கவும்.
- பகலில் தூங்குதலை கட்டாயம் தவிர்க்க வேண்டும்.
- மிகவும் குளிர்ந்த நீர் மற்றும் உணவுகள் எடுப்பதை தவிர்க்க வேண்டும்.
- குளிரூட்டப்பட்ட அறைகளை பயன்படுத்துவதை தவிர்க்கலாம்.

சிகிச்சை

ஆயுர்வேதத்தின்படி உடலின் அனைத்து செயல்பாடுகளும் ஜடராக்கினி, தாத்வாக்னி எனப்படும் உஷ்ணத்தன்மையினால் பரிணாமம் அடைகின்றது. இந்த முடக்குவாதத்தில் அவை பாதிக் கப்படுவதால் முதலில் 'அக்னி' எனப்படும் செரிமானத்தன்மையை அதிகரிக்கக்கூடிய மருந்துகளையும், சிகிச்சை முறைகளையும் பின்பற்ற இந்நோயை முற்றிலுமாக கட்டுப்படுத்தலாம்.

கசாயம் மருந்துகளான அம்ருதோத்தர கசாயம், பாசனாம் ருத கசாயம், குடுச்யாதி கசாயம், ராஸ்ன ஏரண்டாதி கசாயம், அம்ருதஷடங்க கசாயம் ஆகியவை காலை மாலை உணவிற்கு முன் வெந்நீரில் கலந்து எடுக்கலாம்.

பானீயம் (மூலிகைகளுடன் காய்ச்சிய நீர்)

கோகிலாக்ஷ பானீயம், நெருஞ்சில், தண்ணீர் விட்டான் கிழங்கு சேர்த்த பானீயம், சிறு பஞ்சமூலம், நெல்லிக்காய் பானீயம், வீக்கத்துடன் கூடிய வாதரத்தத்தில் ப்ருகத்யாதி அல்லது கோகிலாக்ஷ பானீயம் கொடுக்க நல்ல பலன் தரும்.

சூரண மருந்துகளான ஷட்தரண சூரணம், அஷ்ட சூர்ணம், பஞ்ச சம சூரணம், சீந்தில் சூரணம் ஆகியவை ஆமத்தை போக்கி அக்னியை பலப்படுத்த பெரிதும் உதவுகின்றன.

முடக்குவாதத்தில் சீந்திலின் முக்கியத்துவம்

சீந்தில் கொடியானது முடக்கு வாதத்தில் மிகச் சிறந்த மருந்தாக அனைத்து ஆயுர்வேத நூல்களிலும் கூறப்பட்டுள்ளது, அண்மைக் கால ஆராய்ச்சிகளும் அதை நிரூபிக்கின்றன. வீக்கத்துடன் கூடிய அவஸ்தையில் சீந்தில் சூரணத்துடன் சுக்கு சேர்த்து கொடுக்கலாம். மலச்சிக்கல் இருப்பின் சீந்தில் சூரணத்துடன் வெல்லம் சேர்த்து கொடுக்கலாம். உடல் பருமன் உள்ளவர்கள் சீந்தில் சூரணத்துடன் தேன் கலந்து எடுக்கலாம். முடக்கு வாதத்தில் தீவிர வலி இருப்பின் சீந்தில் கசாயத்துடன் ஆமணக்கு எண்ணெய் சேர்த்து எடுக்கவும்.

ரஸ மருந்துகளான ஆனந்தபைரவரம், ப்ருகத்வாத சிந்தாமணி, யோகேந்திர ரஸம் கொடுக்கலாம்.

மாத்திரைகளான சுதர்சன வடி, சட்தரண குளிகை, கைசோர குக்குலு, கோக்சூராதி குக்குலு, யோகராஜ குக்குலு, ஆபா குக்குலு, புனர்னவாதி குக்குலு, வாதாரி குக்குலு ஆகியவை நல்ல பலனளிக்கும்.

முடக்கு வாதத்தில் 'ஸ்வேதனம்' எனப்படும் ஒற்றடம், நீராவி, மூலிகை, மணல் மற்றும் சூர்ண கிழி சிகிச்சைகள் முதன்மையான தாகும்.

பஞ்சகர்ம சிகிச்சைகளான விரேசனம் (பேதி சிகிச்சை) மற்றும்

வஸ்தி (பீச்சு சிகிச்சை) சிறந்த சிகிச்சைகளாகும்.

'விரேசனம்' என்னும் பேதிக்கு ஆயுர்வேத சிகிச்சை முறைப்படி நிம்பாம்ருத ஏரண்ட தைலம், த்ருவ்ருத் லேகியம் பயன்படுத்த 'ஆமம்' நீங்கி வலி வீக்கம் குறைவதை பார்க்கலாம்.

வாதத்தை முறைப்படுத்த 'வஸ்தி' என்னும் ஏனெமா சிகிச்சை ஆயுர்வேதத்தில் முதன்மையானது. அந்த வகையில் ப்ருகத்யாதி யாபன வஸ்தி, க்ஷீர வஸ்தி, அர்த்தமாத்ரிக வஸ்தி ஆகியவை கொடுக்கலாம். வஸ்திக்கு குடுச்யாதி கசாயம், ப்ருகத்யாதி கசாயம், தசமூல கசாயம், ஏரண்டமூல கசாயம் நல்ல பலனளிக்கும்.

மேல் பூச்சுகள் (லேபம்): வீக்கம் உள்ள இடத்தில் சதகுப்பை சூரணத்தை காடி நீருடன் சேர்த்து பூசலாம். ஆமணக்கு விதையை பாலுடன் சேர்த்தும், எள்ளும்நிஷாதி சூரணம், குடுச்சிபத்ராதி சூரணம், கொட்டம்சுக்காதி சூரணம், கோலகுலத்தாதி சூரணம், க்ரஹதூமாதி சூரணம் ஆகியவையும் மேல் பூச்சுகளாக பயன் படுத்தலாம்.

வெள்ளைப்படுதல்
(Leucorrhoea)

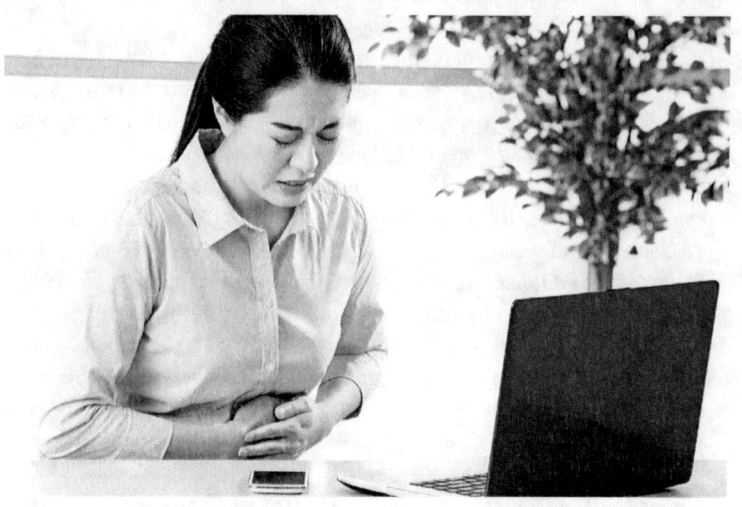

வெள்ளைப்படுவது பெண்களுக்கான ஒரு சாதாரண நிகழ்வாக கருதப்பட்டாலும் இது பல சந்தர்ப்பங்களில் ஒரு நோயாகவோ அல்லது பிற நோய்களின் அறிகுறியாகவோ இருக்கலாம் என்பது நம்மில் பலருக்கு தெரிந்திருக்க வாய்ப்பில்லை. வெள்ளைப்படுவதால் உடலில் உள்ள சத்துக்கள் அனைத்தும் கரைந்து விடும் என்றும், உடல் உஷ்ணம் அதிகமாக உள்ளவர்களுக்கு எப்பொழுதும் வெள்ளைப்படும் என்றும் பல ஆதாரமற்ற நம்பிக்கைகள் நம்மிடையே இருந்து கொண்டுதான் இருக்கிறது. இந்தப் பிரச்னை குறித்து பெரும்பாலானவர்களிடம் போதிய

விழிப்புணர்வு இல்லை. இதனால் பல பெண்கள் இப்பிரச்சனையை சகித்துக்கொண்டு மருத்துவரிடம் செல்வதற்கு கூச்சப்பட்டு இதைப் பற்றி வெளியில் பேசாமலே இருந்து விடுகிறார்கள். ஒருவேளை இது மிகவும் அதிகமான பின் மருத்துவரிடம் சென்று வைத்தியம் செய்துகொள்ளலாம் என்று அலட்சியம் காட்டினால் அதற்குள் இது பல சிக்கல்களை ஏற்படுத்திவிடும் வாய்ப்புள்ளது. இதற்கு மருத்துவ சிகிச்சை எடுத்துக்கொண்ட பின்னரும் பூரணமாக குணம் பெற பல மாதங்கள் கூட ஆகலாம்.

பெண்களின் பிறப்புறுப்பு எப்பொழுதும் ஈரப்பசையோடு வழவழப்பாக இருக்க வேண்டும் என்பதற்காக பூப்படையும் காலத்தில் ஏற்படும் ஹார்மோன்களின் மாறுதலால் பெண்ணின் பிறப்புறுப்பில் ஏற்படும் திரவ உற்பத்தியை வெள்ளைப்படுதல் என்று நாம் சாதாரணமாக அழைக்கிறோம். இது பெண்களின் முதல் மாதவிடாய் தொடங்கும் முன் பருவமடைதலின் முதல் அறிகுறியாகவும் பார்க்கப்படுகிறது.

பொதுவாக கருப்பை வாயிலில் (Cervix) இருந்து நிறமற்ற, லேசான பிசுபிசுப்புத்தன்மை கொண்ட திரவமானது இயற்கை யாகச் சுரக்கும். அமிலத்தன்மை நிறைந்த அந்தத் திரவம் நோய்க் கிருமிகளை வெளியேற்றவும், இறந்த செல்களை வெளியேற்றவும், தொற்றுகள் ஏற்படாமல் பிறப்புறுப்பைப் பாதுகாக்கவும், பெண் ணுறுப்பின் கார அமிலத்தன்மையை நிலைப்படுத்தவும் உதவுகிறது. இது லேசான பிசுபிசுப்புத் தன்மை கொண்டு துர்நாற்றம் ஏதும் இல்லாமல் பூப்படையும் காலத்திலும், மாதவிடாய்க்கு இரண்டு நாட்கள் முன்னும் பின்னும், உடலுறவின் உணர்ச்சியை அடைந்த நிலையிலும், பாலூட்டும் காலங்களிலும், சினைப்பையிலிருந்து சினைமுட்டை வெளியேறும் நாட்களிலும் வேறு எந்த அறிகுறி களும் இல்லாமல் இயல்பாகவே சிறிதளவு வருமானால் இதை இயற்கையான நிகழ்வாக எடுத்துக்கொள்ளலாம். இந்த நிலைகளில் முறையான மாதவிடாய் சுழற்சியும் நிகழும்.

ஆனால் பிசுபிசுப்புத்தன்மை அதிகமாகி, வெள்ளை அல்லது பழுப்பு நிறத்தில் சிறிது மஞ்சள், பச்சை, சிவப்பு நிறம் கலந்த தன்மையுடன் தயிர் போன்று கெட்டியாகவும், சில நேரங்களில் நூல் தன்மை அடைந்து, அளவிற்கதிகமாக, துர்நாற்றம், அரிப்பு, தோல் சிவத்தல், எரிச்சல் உண்டாகி, நாள் முழுவதும் நீடித்தும் மற்றும் உடல் அசதி, சோர்வு, பலவீனம், கீழ் முதுகுவலி ஆகி யவை சேர்ந்து வருமானால் இதை ஒரு எச்சரிக்கையாக எடுத்துக் கொண்டும் உடனே மருத்துவரை அணுகி சிகிச்சை எடுத்துக் கொள்ள வேண்டும்.

பெண்களின் இனப்பெருக்க காலத்திலேயே இது அதிகமாக தோன்றினாலும் மாதவிடாய் முழுவதுமாய் நின்ற பிறகும்கூட

இது நோயாக ஏற்பட வாய்ப்புண்டு என்பதை நாம் மனதில் வைக்கவேண்டும்.

இந்தியாவில் இனப்பெருக்க வயதுள்ள பெண்களிடம் நடத்தப்பட்ட ஒரு ஆய்வில் கிட்டதட்ட 25 சதவீதம் பெண்களுக்கு இந்த வெள்ளைப் படுதல் பிரச்னை இருப்பதாகவும் அதில் திருமணமானவர்களுக்கும், பிரசவித்த தாய்மார்களுக்கும், சமூக பொருளாதார நிலையில் மிகவும் பின்தங்கியுள்ள பெண்களிலும் அதிகமாக இருப்பதும் கண்டறியப்பட்டுள்ளது. ஆனால் மேலை நாடுகளில் இந் நோய் மிகவும் குறைவாகவே உள்ளது என்பதை நாம் கவனிக்க வேண்டும்.

வெள்ளைப்படுதல் நோய்க்கான காரணங்கள்

- தனிப்பட்ட சுகாதாரமின்மை *(Personal hygiene)*
- ஹார்மோன் தொந்தரவுகள்
- பாக்டீரியா தொற்றுகள்
- ஈஸ்ட் தொற்றுகள்
- சுகாதார ஸ்ப்ரேக்கள் மற்றும் வாசனை சோப்புகளை அதிகமாக பயன்படுத்துதல்.
- கருத்தடை மாத்திரைகளை பயன்படுத்துதல்,
- ஆண்டிபயாடிக் மற்றும் ஸ்டீராய்டு மருந்துகளை முறை தவறி பயன்படுத்துதல்.

பிற நோய்களின் அறிகுறியாக வெள்ளைப்படுதல் வருவது

கர்ப்பப்பை வாய் புற்றுநோய், கருப்பை மற்றும் கருப்பை வாய் நீர் கட்டிகள், கருப்பை மற்றும் கருப்பை வாயில் ஏற்படும் நார்த் திசுக் கட்டிகள், கடுமையான மலச்சிக்கல், கருப்பை பின்னோக்கி சரிவு *(Retroverted Uterus)*, கருப்பையானது முன்னோக்கி இறங்குதல் *(Uterine prolapse)* ஆகியவை முக்கிய காரணங்கள் ஆகும்.

மேலும் நீரிழிவு, ரத்த சோகை நோய்கள், பால்வினை நோய்கள் (ட்ரைகோமோனஸ் *(Trichomonas)*, கோனோகாக்கல் *(Gonoccal)*, க்ளாமிடிஸ் நோய்தாக்கம்) ஆகியவையும் பிற காரணங்களாக பார்க்கப்படுகிறது.

வெள்ளைப்படுதலை கவனிக்காமல் விடுவதால் ஏற்படும் விளைவுகள்

முறையாக சிகிச்சை எடுக்காவிட்டால், கர்ப்பப்பையிலும் இனப்பெருக்க உறுப்பிலும் பிற பிரச்சனைகள் ஏற்படலாம். பெண்களுக்கு இனப்பெருக்க உறுப்புகளில் சிறுநீர்ப்பாதையும் பிறப்புறுப்பும் மிக நெருக்கமாக அமைந்திருக்கும். ஒரு பகுதியில் ஏற்படும் தொற்று மற்ற இடத்துக்கு வேகமாகப் பரவும். நீண்ட

காலமாக சிகிச்சையளிக்கப்படாத அல்லது புறக்கணிக்கப்பட்ட வெள்ளைப்படுதல் நோய் ஒரு நாள்பட்ட அல்லது கடுமையான தொற்றுநோயாக மாறும். எனவே, வெள்ளைப்படுதலால் பாதிக்கப்பட்டவர்கள் தாமதிக்காமல் மருத்துவ ஆலோசனை பெறவேண்டும்.

வெள்ளைப்படுதலினால் ஏற்படும் பிற சிக்கல்கள்

- தன்னிச்சையான கருக்கலைப்பு அல்லது கருச்சிதைவு
- குறைப்பிரசவம், எண்டோமெட்ரியோசிஸ்
- கர்ப்பப்பை வாய் அரிப்பு
- ஃபெலோபியன் குழாயின் அடைப்பு
- கர்ப்ப காலத்தில் சிக்கல்கள்

ஆயுர்வேத சிகிச்சை

வெள்ளைப்படுதல் நோயாக மாறும் நேரத்தில் ஆயுர்வேத சிகிச்சைகள் ஒரு முழுமையான நிரந்தரமான தீர்வினை அளிக்கின்றது என்றால் மிகையாகாது. வெள்ளைப்படுதல் நோய்க்கு ஆயுர்வேதத்தில், வர்த்தி, தூபனம், பிரக்ஷாலனம், பிச்சு, க்ஷார கர்மம் மற்றும் உள்மருந்துகள் ஆகியவை நல்ல பலனைத் தருகின்றன.

வர்த்தி

யோனி வர்த்தி என்பது ஆயுர்வேதத்தில் ஒரு பிரசித்திபெற்ற சிகிச்சையாக வெள்ளைப்படுதலுக்கு பார்க்கப்படுகிறது. இது ஆங்கில மருத்துவத்தில் (Localized Drug Delivery கலைஸ்டு டிரக் டெலிவரி) எனும் அடிப்படையில் நேராகப் பிறப்புறுப்பினுள் வேலை செய்கின்றது. அத்தகைய யோனி வர்த்தி செய்வதற்கு அதிமதுரம், வெள்ளோத்தி மரப்பட்டை, வேம்பின் பட்டை, திரிபலா சூரணம், படிகாரம் ஆகியவற்றை பொடித்து தேனுடன் சேர்த்து தயாரித்து பிறப்புறுப்பில் மாதவிடாய் ஏற்பட்டதற்கு 8 முதல் 10 நாட்களுக்கு பிறகு தொடர்ந்து பயன்படுத்தி வர முற்றிலுமாக வெள்ளைப்படுதல் குணமாக வாய்ப்புண்டு.

யோனி தூபனம் (புகை)

யோனி தூபனம் மற்றுமொரு முக்கியமான சிகிச்சையாக வெள்ளைப்படுதலில் பார்க்கப்படுகிறது. இதில் பார்லி, எள், குங்கிலியம், மஞ்சள், நெய் ஆகியவற்றை நெருப்பிலிட்டு அந்தப் புகையை பிறப்புறுப்பில் காட்டி வர பிறப்புறுப்பில் ஏற்படும் இந்த வெள்ளைப்படுதல் நோயானது முற்றிலுமாக குறையக் காணலாம்.

யோனி பிச்சு

- ஆயுர்வேதத்தில் மருந்துகளை பிறப்புறுப்புக்கு வழங்கும் எளிய நடைமுறைகளில் ஒன்றாக யோனி பிச்சு அறியப்படுகிறது. வெள்ளைப்படுதலில் மிகச் சுலபமாக செய்யக் கூடிய மற்றுமொரு சிகிச்சை யோனி பிச்சு. இதில் பருத்தியை துணியில் வைத்து அதில் மருந்து தடவி நூலால் கட்டி பிறப்புறுப்பினுள் 5 முதல் 6 மணி நேரம் வரை வைக்க வெள்ளைப்படுதல் உடனடியாகக் குறைவதைக் காணலாம்.
- ஜாத்யாதி தைலம், தாதக்யாதி தைலம் மற்றும் ந்யக்ரோத கஷாயம் ஆகியவை பிச்சு சிகிச்சையில் பயன்படுத்த நல்ல பலன் தரும்.

பிரக்ஷாலனம்

- பிரக்ஷாலனம் என்பது பிறப்புறுப்பை கழுவுதலை (Douch) குறிக்கப் பயன்படுத்தப்படும் சொல். கஷாயங்கள் அல்லது சூர்ணங்கள் (பொடிகள்) பிறப்புறுப்பை சுத்தப்படுத்த பிரக்ஷாலனம் முறையில் பயன்படுத்தப்படுகிறது.
- பஞ்சவல்கல கஷாயம், வேம்பு இலை கஷாயம், படிகார நீர் போன்ற மருந்துகள் பிரக்ஷாலனம் சிகிச்சைக்காக பரிந்துரைக்கப்படுகின்றன.

க்ஷார கர்மம்

ஒரு நோய்க்கான சிகிச்சைக்காக காஸ்டிக் ஏஜெண்டுகளைப் பயன்படுத்துவது க்ஷார கர்மம் எனப்படும். கர்ப்பப்பை வாய் அரிப்புக்கான சிகிச்சையின் ஒரு சிறந்த வடிவமாக க்ஷார கர்மம் உள்ளது. க்ஷார கர்மம் பிறப்புறுப்பு மருக்கள், குணப்படுத்தாத நாள் பட்ட கர்ப்பப்பை வாய் புண்கள் மற்றும் கர்ப்பப்பை வாய் பாலிப்களுக்கு சிகிச்சையளிப்பதில் மிகவும் பயனுள்ளதாக இருக்கும்.

உள் மருந்துகள்

- இந்த நோயில் நோய்க் கிருமிகளை அழிக்கக்கூடிய கசப்பு, துவர்ப்பு சுவை உடைய மருந்துகளை எடுத்துக்கொள்ள வேண்டும்.
- கஷாய மருந்துகளான முசளி கதிராதி கஷாயம், த்ருண பஞ்ச மூல கஷாயம், திரிபலா கஷாயம், பாரங்கியாதி கஷாயம், வரனாதி கஷாயம், சுகுமார கஷாயம் ஆகியவை காலை மாலை உணவிற்கு முன் வெந்நீரில் கலந்து கொடுக்கலாம்.
- இதர கஷாயங்களான நயக்ரோதாதி கஷாயம், வேம்பின் இலைத் கஷாயம், பஞ்சவல்கல கஷாயம், வெள்ளோத்தி பட்டை கஷாயம், சந்தனக் கஷாயம் ஆகியவை மாத

விடாய்க்கு 8 முதல் 10 நாட்களுக்குப் பிறகு வழங்கப்பட வேண்டும்.
- சூர்ணங்களான படிகார சூர்ணம், திரிபலா சூர்ணம், கடுக்காய் சூர்ணம், புஷ்யனுக சூர்ணம், மாத்திரைகளான ப்ரதராந்தகலோகம், சந்திர பிரபா வடி, புனர்னவா குக்குலு, திரிபலா குக்குலு, நெய் மருந்துகளான தாடிமாதி க்ருதம், அசோக க்ருதம், சதாவரி க்ருதம், சுகுமார க்ருதம், ஆசவ அரிஷ்ட மருந்துகளான குமாரியாசவம், அசோகாரிஷ்டம், பத்ரங்காசவம், காயகற்ப மருந்துகளான கதலி ரசாயனம், ரஜத லோஹ ரசாயனம் லேகியங்களான திராக்சாதி லேகியம், சுகுமார லேகியம் ஆகியவை தக்க மருத்துவரின் ஆலோசனை படி எடுத்துக்கொள்ள நல்ல பலனைத்தரும்.
- மேலும் நெல்லிக்காய் பொடியை தேன் மற்றும் வெல்லம் கலந்தோ, வெள்ளோத்தி பட்டை கல்கத்தை ஆலமர பட்டை கஷாயத்துடன் சேர்த்தோ, ரோகிதக கல்கத்தை தேனுடன் கலந்தோ, நாககேசர சூரணத்தை மோருடன் சேர்த்தோ, புளி விதை கல்கத்தை பாலுடன் கலந்தோ எடுக்க நல்ல பலன் தரும்.

உணவு மற்றும் வாழ்க்கை முறை மாற்றங்கள் செய்ய வேண்டியவை

- பிறப்புறுப்பை அடிக்கடி சுத்தமாக வெதுவெதுப்பான நீரில் கழுவ வேண்டும்.
- வியர்வையை உறிஞ்சும் மற்றும் எரிச்சலை ஏற்படுத்தாமல் இருக்கும் பருத்தி உள்ளாடைகளை அணிய வேண்டும், மிகவும் இறுக்கமான ஆடைகளை அணிவதைத் தவிர்க்க வேண்டும்.
- வாசனை சோப்புகள் மற்றும் ஸ்ப்ரேக்கள் பயன் படுத்துவதைத் தவிர்க்க வேண்டும்.
- உடற்பயிற்சிகள், சிறுநீர் கழித்தல், குளித்தல் அல்லது நீச்சல் போன்றவற்றிற்குப் பிறகு பிறப்புறுப்பை நன்கு கழுவி உலர வைக்க வேண்டும்.
- பழைய அரிசி, பார்லி, கோதுமை, கொண்டைக்கடலை, நெய், பருப்பு, இஞ்சி, பேரீச்சம்பழம், மாதுளை, பசும்பால், கொத்தமல்லி, திராட்சை, சுரைக்காய் போன்ற உணவுகளை அடிக்கடி உட்கொள்ள வேண்டும்.
- சூரிய ஒளியில் நடக்க வேண்டும்.
- எளிதில் செரிமானமாகக்கூடிய உணவுகள், பழங்கள் மற்றும் காய்கறிகளை உண்ண வேண்டும்.
- புதிதாக தயாரிக்கப்பட்ட உணவையே உண்ண வேண்டும்..

- மகிழ்ச்சியாக இருக்க முயற்சி செய்யவும், மன அழுத்தம் அல்லது சோகத்தைத் தவிர்க்கவும். ஏனெனில், மன அழுத்தமும் ஒரு காரணமாகிறது.
- மாதவிடாய் காலத்தில் 5-6 மணிநேரத்திற்கு ஒருமுறை பேடுகளை மாற்ற வேண்டியது அவசியம். இல்லாவிட்டால், அது அவ்விடத்தில் தொற்றுக்களின் பெருக்கத்தை அதிகரித்து, வெள்ளைப்படுதலை அதிகரிக்கும்.
- வெள்ளைப்படுதல் பிரச்சனை உள்ளவர்கள், மைதா உணவுகள், புரோட்டீன் உணவுகள் போன்றவற்றை அதிகமாக உட்கொள்ளாதீர்கள். இவை நிலைமையை இன்னும் மோசமாக்கும்.

செய்யக்கூடாதவை

- சிறுநீர் கழித்தல் மற்றும் குடல் இயக்கம் போன்ற இயற்கையான தூண்டுதல்களை அடக்க வேண்டாம்.
- பகலில் தூங்க வேண்டாம்.
- உளுந்து, வினிகர், வெங்காயம், ஊறுகாய், பிரிஞ்சி, புளிப்புத் தயிர், எண்ணெய், பூண்டு, வெல்லம், புளிப்பு பொருட்கள் மற்றும் காரமான உணவுகளை சாப்பிட வேண்டாம்.
- மது அருந்த வேண்டாம்.
- இரவுகளில் விழித்திருக்கக் கூடாது.
- அதிக உடற்பயிற்சி, வேகமாக அல்லது அதிகமாக சாப்பிட வேண்டாம்.

மார்பகப் புற்றுநோய்

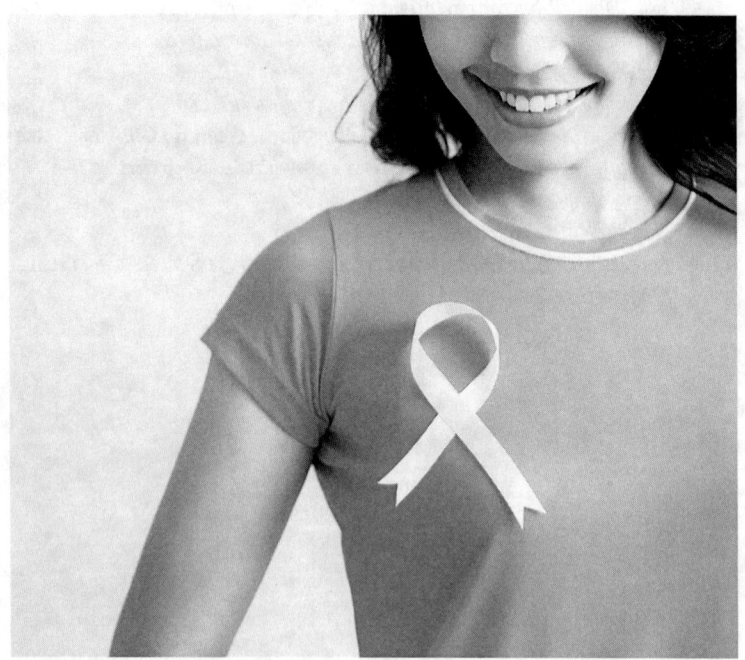

சமீபகாலமாக, உலகளவில் எண்ணற்ற பெண்களுக்கு அச்சுறுத்தும் வகையில் பரவிவரும் புற்றுநோய்களில் ஒன்று மார்பகப் புற்றுநோய். சாதாரணமாக கண்டறியப்படும் புற்றுநோய்களில் ஒன்றாக இருந்தாலும் பெண்களைத் தாக்கும் இரண்டாவது மிகவும் பொதுவான புற்றுநோயாக இது பார்க்கப்படுகிறது. மிக அரிதாக

இது ஆண்களையும் பாதிக்கிறது என்பது பலருக்குத் தெரியாது.

மார்பகப் புற்றுநோய் என்பது மார்புப் பகுதியில் உள்ள செல்களின் ஒரு வீரியம் மிக்க கட்டுப்பாடற்ற வளர்ச்சியால் ஏற்படும் கட்டி ஆகும். இது மார்பகத்தில் ஒரு சிறிய கட்டி உருவாவதில் தொடங்கி மிக வேகமாக மற்ற உறுப்புகளுக்கு பரவும். மார்பகத்தின் ஒவ்வொரு கட்டியும் மார்பகப் புற்றுநோயாக மாறுவதில்லை என்பதை நாம் நினைவில் கொள்ள வேண்டும்.

இந்த மார்பகப் புற்றுநோய் பொதுவாக நாற்பது வயதுக்கு மேற்பட்ட பெண்களை பாதிக்கிறது. இந்தியாவில், மார்பகப் புற்று நோயானது அதிக எண்ணிக்கையில் பதிவு செய்யப்பட்டுள்ளது. 2007ல் வெளியிடப்பட்ட ஒரு ஆய்வறிக்கையின்படி, ஒவ்வொரு ஆண்டும் இந்தியாவில் கிட்டத்தட்ட ஒரு லட்சம் பெண்களுக்கு மார்பகப் புற்றுநோய் ஏற்படுகிறது. ஏறக்குறைய சரிபாதி பெண்கள் 45 வயதுக்கு குறைவானவர்கள். 2017 ம் ஆண்டில், மார்பக புற்று நோயாளிகளின் மூன்றாவது பெரிய மக்கள்தொகை கொண்ட நாடாக இந்தியா இருந்தது. இந்த எண்ணிக்கை ஆண்டுதோறும் 5 சதவீதம் அதிகரிக்கிறது. 2025 ஆம் ஆண்டில், ஒரு லட்சத்தில் 190 முதல் 260 பெண்கள் மார்பக புற்றுநோயால் பாதிக்கப்படுவார்கள் என்று பகுப்பாய்வு கூறுகிறது.

காரணங்கள்

ஆயுர்வேதத்தின்படி, உடல் திரிதோஷத்தை அடிப்படையாகக் கொண்டது, இதில் வாதம், பித்தம் மற்றும் கபம் ஆகியவை அடங்கும். இந்த தோஷங்களில் ஏற்றத்தாழ்வு நமது ஆரோக்கியத்திற்கு இடையூறு விளைவிப்பதோடு, பல நோய்களுக்கு வழிவகுக்கும். இவ்வாறே புற்றுநோயும் ஏற்படுகிறது.

மார்பகப் புற்றுநோய்க்கு சரியான காரணம் கண்டறியப்பட வில்லை என்றாலும் சில காரணங்களால் நோய் ஏற்பட வாய்ப் புள்ளது. அவை:

பரம்பரை காரணம்

பெற்றோர்களுக்கு மார்பகப் புற்றுநோய் இருப்பின் சந்ததியினருக்கு ஏற்பட அதிக வாய்ப்புள்ளது. இளைஞர்களுக்கு ஏற்படும் இப்புற்றுநோய்க்கு பரம்பரை காரணியே பிரதானமாக அமைகிறது. குடும்பத்தில் முன்னோர்களுக்கு அல்லது உறவினர்களுக்கு இருப்பின் இந்நோய் ஏற்பட அதிக வாய்ப்புள்ளது. ஆனால் மார்பகப் புற்றுநோய் உள்ள பெரும்பாலான பெண்களுக்கு இந்த நோயின் குடும்ப வரலாறு இல்லை என்பதையும் நாம் அறிந்து கொள்ளவேண்டும்.

உணவுப்பழக்கம்

புற்றுநோய் ஏற்படுபவர்களில் மூன்றில் ஒருவருக்கு தகாத உணவுப்பழக்கமே காரணமாகிறது. தற்போதுள்ள உணவுகள் பதப்படுத்தவும், சுவையூட்டவும், நிறத்திற்கும் வேதிப்பொருட்கள் சேர்க்கப்படுவதால் உணவு வகைகள் மாசடைந்து உடலுக்கு புற்றுநோய் மற்றும் இதர பாதிப்புக்களை உருவாக்குகிறது. உணவுப்பொருட்கள் விளைவிக்கவும், பாதுகாக்கவும் வேதிப் பொருட்களை பயன்படுத்துவதால் புற்றுநோயை உண்டாக்கும் தன்மையை அடைகின்றன.

கதிர்வீச்சு

எக்ஸ்ரே, ஸ்கேன் முதலிய கதிரியக்கத்திற்கு அடிக்கடி உட்படுபவர்களுக்கு, குறிப்பாக அத்துறையில் பணியாற்றுபவர்களை புற்றுநோய் அதிகம் தாக்குகிறது.

சூரிய ஒளி

அதிகளவு சூரிய ஒளி அதிக வெப்பத்துடன் தோலில் படுவதால் சில வகையான தோல் புற்றுநோய் ஏற்படும்.

ரசாயனப்பொருட்கள்

வேதித் தொழிற்சாலைகளில் வேலை செய்யும் பெண்கள், அச்சகம், பட்டாசு தயாரிப்பில், தீப்பெட்டி தயாரிப்பில் ஈடுபட்டுள்ள பெண்களுக்கு புற்றுநோய் ஏற்பட வாய்ப்புண்டு.

ரசாயன உரங்கள்

அதிக விளைச்சலுக்காகவும் பூச்சிகளை அழிக்கவும் பயிர்களுக்கும், காய்கறிகளுக்கும் அதிக ரசாயனப்பொருட்கள் பயன்படுத்துவதால் புற்றுநோய் வருகிறது.

புகையிலை பயன்பாடு

தற்போது நிகழும் 10 புற்றுநோய் இறப்புகளில் 3 இறப்பு புகையிலைப் பொருட்களால் ஏற்படுகிறது.

மது அருந்துதல்

மது அருந்துதல் ஒரு முக்கிய காரணமாகும். மதுவால் மார்பக, கல்லீரல், வாய், தொண்டைப் புற்றுநோய் ஏற்படும்.

எலக்ட்ரோமேக்னடிக் பொருட்கள்

நாம் அன்றாடம் பயன்படுத்தும் செல்போன், கணினி, ஃப்ரிட்ஜ்

முதலிய எலக்ட்ரோமேக்னடிக் பொருட்களில் இருந்து உருவாகும் கதிர்வீச்சினால் புற்றுநோய் உருவாக வாய்ப்புண்டு.

கருத்தடை மாத்திரைகள்

வாய்வழியாக எடுக்கப்படும் கருத்தடை மாத்திரைகள் புற்று நோயை ஏற்படுத்தக்கூடியவை.

உடல் மாற்றங்கள்

ஒரு மார்பகமானது பாதிக்கப்பட்டிருப்பின் மற்றொரு மார்பக மும் பாதிக்கப்பட அதிக வாய்ப்பு உள்ளது. மேலும் 10 வயதிற்குள் ளாகவே விரைவில் பருவமடையும் பெண்களுக்கும், 55 வயதிற்கு மேல் மாதவிடாய் நிற்காமல் இருப்பவர்களுக்கும் இந்நோய் வர வாய்ப்புள்ளது.

மரபணுக்கள்

பெண்களுக்கு BRCA1 மற்றும் BRCA2 போன்ற மரபணு மாற்றங்கள் மார்பகப் புற்றுநோயை உருவாக்கக்கூடியவை. மற்றும் பிற மரபணு மாற்றங்கள் புற்றுநோய் ஆபத்தை அதிகரிக்கலாம்.

வயதான காலத்தில் கர்ப்பம்

முதல் குழந்தையை 35 வயது வரை கருத்தரிக்காத பெண்களுக்கு மார்பகப் புற்றுநோய் ஏற்படும் அபாயம் உள்ளது.

ஹார்மோன் சிகிச்சை

மாதவிடாய் நின்ற பின் ஈஸ்ட்ரோஜன் மற்றும் புரோஜெஸ்ட் டிரோன் மருந்துகளை எடுத்துக் கொள்ளும் பெண்களுக்கு மார்ப க புற்றுநோய் வருவதற்கான அதிக ஆபத்து உள்ளது.

கர்ப்பம் இல்லை

தங்களின் முழு காலத்திற்கு கர்ப்பம் தரிக்காத பெண்களுக்கு மார்பக புற்றுநோய் வருவதற்கான வாய்ப்புகள் அதிகம்.

மார்பகப் புற்றுநோயின் பொதுவான அறிகுறிகள்

- மார்பகத்தை சுற்றிலும் மாறுபட்ட, கடினமான கட்டி போன்று தென்படுதல்.
- மார்பகத்தில் இருந்து ரத்தம் வருதல்.
- மார்பகத்தில் தீவிர வலி மற்றும் அரிப்பு உணர்வு.
- மார்பகத்தில் வீக்கம் அல்லது குழிவு ஏற்படுதல்.
- முலைக்காம்பு அளவு, வடிவம் மற்றும் நிறம் மாற்றம்
- முலைக்காம்பானது தலைகீழாக மாறுதல்.

நாம் அன்றாடம் பயன்படுத்தும் பல மூலிகைகள் பல புற்றுநோய்களை தடுப்பவையாகத்தான் அமைந்திருக்கிறது. அதில் குறிப்பாக பூண்டு, மஞ்சள், துளசி, நெல்லிக்காய், இஞ்சி, முருங்கை, வில்வம், வெந்தயம், வேம்பு, கீழாநெல்லி, நெருஞ்சில், அசோகு, ஏலக்காய், ஜாதிக்காய்...

- முலைக்காம்பிலிருந்து ரத்தம் அல்லது பால் வெளியேறுதல்
- மார்பகம் மற்றும் முலைக்காம்புகள் சிவந்து காணப்படுதல் அல்லது நிறமாற்றம் அடைதல்.
- அக்குள் பகுதியில் கட்டி போன்று தென்படுதல்.
- மார்பைச் சுற்றி உள்ள தோலானது செதில்கள் போல் உரிந்து வருதல். மேலும் முலைக்காம்பு மற்றும் மார்புப் பகுதியில் உள்ள தோலானது கடினமாக மாறுதல்.
- மார்பகத்தின் ரத்தக் குழாய்கள் விரிவடைந்து தென்படுதல்.

நோய் கண்டறிதல் மற்றும் பரிசோதனை

மேமோகிராம், மார்பக MRI, பயாப்ஸி, ரத்தப் பரிசோதனைகள், அல்ட்ராசவுண்ட், மருத்துவர் மேற்கொள்ளும் மார்பக உடல் பரிசோதனை, மார்பக சுய பரிசோதனை ஆகியவை இந்நோயை சரியாக முன்கூட்டியே கண்டுபிடிக்க உதவுகின்றன.

மார்பக சுய பரிசோதனை

மார்பக சுய-பரிசோதனை என்பது மார்பக திசுக்களில் ஏற்படும் மாற்றங்கள் அல்லது பிரச்சனைகளைக் கண்டறிய ஒரு பெண் வீட்டில் செய்யும் ஒரு சோதனை முறையாகும்.

மார்பகப் புற்றுநோயைக் கண்டறிவதில் அல்லது உயிரைக் காப் பாற்றுவதில் மார்பக சுய பரிசோதனை பெரும் பங்கு வகிக்கிறது. மாதவிடாய் தொடங்கி 3 முதல் 5 நாட்களுக்குப் பிறகு மாதாந்திர சுய மார்பகப் பரிசோதனை செய்வது சிறந்த நேரமாகும். ஒவ்வொரு மாதமும் ஒரே நேரத்தில் செய்வது சிறந்தது. மாதாந்திர சுழற்சியில் இந்த நேரத்தில் மார்பகங்கள் மென்மையாகவோ அல்லது கட் டியாகவோ இருக்காது. மாதவிடாய் நின்றிருந்தால், ஒவ்வொரு மாதமும் ஒரே நாளில் இந்த சுய பரிசோதனை செய்ய வேண்டும்.

- நன்கு ஒளிரும் அறையில் ஒரு பெரிய கண்ணாடியின் முன் இடுப்பில் இருந்து ஆடையின்றி நிற்கவும்.
- கட்டிகள் அல்லது மாற்றங்களை உணர படுத்துக் கொள் ளுங்கள். காலர்போன் முதல் ப்ரா கோட்டின் அடிப்பகுதி

மற்றும் அக்குள் முதல் மார்பகம் வரை உள்ள அனைத்து திசுக்களையும் உணர்ந்து உங்கள் முழு மார்பகத்தையும் சரிபார்க்கவும்.

- விரல் நுனியை மட்டும் பயன்படுத்தாமல், மூன்று நடு விரல் களை முழுமையாக பயன்படுத்தவும். உங்கள் வலது மார்ப கத்தை சரிபார்க்க உங்கள் இடது கையின் நடு விரல்களைப் பயன்படுத்தவும். உங்கள் இடது மார்பகத்தை சரிபார்க்க உங்கள் வலது கையின் நடு விரல்களை பயன்படுத்தவும்.
- சிறிய நாணய அளவிலான வட்டங்களில் உங்கள் விரல் களை மெதுவாக நகர்த்தவும்.
- உங்கள் மார்பகக் திசுக்களை உணர மூன்று வெவ்வேறு நிலை அழுத்தங்களைப் பயன்படுத்தவும்.
- தோல் மேற்பரப்புக்கு நெருக்கமான திசுக்களை உணர லேசான அழுத்தம் தேவைப்படுகிறது. நடுத்தர அழுத்தம் சிறிது ஆழமாக உணரப் பயன்படுகிறது, மேலும் உறுதியான அழுத்தம் உங்கள் மார்பு எலும்பு மற்றும் விலா எலும்பு களுக்கு அருகில் உங்கள் திசுக்களை உணரபயன்படுகிறது.
- ஒரு குறிப்பிட்ட கட்டி பற்றி சந்தேகம் இருந்தால், உங்கள் மற்ற மார்பகத்தை சரிபார்க்கவும். மற்ற மார்பகத்தில் அதே பகுதியில் ஒரே மாதிரியான கட்டியை நீங்கள் கண்டால், இரண்டு மார்பகங்களும் சாதாரணமாக இருக்கலாம்.
- படுத்திருக்கும் போது உங்கள் மார்பகங்களை பரிசோதிப்ப துடன், குளிக்கும் போதும் அவற்றைச் சரிபார்க்கலாம். சோப்புடன் கூடிய விரல்கள் மார்பகத்தின் குறுக்கே எளிதாக சறுக்கி, மாற்றங்களை உணர எளிதாக்கலாம். குளிக்கும் போது, உங்கள் தலைக்கு மேல் ஒரு கையை வைத்து, அந்த பக்கத்தில் உங்கள் மார்பகத்தை மற்ற கையால் லேசாக சோப்பு போடவும். பின்னர், உங்கள் விரல்களைப் பயன்ப டுத்தி மெதுவாக உங்கள் கையை உங்கள் மார்பகத்தின் மீது நகர்த்தவும், ஏதேனும் கட்டிகள் அல்லது தடிமனான பகுதிகளை கவனமாக உணருங்கள்.
- உங்கள் மற்ற மார்பகத்தில் இதே சுய பரிசோதனையை மீண்டும் செய்யவும்.
- மேலே குறிப்பிட்ட அறிகுறிகள் ஏதேனும் தென்பட்டால் மருத்துவரை அணுகுவது நல்லது. மார்பகத்தில் ஏற்படும் அனைத்து மாற்றங்களுமே புற்றுநோய் இல்லை அதனால் பதற்றப்பட வேண்டாம்.

சிகிச்சை

மார்பகப் புற்றுநோயை குணப்படுத்துவதை விட அதை வரா

மல் காப்பதே சிறந்ததாகும். ஆரம்ப நிலையிலேயே கண்டறிந்தால் எளிதில் குணப்படுத்தவும் பரவுதலை தவிர்க்கவும் வாழ்நாளை நீட்டிக்கவும் இயலும்.

பாரம்பரிய இந்திய மருத்துவமான ஆயுர்வேதம், 5000 ஆண்டுகளுக்கும் மேலான செழுமையான வரலாற்றைக் கொண்டுள்ளது. சமீபத்திய ஆண்டுகளில் பல எண்ணற்ற நாட்பட்ட வியாதிகளில் நல்ல பலன் தருவதால் ஆயுர்வேதம் கணிசமான வரவேற்பைப் பெற்று வருகிறது. ஆயுர்வேதத்தில் மார்பகப் புற்றுநோய்க்கான பல நம்பிக்கைக்குரிய தீர்வுகள் உள்ளன. மார்பகப் புற்றுநோய்க்கான ஆயுர்வேத சிகிச்சை மிகவும் பயனுள்ளதாக இருப்பது அறிவியல் பூர்வமாக கண்டறியப்பட்டுள்ளது.

ஆயுர்வேதத்தில் இந்நோயில் மூன்று தோஷங்களையும் கட்டுப்படுத்தும் சிகிச்சையும், ரத்தத்தினை சுத்தி செய்யும் சிகிச்சையும் மேற்கொள்ள வேண்டும். இவ்வியாதி உள்ளதாக ஐயம் இருந்தால் தக்க பட்டதாரி ஆயுர்வேத மருத்துவரை அணுகுவதே சிறந்தது.

நாம் அன்றாடம் பயன்படுத்தும் பல மூலிகைகள் பல புற்று நோய்களை தடுப்பவையாகத்தான் அமைந்திருக்கிறது. அதில் குறிப்பாக பூண்டு, மஞ்சள், துளசி, நெல்லிக்காய், இஞ்சி, முருங்கை, வில்வம், வெந்தயம், வேம்பு, கீழாநெல்லி, நெருஞ்சில், அசோகு, ஏலக்காய், ஜாதிக்காய் ஆகியவை மார்பக புற்றுநோயை தவிர்க்க மட்டுமில்லாமல் குணப்படுத்தவும் உதவுவதாக பல ஆராய்ச்சி முடிவுகள் தெரிவிக்கின்றன.

பொதுவாக கஷாய மருந்துகளான குக்குலு திக்தக கஷாயம், அர்தவில்வ கஷாயம், வாரனாதி கசாயம், சித்ரகிரந்தியாதி கஷாயம், புனர்னவாதி கஷாயம், சட்தரண கஷாயம் ஆகியவை காலை மாலை உணவிற்கு முன் வெந்நீரில் கலந்து கொடுக்க நல்ல பலன் காணலாம். சூரணம் மருந்துகளான திரிபலா சூரணம், காகமாச்சி சூரணம், குக்குலு பஞ்சபல சூரணம், நரசிம்ம சூரணம் ஆகியவை கஷாயத்திற்கு மேம்போடியாக சேர்த்துக் கொடுக்க கட்டி படிப்படியாக குறைவதைக் காணலாம். மேலும் மாத்திரைகளான காஞ்சனார குக்குலு, திரிபலா குக்குலு, அம்ருதா குக்குலு நல்ல பலன் தருகிறது. நெய் மருந்துகளான குக்குலு திக்தக க்ருதம், வாரனாதி க்ருதம், ஷட்பல க்ருதம் ஆகியவை கேரளா வைத்தியசாலைகளில் கொடுக்க நல்ல பலன் கொடுக்கிறதாக ஆராய்ச்சிகள் கூறுகின்றன.

ரத்தசோகை

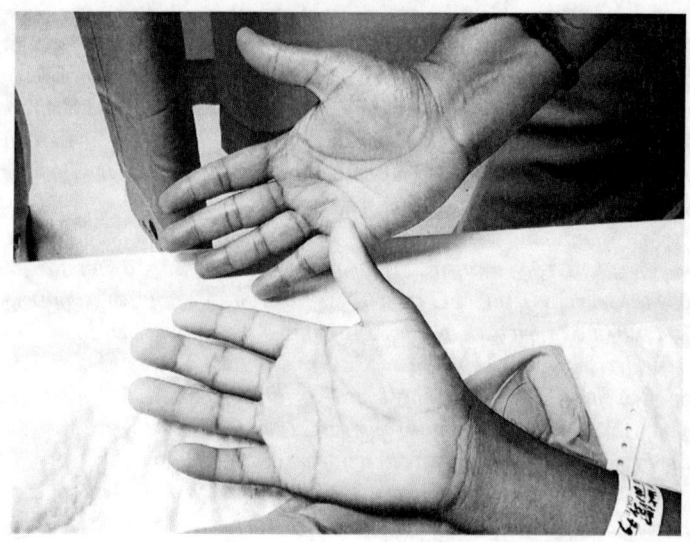

ரத்தசோகை உலகளவில் மிகவும் பொதுவான ஒரு ஊட்டச்சத்து நோயாகப் பார்க்கப்படுகிறது. இது உலக மக்கள்தொகையில் மூன்றில் ஒரு பகுதியை பாதிக்கிறது. வசதி படைத்த நாடுகளில் இதன் பாதிப்பு குறைவாக இருந்தாலும், நம் இந்தியா போன்ற வளர்ந்துவரும் நாடுகளில் பின்தங்கிய சமூகப் பொருளாதார நிலை, ஊட்டச்சத்து குறைபாடு ஆகிய காரணங்களால் இதன் பாதிப்பு மிக அதிகமாக உள்ளது.

இன்று இந்தியாவில் 58.6 சதவீத குழந்தைகள் (62 சதவீத பெண் குழந்தைகள்) அதிலும் குறிப்பாக ஐந்து வயதிற்குட்பட்ட பெண்

குழந்தைகளில் 48.5 சதவீதம், ரத்த சோகையால் பாதிக்கப்பட்டுள்ளனர். பெண் குழந்தைகளுக்கு சிறு வயது முதலே அவர்கள் உடல் வளர்ச்சிக்குத் தேவையான ஊட்டச்சத்து மிக்க உணவுகளின்றி வளர்வதால் அவர்களின் உடல் வளர்ச்சி மாறுபாட்டின் போது போதிய சத்தின்றி உடல்நலம் குன்றி காணப்படுவதுடன் பூப்பெய்தியவுடன் மேலும் பல பாதிப்புகளுக்கு உள்ளாகின்றனர்.

கடந்த 2016ம் ஆண்டில் மட்டும், 53.2 சதவீத கர்ப்பிணி அல்லாத பெண்கள் மற்றும் 50.4 சதவீத கர்ப்பிணிப் பெண்கள் ரத்த சோகை நோயால் பாதிக்கப்பட்டுள்ளதாக நேஷனல் ஃபேமிலி ஹெல்த் சர்வே *(NFHS)* தெரிவித்துள்ளது.

50 வருடங்களாக ரத்தச் சோகைக் கட்டுப்பாட்டுத் திட்டத்தை இந்தியா செயல்படுத்திக்கொண்டு வந்தாலும், இந்த நோயின் சுமை அதிகமாகத்தான் உள்ளது.

ரத்தச்சோகை நோய் கர்ப்பகாலத்தில் இறப்பு அபாயத்தை இரட்டிப்பாக்கி அவர்களுக்கு பிறக்கும் குழந்தைகள் குறைப்பிரசவத்திலும் குறைவான எடையுடனும் பிறக்கும் அபாயத்தை ஏற்படுத்துகிறது. அந்தக் குழந்தைகளும் பிற்காலத்தில் ரத்தசோகையால் பாதிக்கப்பட்டு அவர்களின் உடல் மற்றும் மன ஆரோக்கியம் பாதித்து, பள்ளியில் செயல்திறன் குறைந்து பல்வேறு தொற்று நோய்கள் வர எளிதில் வழிவகுக்கிறது.

இது பெரியவர்களையும் பாதித்து அவர்கள் உடல்திறனைக் குறைத்து, மொத்த உள்நாட்டு உற்பத்தியில் 4 சதவீதம் வரை (ரூ.7.8 லட்சம் கோடி) இழப்பை ஏற்படுத்தும் என ஒரு ஆய்வு கூறுகிறது. இது 2018-19ல் சுகாதாரம், கல்வி மற்றும் சமூகப் பாதுகாப்புக்கான இந்தியாவின் பட்ஜெட்டை விட ஐந்து மடங்கு அதிகம் என்ற புள்ளிவிவரத்திலிருந்து இந்நோய் தனிமனித உடல் ஆரோக்கியத்தை மட்டும் பாதிக்காமல் ஒரு நாட்டின் பொருளாதாரத்தையே எவ்வாறு பாதிக்கின்றது என்பதை நாம் அறியலாம்.

ரத்தசோகை என்பது ரத்தத்தில் உள்ள ரத்தசிவப்பணுக்கள் எண்ணிக்கையில் குறைவதாகும். ரத்தத்தின் சிவப்பணுக்களுக்குள் இருக்கும் ஒரு புரதம்தான் ஹீமோகுளோபின். இதில்தான் இரும்புச்சத்து இருக்கும். இந்த ஹீமோகுளோபின் தான் உடல் முழுவதும் ஆக்ஸிஜனை எடுத்துச் செல்ல உதவுகிறது. உடலில் ஹீமோகுளோபின் குறைவாக இருந்தால், திசுக்கள் மற்றும் தசைகள் திறம்பட செயல்பட போதுமான ஆக்ஸிஜனைப் பெற முடியாது. இதனால் பல்வேறு பாதிப்புகள் உண்டாகும்.

ஆயுர்வேதத்தில் ரத்தசோகையானது "பாண்டு ரோகம்" என்று அழைக்கப்படுகிறது. 'பாண்டு' என்பதன் பொருள் வெளிறிக் *(Pale)* காணப்படுதல் என்பதாகும். ரத்தசோகையில் உடலானது வெளிறிக்காணப்படுவதால் பாண்டுவுடன் ஒப்பிடப்படுகிறது.

ரத்த சோகை உடலின் அக்னியை சமநிலையற்று தாக்குகிறது.

காரணங்கள்

உணவில் இரும்புச் சத்து குறைபாடு, ரத்தசிவப்பணுக்களின் உற்பத்தி குறைபாடு, வலுவற்ற, பாதிக்கப்பட்ட எலும்பு மஜ்ஜை, ரத்தசிவப்பணுக்கள் அதிகளவில் அழிக்கப்படுதல், குடல் அழற்சி நோய்கள் (வயிற்றில் அல்சர் மற்றும் கட்டிகள், வயிற்றிலோ, குடலிலோ ஏற்படும் புற்று நோய்), அதிக மாதவிடாய் ரத்தப்போக்கு, உடற்திரவத்தின் அளவு அதிகரித்தல், பிறப்பிலிருந்தே (அ) பரம்பரையாக பாதிக்கப்படுதல், வைட்டமின் குறைபாடு, உணவின்றி வாடுதல், அடிபடுதல், தீக்காயங்கள், சிறுநீரகக் கோளாறுகள், மண்ணீரல் நோய்கள், வைரஸ் மற்றும் பாக்டீரியா தொற்று, அதிகளவு புளிப்பு, உவர்ப்பு சுவையுடைய உணவுகளை எடுத்தல் எளிதில் செரிமானமாகாத உணவுகளை அதிகமாக எடுத்தல் ஆகியவை ரத்தசோகையின் முக்கிய காரணங்களாகும்.

வீக்கத்தைக் (*Inflammation*) குறைக்கும் மருந்துகளைத் தொடர்ந்து பயன்படுத்திவந்தால், அவை காலப்போக்கில் வயிற்றில் ரத்தக் கசிவை ஏற்படுத்தலாம்.

குழந்தை பிறப்பின் போது ஏற்படும் அதிக ரத்த இழப்பு பெண்களுக்கு ரத்த சோகையை ஏற்படுத்தலாம்.

குடலில் கொக்கிப்புழு உள்ளவர்களுக்கு வெளியில் தெரியாத வகையில் ரத்தமிழப்பு ஏற்பட்டு ரத்தசோகை வரலாம். ஒரு கொக்கிப்புழு தினமும் 0.3 மி.லி., ரத்தத்தை உறிஞ்சுகிறது. சாதாரணமாக ஒருவருக்கு 300 கொக்கிப்புழுக்கள் வரை இருக்கலாம். அதாவது 90 மி.லி ரத்தம் வரை தினமும் குடல் புழுக்களால் நாம் இழக்கலாம் என்ற கணக்கு ரத்தமிழப்பின் தீவிரத்தை உணர்த்தும்.

ரத்தசோகையின் வகைகள்

ரத்தசோகை என்னும் பாண்டு ரோகமானது வாதம், பித்தம், கபம், சன்னிபாதம், ம்ருத்பக்ஷணஜன்ய பாண்டு (மண்ணை உண்பதால் ஏற்படக்கூடிய பாண்டு) என பிரிக்கப்படுகிறது. நவீன மருத்துவத்தில் மேக்ரோஸிட்டிக் (*Macrocytic Anemia*), மைக்ரோசைட்டிக் (*Mycrocytic Anemia*), நார்மோசைடிக் (*Normocytic Anemia*) என வகைப்படுத்தப்பட்டுள்ளது.

ரத்தப் பரிசோதனையில் இரும்புச்சத்துக் குறைபாடு முடிவுகளின் அடிப்படையில் மைக்ரோசைடிக் அனீமியா வேறுபடுத்தப்படுகிறது. மேக்ரோசைடிக் அனீமியா (*Macrocytic Anemia*) பி-12, ஃபோலேட் (*Folate*), மெத்தில் மலோனிக் அமிலம் (*Methylmolonic acid*) மற்றும் ஹோமோசைஸ்டீன் அளவுகள் (*Homocysteine level*) மற்றும் சில சமயங்களில் தைராய்டு நோய் இருப்பதன் அடிப்ப

டையில் மதிப்பிடப்பட்டு வேறுபடுத்தப்படுகிறது. நார்மோசைடிக் அனீமியாவை ஹீமோலிசிஸ் *(Hemolysis)*, ரத்த இழப்பு அல்லது எலும்பு மஜ்ஜை சிவப்பு அணு உற்பத்தி குறைதல் ஆகியவற்றின் விளைவாக வகைப்படுத்தலாம்.

அறிகுறிகள்

முகம், நகங்கள், உள்ளங்கை மற்றும் கண்கள் வெளிறிக் காணப்படும். நோய் தீவிரமடையும் பட்சத்தில் உடலே வெளுத்துக் காணப்படும். ரத்தத்தில் பித்தம் அதிகரித்து ரத்தம் சீர்கேடு அடைவதால் மயக்கம், உடற்சோர்வு, தலைவலி, படபடப்பு, சீரற்ற இதயத் துடிப்பு, நெஞ்சுவலி, மூச்சு விடுவதில் சிரமம், நினைவாற்றல் பாதிப்பு, கை கால்களில் வீக்கம், பசியின்மை, சுவையின்மை, நெஞ்செரிச்சல், வாந்தியெடுத்தல், உணவின் மீது வெறுப்பு, செரிமானக்கோளாறுகள், அதிகளவு வியர்த்தல், நாக்கு உலர்ந்து போவது, நாக்கு வீக்கம், உடையக்கூடிய நகங்கள் ஆகியவை பொதுவான அறிகுறிகள்.

மேலும் உடல் கனத்தது போல் உணர்வு, உடலை அழுத்துவது போல் உணர்வு, உடல் சூடு பிடித்தது போன்ற உணர்வு, கண்களைச் சுற்றி வீக்கம், முடி உதிர்தல், எளிய காரணங்களுக்காக கோபம், எரிச்சல்படுவது, குளிர் மீது வெறுப்பு, படிகளில் ஏறும் போது மூச்சுத்திணறல், மண், சுண்ணாம்பு ஆகியவற்றை உண்ண விரும்புதல் ஆகிய அறிகுறிகள் காணப்படலாம் என்று ஆயுர்வேதம் கூறுகிறது.

ரத்த சோகைக்கு சரியான நேரத்தில் சிகிச்சை அளிக்காதது இதயம் மற்றும் நுரையீரல் பாதிப்புகளுக்கு வழிவகுக்கும்.

கண்டறிதல்

ஆயுர்வேதத்தில் 'பாண்டு' எனப்படும் ரத்தசோகையானது நோயின் அறிகுறிகளை கொண்டு கண்டறியப்படுகிறது. நவீன மருத்துவத்தில் ரத்த சிவப்பணுக்களில் உள்ள ஹீமோகுளோபின் அளவினை கொண்டும் அறிகுறிகளின் மூலமும் அறியலாம். சராசரியாக ஹீமோகுளோபின் அளவானது ஆண்களில் 13.5கி% – 17.5கி% மற்றும் பெண்களில் 12கி% – 16கி% வரை காணப்படும்.

சிகிச்சை

பாண்டு ரோக சிகிச்சையானது இருவகையாக பிரிக்கலாம். அவை 'ரஸ தாது மூல பாண்டு சிகிச்சை' எனவும், 'ரத்த தாது மூல பாண்டு சிகிச்சை' எனவும் அழைக்கலாம். இரும்புச்சத்துக் குறைபாட்டால் ஏற்படும் ரத்தசோகையானது 'ரஸ தாது மூலம்' எனவும், ரத்தஅணுக்களில் ஏற்படும் குறைபாட்டால் ஏற்படுபவை

‘ரத்த தாது மூலம்’ எனவும் ஒப்பீடு செய்யலாம். ரத்தத்தில் வரும் புற்றுநோய்களின் வகைகள் கூட பாண்டு ரோகமாக பார்க்கப் பட்டு சிகிச்சையளிக்கையில் நல்ல பலன் தருகிறது.

‘பாண்டு’ எனப்படும் ரத்தசோகைக்கான பொதுவான சிகிச் சைகளாவன, உடலை சுத்திசெய்யக்கூடிய, ரத்தத்தினை அதிக ரிக்கக்கூடிய, செரிமான சக்தியை அதிகரிக்கக்கூடிய மருந்துகளை கொடுப்பதாகும்.

பஞ்சகர்ம சிகிச்சை

உடலைச் சுத்தி செய்த பின் உள்மருந்துகளை கொடுப்பதே ஆயுர் வேத சிகிச்சை அடிப்படையாகும். அதன்படி வமனம், விரேசனம், நஸ்யம் முதலிய சிகிச்சைகள் நல்ல பலன் தரும். விரேசனத்திற்கு திருவ்ருத் லேகியம், கல்யாணக குலம் ஆகியவையும், ஜீமுதகம் நஸ்யத்திற்கும் கொடுக்கலாம்.

கஷாய மருந்துகளான, கரும்பிரும்பாதி கஷாயம், புனர்நவாதி கஷாயம், வாசா குடூச்சியாதி கஷாயம், நிம்பதுவக்காதி கஷாயம், திராக்ஷாதி கஷாயம், ம்ருதவிகாதி கஷாயம், பாரிபத்ர சமூல கஷாயம், கைடர்யாதி கஷாயம், முஸ்தா கரஞ்சாதி கஷாயம் ஆகிய மருந்துகளை நோய் காரணத்திற்கு ஏற்ப காலை, மாலை உணவிற்கு முன் கொடுக்கலாம்.

சூரண மருந்துகளான விடங்க சூர்ணம், பிருங்கராஜ சூர்ணம், கைடர்யாதி சூர்ணம், மாசிக்காய் சூர்ணம், புஷ்யானுக சூர்ணம், அஜாஜி பாடதி சூர்ணம் ஆகியவற்றை கஷாயத்துடன் மேம்பொடியாக கொடுக்கலாம்.

லேகியம் மற்றும் ரசாயன மருந்துகளான த்ரக்ஷதி லேகியம், மாணிபத்ர குலம், த்ரிவ்ருத் லேகியம், சிஞ்சாதி லேகியம், தசமூல ஹரிதகி லேகியம், கோமூத்ர ஹரிதகி லேகியம், சரபுங்க வில்வாதி லேகியம், கல்யாணக குலம், பிரம்ம ரசாயனம், குட பிப்பலி, தந்தி ஹரிதகி லேகியம் ஆகியவை நல்ல பலன் அளிக்கும்.

அரிஷ்ட மற்றும் ஆஸவ மருந்துகளான திராக்ஷரிஷ்டம், தாத்ரிய ரிஷ்டம், குமார்யாஸவம், லோஹாஸவம், பிருங்கராஜஸவம், புனர்னவாஸவம், அர்ஜுனரிஷ்டம், அயஸ்க்ருதி ஆகிய மருந்து கள் நல்ல பலனளிக்கும்.

நெய் மருந்துகளானவ ஆமலகி கிருதம், தாடிமாதி கிருதம், திக்தக கிருதம், மஹா திக்தக கிருதம், கல்யாணக கிருதம், மஹா கல்யாணக கிருதம் முதலிய மருந்துகளை கொடுக்கலாம்.

லோகம் எனப்படும் இரும்புத்தாது பயன்பாடு

இரும்புச்சத்து குறைபாட்டால் ஏற்படும் ரத்தசோகையில் இரும்புத்தாது கொண்டு செய்யப்படும் மருந்துகள் முக்கிய

பங்காற்றுகின்றன. வடி, குடிகா, பஸ்மம் என பல்வேறு வடிவங்களில் எடுக்கப்படுகிறது. அவை நவயச லோகம், சிலாஜத்வாதி வடகம், தாத்ரி லோகம், மண்டூர வடகம், தார மண்டூரம், புனர்னவ மண்டூரம், லோக பஸ்மம், மண்டூர பஸ்மம், லோகாஸவம், காஸிஸ பஸ்மம் முதலியவை ஆகும்.

ரத்தசோகையுடன் வீக்கம் காணப்பட்டால் புனர்நவாஷ்டக பானீயம், தசமூல பானீயம், அர்த்த வில்வ பானீயம் ஆகியவற்றை 500 மி.லி அளவில் அடிக்கடி எடுக்கலாம். அயபத்ர புனர்னவம் அல்லது அயபத்ர குடூச்சியை தேனுடன் சேர்த்து கொடுக்கலாம்.

மோரின் முக்கியத்துவம்

பாண்டு எனப்படும் ரத்தசோகையில் மோர் சிறந்த மருந்தாகும். மோருடன் பிருங்கராஜ சூர்ணம் சேர்த்து கொடுக்கலாம். வ்யோஷாதி தக்ரம், புனர்னவாதி தக்ரம் முதலிய மோரினால் தயாரிக்கப்பட்ட மருந்துகள் நல்ல பலனளிக்கும்.

பின்பற்ற வேண்டியவை

முருங்கை, ஆரைக்கீரை, புதினா, கொத்தமல்லி, கறிவேப்பிலை, அகத்தி, பொன்னாங்கண்ணி, கரிசலாங்கண்ணி போன்ற கீரை வகைகளையும், கறுப்பு திராட்சை, பேரீச்சை, உலர்ந்த திராட்சை, நெல்லிக்கனி, நாவல், இலந்தை, பப்பாளி, அத்தி, மா, பலா, சப்போட்டா, ஆப்பிள், தக்காளி போன்ற பழங்களையும் தினமும் கொடுத்து வருவது நல்லது. இதனால் ரத்தம் விருத்தி அடைந்து, ரத்தச் சோகை நீங்கும்.

மேலும் பட்டாணி, பாசிப்பயறு, கொண்டைக்கடலை, சுண்டல், நிலக்கடலை, உளுந்து, அவரை, துவரை, சிவப்பு அவல், கேழ்வரகு, கம்பு, சோளம், தினை, எள், வெல்லம், சுண்டைக்காய், பொட்டுக்கடலை, பாதாம் பருப்பு, முந்திரிப் பருப்பு, பால், கேரட், பீட்ரூட், சோயா பீன்ஸ், காலிஃபிளவர் ஆகியவற்றை கொடுக்கலாம். முட்டையும், ஈரலும், சிவப்பு இறைச்சியும் இரும்புச் சத்துள்ள முக்கிய உணவுகளாகும்.

யூரினரி இன்கான்ட்டினன்ஸ்
(Urinary incontinence)
எனப்படும் கட்டுப்பாடற்ற சிறுநீர்க்கசிவு

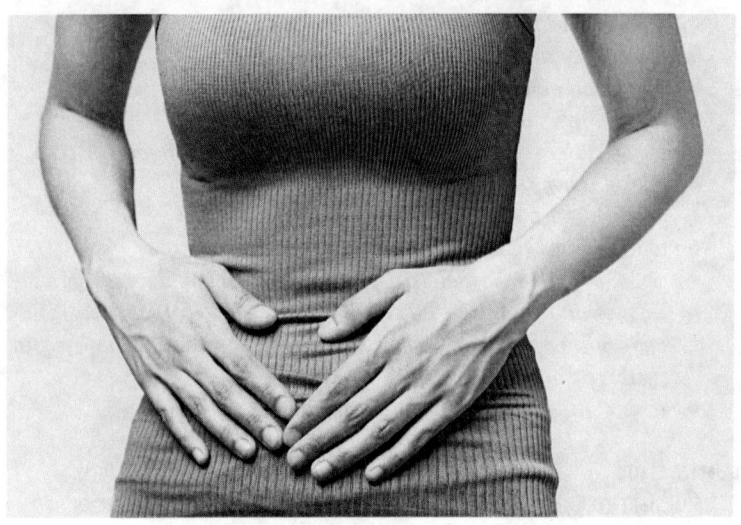

பெண்கள் தங்கள் வாழ்க்கையில் பல்வேறு கட்டங்களில் பல்வேறு பிரச்சனைகளால் உடலாலும் மனதாலும் பாதிக் கப்படுகின்றனர். அதில் முக்கியமாக அதிகம் இன்னல்களை ஏற்படுத்தக்கூடிய ஆனால் அதிகம் பேசப்படாத ஒரு பிரச்சனை இருக்குமானால் அது இந்த யூரினரி இன்கான்ட்டினன்ஸ் எனப் படும் கட்டுப்பாடற்ற சிறுநீர்க்கசிவு என்னும் நோயாகும்.

கட்டுப்பாடற்ற சிறுநீர்க்கசிவு என்பது எந்த ஒரு தூண்டுதலும் இன்றி தன்னிச்சையாக ஏற்படக்கூடிய சிறுநீர்ப் போக்காகும். இது பெண்களிடம் குறிப்பாக வயதான பெண்களிடம் காணப் படும் ஒரு பெரும் சங்கடத்தை ஏற்படுத்தக்கூடிய பொதுவான

பிரச்சினை என்றால் மிகையாகாது. இதன் ஆரம்ப நிலையில் இருமல் மற்றும் தும்மலின் போது அவ்வப்போது சிறுநீர் போக்கு ஏற்படும், அதுவே தீவிர நிலை அடையும்போது கழிவறைக்குச் செல்வதற்கு கால அவகாசம் கூட கிடைக்காமல் சிறுநீர் வந்துவிடும். கட்டுப்பாடற்ற சிறுநீர் போக்கானது பொதுவாக ஆண்களை காட்டிலும் பெண்களிலேயே அதிக அளவில் காணப்படுகிறது. குறிப்பாக இளம் பெண்களும், 60 வயதிற்கு மேற்பட்ட பெண்களும் அதிகமாக பாதிக்கப்படுகின்றனர்.

பொதுவான மற்ற காரணங்கள்
- சிறுநீர்ப்பையின் உட்புறத்தில் ஏற்படும் அழற்சி.
- பக்கவாதம்.
- புரோஸ்டேட் பிரச்சனைகள்.
- சிறுநீரகம் அல்லது சிறுநீர்ப்பை கற்கள்.
- மலச்சிக்கல்.
- சிறுநீர்ப்பையில் அழுத்தம் ஏற்படுத்தக்கூடிய கட்டி.
- மதுப்பழக்கம்.
- சிறுநீர்ப் பாதை தொற்றுகள் (Urinary Track Infection UTI).
- தூக்க மாத்திரைகள்.
- தசைத் தளர்த்திகள்.
- பாரமான பொருட்களை தூக்குதல்.
- ஸ்க்ளெரோசிஸ் (Sclerosis) போன்ற நரம்புக் கோளாறுகள்.
- அறுவை சிகிச்சை செய்யும் போதோ அல்லது வெளிப்புற அதிர்ச்சியினாலோ சிறுநீர்ப்பையை கட்டுப்படுத்தும் நரம்புகளில் உண்டாகும் காயம்.
- மன அழுத்தம் அல்லது பதற்றம்.

வகைகள்:
ஸ்ட்ரெஸ் இன்கான்ட்டினன்ஸ் (Stress incontinence)

உடல் செயல்கள் மற்றும் அசைவுகளில் ஏற்படும் அழுத்தத்தால் சிறுநீர்ப் பையில் இருந்து சிறிதளவு சிறுநீர் வெளியேறும். உதாரணமாக இருமல், தும்மல், சிரித்தல் முதலிய செயல்களின் போதும், ஓடும்போதும், குதிக்கும்போதும் அல்லது பொருட்களைத் தூக்கும்போதும் கூட தன்னிச்சையாக சிறுநீர் வெளியேறி விடும். அரிதாக மல்லாக்கப் படுத்த நிலையிலும் தூக்கத்திலும் கூட வெளியேறி விடும். கர்ப்ப காலங்களில் ஹார்மோன் மாற்றங்களினாலும் உடல் எடை அதிகரிப்பதாலும் இது ஏற்பட அதிகம் வாய்ப்புண்டு. குழந்தை பெறுதலின் போதும், மாதவிடாய் நின்ற பின்னரும் இடுப்புப் பகுதியில் உள்ள தசைகள் பாதிக்கப்படுவதினாலும் பலவீனம் அடைவதினாலும் கூட இது பெண்களுக்கு

ஏற்பட அதிக வாய்ப்புண்டு. ஸ்ட்ரெஸ் இன்கான்ட்டினன்ஸ் மாதவிடாய்க்கு ஒரு வாரத்திற்கு முன்பு அதிகமாகுவதாக பல புள்ளி விவரங்கள் கூறுகின்றன.

அர்ஜ் இன்கான்ட்டினன்ஸ் (Urge Incontinence)

எந்த ஒரு வெளிப்படை காரணமும் இன்றி திடீரென ஏற்படும் வேட்கையினால் சிறுநீர் அதிகளவில் வெளியேறுவது அர்ஜ் இன்கான்ட்டினன்ஸ் எனப்படும். முறையற்ற நரம்புத் தூண்டுதலால் சிறுநீர்ப் பையானது முறையின்றி செயல்படுவதே இதற்கு பொதுவான காரணமாகும். சிலருக்கு இந்த பாதிப்பானது மனதளவிலும் காணப்படும். சிறிதளவே தண்ணீர் அருந்தினாலும், தண்ணீரை தொட்டாலும், தண்ணீர் விடும் சத்தம் கேட்டாலும் கூட சிறுநீர் கழிக்கும் எண்ணம் தோன்றும்.

சிலருக்கு தூக்கத்திலேயே தன்னிச்சையாக சிறுநீர் அதிகளவில் வெளியேறிவிடும். மல்டிபிள் ஸ்க்ளெரோசிஸ் (Multiple Sclerosis), பார்கின்சன் நோய்(Parkinson), அல்சீமர் நோய் (Alzheimer) ஆகிய பாதிப்புகளிலும் இந்த அர்ஜ் இன்கான்ட்டினன்ஸ் காணப்படும்.

ஓவர் ஆக்டிவ் ப்ளாடர் (Overacive Bladder)

அடிக்கடி சிறுநீர் அவசரமாக போகவேண்டிய ஒரு நிலை இது. இதில் அர்ஜ் இன்கான்ட்டினன்ஸ் உடைய நோய்க்குறிகளும் காணப்படலாம். பெண்கள் தினமும் சராசரியாக ஏழு முறை சிறுநீர் கழிப்பர். ஆனால் இந்த நிலையில் அதிக அளவில் சிறுநீர் கழிக்க வேண்டியிருக்கும். இதன் அறிகுறிகள், ஒரு நாளில் எட்டு முறைக்கு மேல் சிறுநீர் கழித்தல் அல்லது இரவில் இரண்டு முறைக்கு மேல் சிறுநீர் கழித்தல், திடீரென கட்டுப்படுத்த இயலாத சிறுநீர் கழிக்கும் வேட்கை, இரவில் தூக்கத்தில் இருந்து எழுந்து அவசரமாக சிறுநீர் கழித்தல்.

பங்சனல் இன்கான்ட்டினன்ஸ் (Functional Incontinence)

மருத்துவக் காரணங்கள் மற்றும் உடலின் ஒத்துழைப்பின்மையால் சிறுநீர் கழிக்க கழிப்பறைக்கு செல்ல இயலாத நிலையில் கட்டுப்பாடற்று வெளியேறுவது பங்சனல் இன்கான்ட்டினன்ஸ் ஆகும். வயது முதிர்ந்தவர்களுக்கும், உடல் நலமின்றி படுக்கையில் உள்ளவர்களுக்கும் இப்பாதிப்பு காணப்படும்.

ஓவர்ப்லோ இன்கான்ட்டினன்ஸ் (Overflow Incontinence)

சிறுநீர்ப்பையானது எளிதில் நிரம்புவதால் ஏற்படும் எதிர்பாராத வெளியேற்றம். நரம்புக் கோளாறுகள், சர்க்கரைநோய் மற்றும் சிறுநீர்ப்பை தசைகளின் பலவீனத்தால் இது ஏற்படும்.

கண்டறிதல்

ப்ளாடர் ஸ்ட்ரெஸ் டெஸ்ட் (Bladder Stress test): மருத்துவரின் கண் பார்வையில் நோயாளியை பலமாக இருமச்சொல்லி அவருக்கு சிறுநீர்க் கசிவு ஏற்படுகின்றதா என்று அறிதல்.

யூரின் அனலைஸிஸ் மற்றும் யூரின் கல்சர் (Urine Analysis and Urine Culture): மருத்துவ ஆய்வகத்தில் சிறுநீரைப் பரிசோதித்து அதில் நோய்த் தொற்று அல்லது சிறுநீர் கல் அல்லது வேறு ஏதும் காரணங்கள் உள்ளதா என்று பரிசோதித்தல்.

அல்ட்ரா சவுண்ட் ஸ்கேன் (Ultrasound, சிஸ்டோஸ்கோபி (Cystoscopy), யூரோடைனமிக்ஸ் (Urodynamic) முறைகள் மூலமாக சிறுநீரக மண்டலத்திலும் அதைச்சார்ந்த நிரம்பு மற்றும் ரத்த ஓட்டத்திலும் ஏதேனும் பிரச்சனைகள் உள்ளதா என்று பரிசோதித்தல்.

கெகல் (Kegel) உடற்பயிற்சி

கெகல் உடற்பயிற்சி அல்லது இடுப்புப் பகுதிக்கான உடற்பயிற்சியானது இடுப்புப் பகுதியில் உள்ள தசைகளை வலுப்படுத்தும். இந்த தசைகள் சுருங்கி விரிவதால் சிறுநீர்ப்பையானது சிறுநீரை வெளியேற்றுவதை கட்டுப்படுத்த முடியும். இரண்டு வகையான தசைகள் இடுப்புப் பகுதியில் காணப்படுகிறது.

1. வேகமாக இழுக்கும் தசைநார்கள் - இவை இருமல், தும்மல், சிரித்தலின் போது ஏற்படக்கூடிய சிறுநீர்ப்போக்கினை கட்டுப்படுத்தும்.

2. மெதுவாக இழுக்கும் தசைநார்கள் - இவை சிறுநீர்ப்பாதையின் முடிவில் உள்ள வால்வு போன்ற அமைப்பை கட்டுப்படுத்தும்.

யூரின் இன்கான்ட்டினன்ஸ் பிரச்சனை இருப்பவர்கள் இந்த இரு தசை மண்டலங்களையும் வலுப்படுத்த இந்த கெகல் பயிற்சிகளை தினமும் செய்ய வேண்டும்.

கெகல் பயிற்சி செய்யும் முறை

நீங்கள் சிறுநீர் கழிக்க எந்த தசையைப் பயன்படுத்துகிறீர்கள் என்பதை எப்போதாவது கவனித்தீர்களா? நீங்கள் கெகல் பயிற்சிகளைச் செய்யும்போது வலுப்படுத்தவேண்டிய தசைகள் இவை தான். கெகல் உடற்பயிற்சி செய்ய, உங்கள் தசைகளை சுருக்கி, 10 முதல் 15 விநாடிகள் வைத்திருங்கள். பின்னர் அவைகளை விடுவிக்கவும். இதை ஒரு வேளைக்கு சுமார் 10 முறை மற்றும் ஒரு நாளைக்கு சுமார் 2 முதல் 3 முறை செய்யவும். ஒவ்வொரு முறையும் பத்து தடவை என, ஒரு நாளைக்கு 30 முறை செய்ய தசைகள் இறுக்கமடைவதை, பயிற்சி செய்பவர்களால் உணர முடியும். இந்தப் பயிற்சியை தொடர்ச்சியாகச் செய்தால் மட்டுமே பலன் கிடைக்கும்.

எளிமையாக இதை கூறவேண்டும் என்றால், சிறுநீர் அவசரமாக வரும்போது, கழிப்பதற்கு வாய்ப்பில்லாமல் போனால் அடக்க முயற்சிப்பது போல் இங்கு செய்ய வேண்டும். ஆனால், சிறுநீர் வரும்போது இந்தப் பயிற்சியைச் செய்யக் கூடாது. சிறுநீர்த்தொற்று உண்டாகும். முழுமையாக சிறுநீர், மலம் கழித்த பிறகே செய்ய வேண்டும். அப்போதுதான் இடுப்புத்தசை நன்றாக இறுக்கமடையும். சிறுநீர்ப்பையும் மலக்குடலும் கீழ் இறங்காமல் இருக்கும். கெகல் பயிற்சிகளின் சிறந்த அம்சம் என்னவென்றால், யாரும் கவனிக்காமல், எந்த நேரத்திலும், எங்கும் இதை செய்ய முடியும். படிக்கும்போதோ, பயணம் செய்யும்போதோகூட இந்த எளிய பயிற்சியை மேற்கொள்ளலாம்.

முதலில் நின்ற நிலையிலும் பின்னர் படுத்த நிலையிலும், அமர்ந்த நிலையிலும் கூட இந்த பயிற்சி செய்யலாம். இதை செய்யும் போது மூச்சானது சீராக இருக்க வேண்டும்.

இதன்மூலம் இருமல், தும்மல் மற்றும் குனியும்போது இடுப்பு தசைகள் சுருங்குவதால் சிறுநீர் வெளியேறுவது தடுக்கப்படும். இந்த பயிற்சியின் மூலம் உடனடியாக முழுமையாக சிறுநீர் வெளியேறுவதை தடுக்க முடியாவிட்டாலும் அதன் தாக்கத்தை பெருமளவு குறைக்க முடியும்.

ஆயுர்வேத சிகிச்சை

ஆயுர்வேதத்தில் கட்டுப்பாடற்ற சிறுநீர் போக்கானது வாத தோஷம் சீற்றத்தினால் ஏற்படக் கூடியதாக பார்க்கப்படுகின்றது. அதனால் வாத தோஷத்தினை கட்டுப்படுத்தக்கூடிய சிகிச்சை முறைகளையும், மருந்துகளையும் பின்பற்ற வேண்டும்.

பஞ்சகர்ம சிகிச்சைகளான கசாய வஸ்தி (பீச்சு), அனுவாசன வஸ்தி, உத்தர வஸ்தி, நஸ்யம் செய்ய நல்ல பலன் கிடைக்கும்.

வஸ்தி என்னும் பீச்சு முறையில் ஆசன வாய் வழியாக மருந்துகள் கொடுக்கப்படுவதால் அருகிலிருக்கும் தசைகள், தசைநார்கள் மற்றும் நரம்புகள் பலமடைந்து இந்த இன்கான்ட்டினன்ஸ் பிரச்சனை முற்றிலுமாக குணமடைய செய்யலாம்.

க்ஷீரபலா தைலம், தான்வந்திர தைலம், சகசராதி தைலம் ஆகியவை அனுவாசன வஸ்திக்கு பயன்படுத்தலாம். லகுபஞ்சமூல க்ஷீரவஸ்தி அனுபவத்தில் நல்ல பலனை கொடுக்கிறது.

நஸ்யம் என்னும் மூக்கு வழியாகக்கொடுக்கப்படும் மருத்துவ முறையில் மூளைக்கு பலம் சேர்த்து இந்த இன்கான்ட்டினன்ஸ் பிரச்சனையை அணுகலாம். இந்த முறையில் அவபீடன நஸ்யத்திற்கு சப்தசார நெய், க்ஷீரபலா நெய் ஆகியவை பயன்படுத்தலாம்.

நாராயண தைலம், க்ஷீரபலா தைலம் கொண்டு சிரோபிச்சு செய்யலாம். அடிவயிறு மற்றும் இடுப்புப்பகுதியில் செய்யப்

படும் பிச்சு சிகிச்சைக்கு தான்வந்திர தைலம், சகசராதி தைலம், பலாஸ்வகந்தாதி தைலம் பயன்படுத்த நல்ல பலன் கிடைக்கும்.

உள் மருந்துகளில், க்ஷீர கஷாயங்களாக சுகுமாரம், தான்வந்திரம், கஷாயங்களாக த்ருண பஞ்சமூலம், சகசராதி, கல்யாணகம், ப்ருகத்யாதி, வீரதார்வாதி, சப்தசாரம், சிருவில்வாதி ஆகியவை காலை மாலை உணவிற்கு முன் சூரணம் மருந்துகளான, அமுக்கரா, பூனைக்காலி, ஓரிதழ் தாமரை, ஹிங்குவாஷ்டகம், வைஸ்வானரம் ஆகியவையுடன் கொடுக்கலாம்.

மேலும் குளிகைகளான அம்ருதா குக்குலு, கோக்ஷூராதி குக்குலு, கற்பூர சிலாசித்து, சந்திர பிரபா வடி, சிவ குடிகா மற்றும் ரச மருந்துகளான அப்ரக செந்தூரம், பூர்ண சந்திரோதய ரசம், வசந்தகுசுமாகர ரசம், ப்ரவாள பிஷ்டி ஆகியவையும் கொடுக்கலாம்.

நெய் மருந்துகளான தான்வந்திர க்ருதம், த்ரிகண்டக க்ருதம், கல்யாண க்ருதம், தாடிமாதி க்ருதம், வஸ்த்யாமயந்தக க்ருதம் ஆகியவை பாலுடன் கொடுக்கலாம்.

பின்பற்ற வேண்டியவை

உடலுக்கு தேவையான அளவு தண்ணீர் அருந்த வேண்டும். சிறுநீர், மலத்தினை அடக்கக்கூடாது. தினமும் உடற்பயிற்சி செய்ய வேண்டும். மேலும் சிறுநீர் தோற்றுக்கள் வராமலிருக்க தனிப்பட்ட சுகாதாரத்தினை கடைப்பிடிக்க வேண்டும்.

சிறுநீர்ப் பாதை நோய்த் தொற்று
Urinary Tract Infection

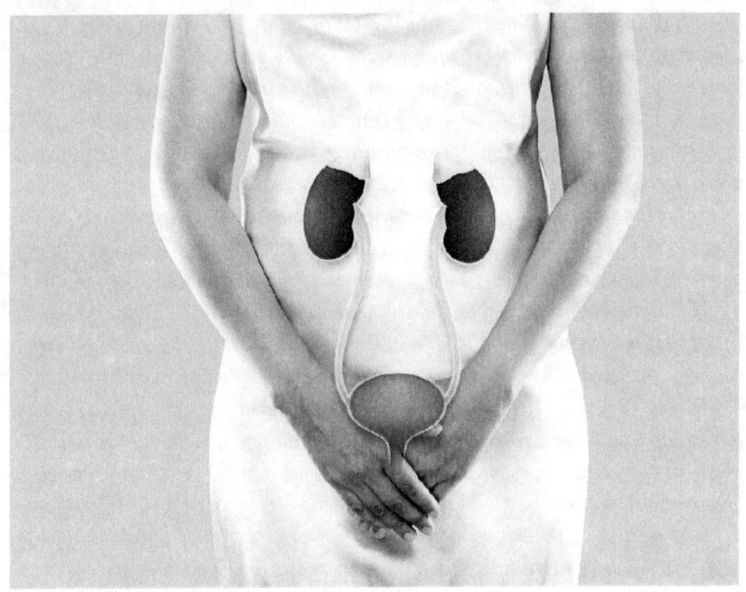

பெண்களுக்கு அடிக்கடி ஏற்படக்கூடிய தொற்று நோய்களில், சிறுநீர் பாதை தொற்று நோய், உடலில் இரண்டாவது மிகவும் பொதுவான தொற்று நோய் வகைகளில் ஒன்றாகும். ஒவ்வொரு ஆண்டும் கோடிக்கணக்கான மக்களை பாதிக்கும் கடுமையான உடல்நல பிரச்சனையாகவும் இது உள்ளது.

சிறுநீரகங்கள், சிறுநீர்க்குழாய்கள் சிறுநீரகத்தையும் சிறுநீர்ப்

பையையும் இணைக்கும் குழாய்கள்), சிறுநீர்ப்பை மற்றும் சிறுநீர்த் தாரை (உடலின் வெளிப்புறத்துடன் சிறுநீர்ப்பையை இணைக்கும் குழாய் ஆகிய உறுப்புகளை உள்ளடக்கியது சிறுநீர் மண்டலம்.) இவற்றில் வரக்கூடிய நோய்க் தொற்றுகளை உள்ளடக்கியது சிறுநீர்ப் பாதை நோய்த்தொற்று. உடலில் இருந்து சிறுநீரை உருவாக்கி அவற்றை வெளியேற்றும் உறுப்புகள்தான் இவை.

சிறுநீர் அமைப்பில் உள்ள உறுப்புகள் உடலில் இருந்து கழிவுகளை அகற்றவும், ரத்த அளவு மற்றும் ரத்த அழுத்தத்தை கட்டுப்படுத்தவும், எலக்ட்ரோலைட்டுகள் மற்றும் வளர்சிதை மாற்றங்களின் அளவைக் கட்டுப்படுத்தவும், ரத்த pHஐக் கட்டுப்படுத்தவும் இணைந்து செயல்படுகின்றன. பொதுவாக, சிறுநீரில் நமது உடலின் வளர்சிதை மாற்றத்தின் கழிவுகளான உப்புகள், நச்சுகள் மற்றும் நீர் ஆகியவை இருக்கின்றன. சிறுநீரானது நமது உடலில் நடக்கும் மாற்றங்களின் ஒரு சிறந்த குறிகாட்டியாகும், உதாரணமாக காயம், தொற்று அல்லது வீக்கம் ஏற்படும் போது, சிறுநீரில் ரத்தம், புரதம் அல்லது வெள்ளை ரத்த அணுக்கள் இருக்கலாம். சிறுநீரில் குளுக்கோஸ் இருப்பது நீரிழிவு நோயின் அறிகுறியாக இருக்கலாம்.

நன்றாக செயல்படும் சிறுநீர்ப்பாதை நமது ஆரோக்கியத்திற்கும் நல்வாழ்விற்கும் இன்றியமையாதது. ஆனால் சிறுநீர்ப் பாதை சரியாக செயல்படாதபோது, விரும்பத்தகாத அறிகுறிகளை நாம் அனுபவிக்கலாம். சிறுநீர்ப் பாதையில் வரும் நோய்களில் முதன்மையாகக் கருதப்படுவது சிறுநீர்ப்பாதை நோய்த் தொற்று. இது, நோய்க்கிருமிகளாலும், நுண்ணுயிர்களாலும் ஏற்படுகிறது. இவை, சிறுநீர் பாதையின் எந்த பகுதியையும் பாதிக்கலாம். இதில் மிகவும் பொதுவான வகை சிறுநீர்ப்பை அழற்சி (Cystitis), மற்றொன்று நுண்குழலழற்சி (pyelonephritis). இது மிகவும் தீவிரமானதாகும்.

இந்த சிறுநீர் நோய்த் தொற்று, ஆண்கள், குழந்தைகள், வயதானவர்கள் என அனைவரையும் பாதிக்கிறது. குறிப்பாக, சுமார் ஐந்தில் ஒரு பெண், ஒருமுறையாவது இந்த சிறுநீர்ப் பாதை நோய்த் தொற்றினால் பாதிக்கப்படுகிறார்கள். பெரும்பாலும் இந்நோய் பெண்களை அதிக அளவில் பாதிக்கிறது. இது ஆண்களுக்கு ஏற்படும் போது மிகவும் தீவிரமாக இருக்கும். இருப்பினும் ஆண்களில் சிறுநீர் பாதை நோய் தொற்று பெண்களைப்போல் பொதுவானவை இல்லை. பிராஸ்திரேட் வீக்கம் உள்ள ஆண்களுக்கும், சர்க்கரை நோய் உள்ளவர்களுக்கும் சிறுநீர் நோய்த் தொற்றுக்கள் அதிகமாக வர வாய்ப்புள்ளது என்பதை எப்போதும் நினைவில் கொள்ள வேண்டும்.

சிறுநீர் பாதை நோய்த் தொற்று மிகவும் கவலை அளிக்கும் ஒன்றாக மாறக்கூடும் எனவே கவனமாக இருக்க வேண்டும். அடிக்கடி சிறுநீர் கழிக்க வேண்டும் என்ற எண்ணம் இருந்து, ஆனால்

ஒவ்வொரு முறையும் சிறுநீர் சிறிய அளவே வெளியேறும் போது சிறுநீர் பாதை நோய் தொற்று இருப்பதாக சந்தேகிக்கலாம். பல நேரங்களில் இது எரிச்சல் மற்றும் வலியுடன் சேர்ந்து இருக்கும். சில சமயங்களில் வயிற்றுப் பகுதியிலும் வலி வரக்கூடும். இந்தத் தொற்று சிறுநீரகங்களுக்கு பரவியிருந்தால் விலா பகுதியில் மற்றும் முதுகில் வலி ஏற்படலாம். சிறுநீர் பாதை நோய் தொற்று பல நேரங்களில் குளிர் காய்ச்சலாக கூட வெளிப்படலாம். இந்த காய்ச்சலானது மாலை நேரங்களில் வரத்தொடங்கும்.

சிறுநீர் பை (Bladder Infection) தொற்றுகளுக்கான அறிகுறிகள்

- சிறுநீர் முழுமை அடையாமல் வெளியேற்றுவதுடன் அடிக்கடி சிறுநீர் கழித்தல்.
- இரவில் அடிக்கடி சிறுநீர் கழிக்க வேண்டும் என்ற எண்ணம்.
- சிறுநீர்க்குழாய் துவாரத்தில் அசௌகரியம் அல்லது வலி.
- சிறுநீர் கழிக்கும்போது சிறுநீர் குழாய் முழுவதும் எரியும் உணர்வு.
- சிறுநீரில் அல்லது சிறுநீர் குழாயில் இருந்து சீழ் வெளியேறு தல்.
- சிறுநீரில் ரத்தம்.
- லேசான காய்ச்சல்.
- துர்நாற்றத்துடன் கலங்கலான சிறுநீர் வெளியேறுதல்.

சிறுநீரகத்தில் (Infection in kidneys) தொற்று இருந்தால்

- மேலே உள்ள அனைத்து அறிகுறிகளும் இருக்கும், மற்றும் வாந்தி, நலிவான உடல்நிலை, அசதி மற்றும் பொதுவாக நோயுற்ற உணர்வு.
- முதுகு மற்றும் இடுப்பு வலி.
- வயிற்றில் வலி அல்லது அழுத்தம்.
- நடுங்கும் குளிர் மற்றும் அதிக காய்ச்சல்.
- இரவில் வியர்வை.
- தீவிர சோர்வு.

சிறுநீர் பாதை நோய் தொற்றுடன் தொடர்புடைய பிற அறிகுறிகள் பின்வருமாறு

- ஆண்குறி வலி.
- உடலுறவின் போது வலி.
- பக்கவாட்டு வலி.
- மனதில் மாற்றங்கள் அல்லது குழப்பம்.

சிறுநீர் பாதை நோய் தொற்றுகளின் காரணங்கள்

- பெண்கள் கழிவறையை பயன்படுத்திய பிறகு முன்னிருந்து பின் பக்கம் கழுவ வேண்டும் என்று மருத்துவர்கள் கூறுவதற்கு காரணம் சிறுநீர் பாதை நோய் தொற்று வந்துவிடக் கூடாது என்பதுதான்.
- சிறுநீர் கழிக்கும் குழாய் பெண்களுக்கு ஆசனவாய் அருகில் உள்ளதால் சிறுநீர் பாதை நோய் தொற்றுகள் பெண்களில் அதிகமாக காணப்படுகிறது.
- பெரிய குடலில் இருந்து வரும் கிருமிகள் சில சமயங்களில் ஆசன வாயில் இருந்து வெளியேறி சிறுநீர் குழாய்க்கு வரலாம், அங்கிருந்து அவை சிறு நீர்ப்பை வரை பயணிக்கலாம், மேலும் நோய் தொற்றுக்கு சிகிச்சை அளிக்கப்படாவிட்டால் அது சிறுநீரகத்தையே பாதிக்கலாம்.
- ஆண்களை விட பெண்களுக்கு சிறுநீர் குழாய் சிறிதாக இருக்கும் என்பதால் கிருமிகள் சிறுநீர்ப் பைகளுக்கு செல்வதை எளிதாக்குகிறது.
- உடலுறவு கொள்வது சிறுநீர் பாதையில் பாக்டீரியாவை அறிமுகப்படுத்தலாம்.
- சில பெண்களுக்கு அவர்களின் மரபணுக்கள் காரணமாக சிறுநீர் பாதை நோய்த் தொற்றுகள் வருவதற்கான வாய்ப்புகள் அதிகம்.
- நீரிழிவு நோயால் பாதிக்கப்பட்ட பெண்களில் சிறுநீர் பாதை நோய்த் தொற்று அதிகமாக காணப்படுகிறது. அவர்களின் பலவீனமான நோய் எதிர்ப்பு அமைப்பால் நோய்த் தொற்றுகளை எதிர்த்துப் போராடுவது கடினமாகிறது.
- ஹார்மோன் மாற்றங்கள்.
- சிறுநீரக கற்கள்.
- பக்கவாதம் மற்றும் முதுகுத்தண்டு காயம்.
- புற்றுநோய் அல்லது எச்.ஐ.வி காரணமாக ஒருவருக்கு பலவீனமான நோய் எதிர்ப்பு சக்தி இருக்கும்போது சிறுநீர் பாதை நோய்த்தொற்றுகள் வரலாம்.

ஆயுர்வேதத்தில் சிறுநீர் பாதை நோய்த் தொற்று

ஆயுர்வேதத்தில் சிறுநீர்ப் பாதை நோய்த் தொற்றுகள் முக்கியமாக உடலில் பித்த தோஷத்தின் ஏற்றத்தாழ்வு காரணமாக வருவதாக கருதப்படுகிறது. அதிக சூடான, காரமான மற்றும் புளிப்பான உணவுகளை உண்பது, மது அருந்துதல், சிறுநீர் கழிப்பதை அடக்குவது, சிறுநீரை அதிக நேரம் தேக்கி வைத்தல், அதிக வெப்பம், போதுமான தண்ணீர் குடிக்காதது, நச்சுக்கள் மற்றும் ரசாயனம் கலந்த உணவு ஆகியவை காரணங்களாக கூறப்படுகிறது.

ஆயுர்வேதத்தில் சிறுநீர் பாதை நோய்த் தொற்று மூத்திரகிருச்சிரம் என்ற அத்யாயத்தின் கீழ் விவாதிக்கப்படுகின்றது.

சிறுநீர்ப்பாதை நோய்த் தொற்றுக்கான சிகிச்சை முறைகள்

சிறுநீர் பாதை கோளாறுகளுக்கான ஆயுர்வேத சிகிச்சையானது நச்சு நீக்குவது, தொற்று நோயை வெளியேற்றுவது, சிறுநீர்ப்பாதையின் அடைப்புகளை சுத்தம் செய்வது, இவை மட்டுமில்லாமல் அபான வாயுவின் செயல்பாட்டை சரி செய்து சிறுநீர் மண்டலத்தின் நோயெதிர்ப்பு சக்தியை அதிகரிக்கச்செய்யும் மருத்துவமுறைகளை வழங்குவதேயாகும்.

ஆயுர்வேத சிகிச்சை முறை தீங்குவிளைவிக்கும் பாக்டீரியாவை பக்க விளைவுகள் இல்லாமல் குறைக்கவும், சாதாரண *PH* அளவை பராமரிக்கவும் உதவுகிறது.

சிறுநீர் பாதை நோய்த் தொற்றுகளுக்கு பொதுவாக ஆன்டிபயாட்டிக் சிகிச்சை *(Antibiotic treatment)* ஆங்கில மருத்துவத்தில் அளிக்கப்படுகிறது. இது கிருமிகளை அழிக்குமே தவிர நோயெதிர்ப்பு சக்தியை எந்த விதத்திலும் அதிகப்படுத்தாது. ஆகவே அடிக்கடி இந்த தொற்றுகள் மீண்டும் மீண்டும் வர வாய்ப்புள்ளது. மேலும் நீண்டகால ஆன்டிபயாட்டிக் பயன்பாடு செரிமானக்கோளாறு, வாய் புண்கள், சிறுநீரக பாதிப்பு, நீரிழிவு நோய், மூச்சுத் திணறல் மற்றும் பலவீனமான நோய் எதிர்ப்பு சக்தி போன்ற பல உடல் நல பிரச்சனைகளுக்கு வழி வகுக்கும், இதற்கு மாறாக ஆயுர்வேதம் பாதுகாப்பான மற்றும் பயனுள்ள சிகிச்சையாக இருக்கிறது.

சிறுநீர் பாதை நோய்த்தொற்றை கட்டுப்படுத்த வாழ்க்கை முறை மாற்றங்கள்

- சூடான காரமான எண்ணெய் உணவுகளை குறைக்க வேண்டும்.
- நிறைய தண்ணீர் குடிக்க வேண்டும்.
- உணவில் அந்தந்த பருவகாலத்தில் கிடைக்கும் பழங்களை எடுத்துக் கொள்ள வேண்டும்.
- தூய்மையான கழிப்பிடங்களை பயன்படுத்துவது நல்லது.
- வீட்டினுள் உள்ள கழிப்பிடங்களை சுத்தமாகவும் காற்றோட்டமுள்ளதாகவும் வைத்துக்கொள்ள வேண்டும்.
- உள்ளாடைகளை தினமும் நன்றாக துவைத்து, வெயிலில் உலர்த்தி பயன்படுத்த வேண்டும்.
- ஒவ்வொரு முறை சிறுநீர் கழித்த பின்பும் அவ்விடத்தை நன்றாக நீர் விட்டு கழுவி விட்டு பின் ஒரு காய்ந்த துண்டில் துடைத்து பின் ஆடைகளை அணிய வேண்டும்.
- கோமுகாசனம், பவனமுக்தாசனம், விபரீதகரணி முத்ரா,

மூலபந்தம் மற்றும் பிராணாயாமம் போன்ற யோகாசனங்கள் இடுப்புத் தசைகளை (pelvic floor muscles) வலுப்படுத்தி, சிறுநீர் பாதை நோய்த் தொற்றை கட்டுப்படுத்த உதவியாக இருக்கும்.

- சிறுநீர் பாதை நோய் தொற்று அறிகுறிகளை குறைக்க சீரக தண்ணீர் மற்றும் கருப்பு திராட்சை நீரை பயன்படுத்தலாம்.
- இளநீரில் மஞ்சள் சேர்த்து குடிக்க லேசாக வரும் நோய் தொற்றுக்கள் எளிதாக குறையும்.
- பார்லி நீர், வாழைத்தண்டு, வெள்ளரிக்காய் மற்றும் நீர்காய்கள் சிறுநீரைப் பெருக்கி கிருமிகளை வெளியேற்றும்.
- சிறுநீர், மலத்தினை அடக்கக்கூடாது.
- தினமும் உடற்பயிற்சி செய்ய வேண்டும். உடற்பயிற்சி செய்த பிறகு குளித்துவிட்டு பிறப்புறுப்பு பகுதியை நன்றாகதுடைக்க வேண்டும்.
- உடலுறவுக்கு முன்னும் பின்னும் சிறுநீர் கழிக்க வேண்டும்.
- இடுப்பு தசைகளை வலுப்படுத்த கெகல் (Kegel exercise) பயிற்சிகளைச் செய்யலாம்.
- சர்க்கரை வியாதி உள்ளவர்கள் தங்களது ரத்த சர்க்கரையின் அளவினை நன்றாக கட்டுக்குள் வைத்திருக்க வேண்டும்.

சிறுநீர்ப்பாதை நோய்த்தொற்றுக்கான ஆயுர்வேத சிகிச்சைகள்

நெருஞ்சில், நெல்லிக்காய், மூக்கரட்டைக்கொடி, கண்டங்கத்திரி, மாவிலங்கம், சீந்தில்கொடி, தண்ணீர்விட்டான் கிழங்கு, அதிமதுரம், சந்தனம் ஆகிய மூலிகைகள் சிறுநீர்ப் பாதை நோய்த் தொற்றுக்களை எதிர்க்கும் ஆயுர்வேத மூலிகைகளாகும்.

பிரகத்யாதி கஷாயம், கோக்ஷூராதி கஷாயம், வாரணாதி கஷாயம், புனர்னவாதி கஷாயம், ஹரிதகியாதி கஷாயம், திக்தகம் கஷாயம், கோக்ஷூராதி குக்குலு, சந்திரபிரபாவட்டி, சந்தனாசவம், புனர்னவாரிஷ்டம், நிஷா ஆமலகி சூரணம், அப்ரக பஸ்மம் ஆகிய ஆயுர்வேத மருந்துகள் தக்க ஆயுர்வேத மருத்துவரின் அறிவுரைப்படி எடுத்துக்கொள்ள சிறுநீர் பாதை நோய்த் தொற்றுக்கள் முற்றிலுமாக குணமாவதுடன் சிறுநீர் மண்டலத்தின் நோயெதிர்ப்பு சக்தியையும் உயர்த்துகிறது.

சிறுநீரகக் கற்கள்
URINARY CALCULUS

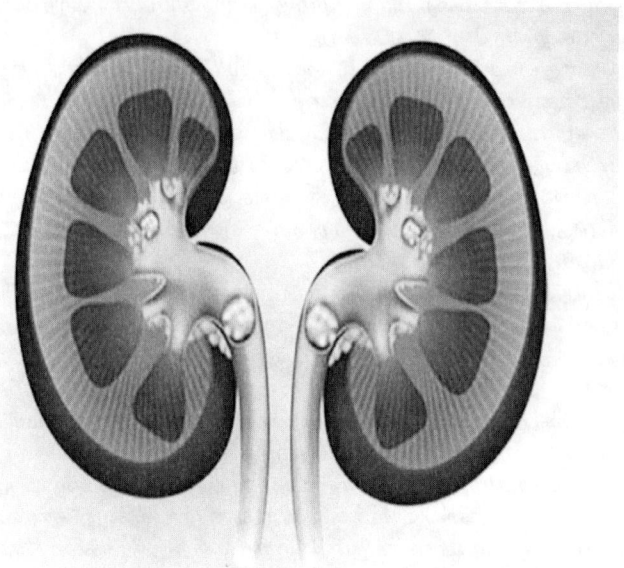

சிறுநீரக மண்டல கற்கள் சிறுநீரகக் கோளாறுகளில் மிகவும் பொதுவான ஆனால் மிகவும் கஷ்டப்படுத்தக்கூடிய நோய்களில் ஒன்றாகும், மேலும் தற்போது மக்களுக்கு வரும் குடல் அல்லாத வயிற்று வலிக்கான முக்கிய காரணங்களில் ஒன்றாகும். சிறுநீரகக் கற்கள் அல்லது யூரோலிதியாசிஸ் (Urolithiasis) என்பது சிறுநீர் மண்டலத்தில் சிறுநீரகங்கள், சிறுநீர்க்குழாய்கள் சிறுநீரகத்தையும்

சிறுநீர்ப்பையையும் இணைக்கும் குழாய்கள்), சிறுநீர்ப்பை மற்றும் சிறுநீர் தாரை (உடலின் வெளிப்புறத்துடன் சிறுநீர்ப்பையை இணைக்கும் குழாய் ஆகிய உறுப்புகளை உள்ளடக்கியது சிறுநீர் மண்டலம்) கல் இருப்பதைக் குறிக்கிறது. உடலின் மிக முக்கியமான உறுப்புகளில் சிறுநீரகமும் ஒன்று. இயற்கையாகவே நம் அனைவருக்கும் இரண்டு சிறுநீரகங்கள் இருக்கின்றன.

உடலில் தினசரி உண்டாகும் கழிவுகளை ரத்தத்திலிருந்து பிரித்து நீருடன் வெளியேற்றி உடலை தூய்மையாக வைத்துக்கொள்வது சிறுநீரக மண்டலத்தின் பணி. மேலும், உடலுக்கு தேவையான மற்றும் தேவையற்ற உப்பின் விகிதாச்சாரத்தை கட்டுக்குள் வைத்துக் கொள்வதும் சிறுநீரகத்தின் பணிகளில் முக்கியமான ஒன்று.

கோடைக்கால நோய்களின் பட்டியலில் சிறுநீரக மண்டலத்தின் கற்கள் ஒரு முக்கியமான இடத்தை வகித்தாலும் சிறுநீரகம் சார்ந்த பிரச்சனைகள் முன்பைவிடத் தற்போது அதிகரித்துவிட்டதற்கு நம் வாழ்க்கை முறை மாற்றமும் ஒரு முக்கியமான காரணம்தான் என்று கூறினால் மிகையாகாது.

பொதுவாக சிறுநீரகத்தில் கல் உருவாகி அது அங்கிருந்து நகர்ந்து சிறுநீர்க்குழாய்கள் (சிறுநீரகத்தையும் சிறுநீர்ப்பையையும் இணைக்கும் குழாய்கள்), சிறுநீர்ப்பை மற்றும் சிறுநீர் தாரை (உடலின் வெளிப்புறத்துடன் சிறுநீர்ப்பையை இணைக்கும் குழாய்) ஆகிய உறுப்புகளுக்கு இடம் பெயர்ந்து அங்கு குறிக்குணங்களை (Symptoms) ஏற்படுத்தினாலும் இது பொதுவாக சிறுநீரக கல் என்றே அழைக்கப்படுகிறது.

ஆயுர்வேதத்தில் சிறுநீரகக் கற்கள், அஷ்மரி என்றும், சிறிய துகள்கள், சர்க்கரா என்றும் விவரிக்கின்றது. அஷ்மரி என்பது 'அஷ்மா' மற்றும் 'அரி' என்னும் இரண்டு வார்த்தைகளை உள்ளடக்கியது, 'அஷ்மா' என்றால் கல் மற்றும் 'அரி' என்றால் எதிரி. எதிரியால் கொடுக்கப்பட்ட கடுமையான வலி போல் வலி ஏற்படுவதால் அஷ்மரி என்று ஆயுர்வேதம் அழைக்கிறது.

சுஷ்ருதாச்சாரியார் என்னும் ஆயுர்வேத குரு, கல் உருவாகும் இரண்டு நிலைகளை விளக்குகிறார். ஒன்று, பல்வேறு காரணங்களினால் படிகத்தை உருவாக்கும் பொருட்கள் சிறுநீரகத்தில் தேங்குவது (கால்சியம், ஆக்சலேட் மற்றும் யூரிக் அமிலம்). இரண்டு, சிறுநீரில் படிகங்கள் ஒன்றாக ஒட்டிக்கொள்வதைத் தடுக்கும் பொருட்கள் இல்லாமல் இருப்பது. ஆக இவை இரண்டும் சிறுநீரக கற்கள் உருவாக சிறந்த சூழலை உருவாக்குகின்றன.

சிறுநீர் கற்கள் உருவாவதற்கான காரணங்கள்
- குறைந்த அளவு தண்ணீர் குடிப்பது.
- சிறுநீரை அடக்குவது

- நீண்ட நேரம் சிறுநீர் கழிக்காமல் இருப்பது
- தூக்கமின்மை
- தைராய்டு நோய்
- ஹார்மோன் தாக்கங்கள்
- சிறுநீர்த் தொற்று நோய்கள்
- தவறான உணவு முறைகள்
- துரித உணவுகளை அதிகமாக சாப்பிடுவது
- எண்ணெயில் பொரித்த உணவுகளை அதிகம் உண்ணுதல்.

ஆகிய காரணங்களினால் கிலேதம் என்னும் அழுக்கு சிறுநீரகங்களில் படியும்போது சிறுநீரகத்தில் இது கல்லாக உருவாகுகிறது.

இன்றளவில் பல பெண்கள் தங்கள் பள்ளி, கல்லூரிகளில் அல்லது பணியிடங்களில் கழிப்பறையை அடிக்கடி பயன்படுத்த தயங்கி அதனால் நீர் அருந்துவதை குறைத்துக்கொண்டதால் இன்றைய பெண்களுக்கும் சிறுநீரகக் கற்கள் பிரச்சனை அதிகமாகத்தான் உள்ளது.

மேலும், பின்வரும் ஆபத்துக் காரணிகள் சிறுநீரகக் கற்கள் ஏற்படுவதற்கான வாய்ப்பை அதிகரிக்கின்றன

- உடல் பருமன் - அதிக உடல் நிறை குறியீட்டெண் (பிஎம்ஐ) மற்றும் எடை அதிகரிப்பு ஆகியவை சிறுநீரக கற்கள் அதிகரிக்கும் அபாயத்துடன் நேரடி தொடர்பைக் கொண்டுள்ளன.
- குடும்ப வரலாறு - குடும்பத்தில் இந்த நோயின் வரலாறு இருந்தால், சிறுநீரகக் கற்கள் வர அதிக வாய்ப்புள்ளது.
- நீரிழப்பு மற்றும் போதுமான தண்ணீர் குடிக்காதது மற்றும் சூடான காலநிலை சிறுநீரக கற்கள் அபாயத்தை அதிகரிக்கிறது.
- உணவுக் காரணிகள் - உணவில் அதிக புரதம், அதிக சோடியம் (உப்பு) மற்றும் அதிக சர்க்கரை ஆகியவை சிறுநீரக கற்களின் அபாயத்தை அதிகரிக்கலாம்.
- செரிமான நோய்கள் மற்றும் அறுவை சிகிச்சை - இரைப்பை பைபாஸ் அறுவை சிகிச்சை மற்றும் நாள்பட்ட வயிற்றுப் போக்கு போன்ற சில அறுவை சிகிச்சைகள் கால்சியத்தை உறிஞ்சுவதை பாதிக்கலாம், இதனால் கல் உருவாவதற்கான வாய்ப்பு அதிகரிக்கும்.
- சிறுநீரகக்குழாய் அமிலத்தன்மை, சிறுநீர் பாதை நோய்த் தொற்றுகள் மற்றும் சிஸ்டினூரியா போன்ற பிற மருத்துவ நிலைகள் கல் உருவாகும் வாய்ப்பை அதிகரிக்கலாம்.

சிறுநீரகக் கற்களின் வகைகள்

நவீன மருத்துவத்தில் சிறுநீரகக் கற்களின் வகைப்பாடு, அதன் வேதியியல் அமைப்பு மற்றும் அவற்றின் உருவ அமைப்பை அடிப்ப

டையாகக் கொண்டது, எனவே பல்வேறு வகையான சிறுநீர் கற்கள் விவரிக்கப்பட்டுள்ளன, அதாவது கால்சியம் கற்கள், ஸ்ட்ரூவைட் கற்கள், யூரிக் அமில கற்கள், சிஸ்டைன் கற்கள் மற்றும் கலப்பு கற்கள்.

ஆயுர்வேதத்தின் படி, அஷ்மரி நான்கு வகைகளாகும். அதாவது வாதிகம், பைதிகம், ஷ்லைஷ்மிகம் மற்றும் சுக்ராஜம்.

வாதிகம், பைதிகம், ஷ்லைஷ்மிகம் அஷ்மாரி ஆகியவை முறையே கால்சியம் ஆக்சலேட், யூரிக் அமிலம் மற்றும் கால்சியம் பாஸ்பேட் கற்களைப் போல் குறிக்குணங்களை ஏற்படுத்தும்.

சிறுநீரகக் கல் ஒரு முள் முனையின் அளவாக இருக்கலாம். மேலும் சிறுநீர் மூலம் கவனிக்கப்படாமலே வெளியில் போகலாம் அல்லது அது ஒரு திராட்சைப்பழத்தின் விகிதத்தில் பெரியதாக இருந்து, சிறுநீர் பாதையை அடைத்து, சித்திரவதை மற்றும் கசிவை ஏற்படுத்தி சிறுநீரின் வேகத்தை சீர்குலைக்கலாம்.

சிறுநீர் கற்கள் இருப்பதற்கான அறிகுறிகள்

- சிறுநீர்ப்பை, விதைப்பை மற்றும் ஆண்குறியில் கடுமையான வலி
- அடர்த்தியான மற்றும் கொந்தளிப்பான சிறுநீர்,
- கோமேதகம் (ஹெசோனைட் கல்) போன்ற சிறுநீரின் வாசனை
- காய்ச்சல், உடல் வலி, பசியின்மை,
- குதித்தல், நீந்துதல், ஓடுதல், சவாரி செய்தல், நடப்பது போன்ற வற்றால் அஷ்மரியின் வலி அதிகரிக்கிறது என்று ஆச்சார்யா சுஷ்ருதா விளக்குகிறார்.

மேலும்,
- சிறுநீர் கழிக்கும்போது எரிச்சல்
- இடுப்பு முதல் சிறுநீர் பாதை வரை வலி
- சிறுநீர் கழிக்கும் போது அல்லது கழித்து முடித்த பிறகு வலது அல்லது இடது அடிவயிறு பகுதியில் வலி
- இது சமயங்களில் பின்புறத்திலிருந்து முன்னோக்கி பரவும் வலி
- மஞ்சள் அல்லது சிவப்பு மஞ்சள் நிற சிறுநீர்
- சிறுநீர் கழிப்பதில் சிரமம்
- சிறுநீருடன் ரத்தம் வெளியேறுதல்
- சிறுநீர் வெளியேறும் போது ஆட்டுச்சிறுநீர் போலக் கெட்ட நாற்றம் வீசுவது.
- உடல் சோர்வு
- தலைவலி
- சுவையின்மை
- வாந்தி
- குளிர்க்காய்ச்சல்

இவையெல்லாம் சிறுநீரகத்தில் கல் இருப்பதற்கான அறிகுறிகள் ஆகும். இந்த அறிகுறிகளை ஆரம்ப கட்டத்திலேயே கண்டறிந்து விட்டால் சிகிச்சை அளிப்பது எளிதாகும். மற்றும் நோய் தீவிரமடைவதை தடுக்க முடியும்.

சிகிச்சை

பொதுவாக சிறுநீரகக் கற்களுக்கு அறுவை சிகிச்சைகளோ, லேசர் சிகிச்சையோ பரிந்துரைக்கப்பட்டாலும்கூட அவ்வாறு அறுவை சிகிச்சை எடுத்துக்கொண்டாலும் மீண்டும் மீண்டும் கற்கள் உருவாவதற்கு 50 சதவிகிதத்திற்கு மேல் வாய்ப்புகள் இருப்பதாக பல மருத்துவ ஆய்வுகள் கூறுகின்றன.

இந்த சந்தர்ப்பத்தில், ஆயுர்வேத வைத்தியம் மற்றும் சிகிச்சை செய்வதன் மூலம் கற்கள் மீண்டும் வருவதற்கான வாய்ப்புகளை பெரிதும் தவிர்க்கலாம். சிறுநீரகக் கற்களுக்கான ஆயுர்வேத சிகிச்சை, கற்களை நிரந்தரமாக நீக்கும் தன்மையுடையது. சிறுநீரகக்கற்களை எளிதாக நீக்குவது மட்டுமல்லாது கற்கள் மீண்டும் உருவாகாமல் தடுக்கவும் வல்லது.

ஆயுர்வேத மேலாண்மை

சிறுநீரகக் கற்களுக்கான மருந்துகள் மற்றும் அறுவை சிகிச்சை முறை பற்றி சுஷ்ருத சம்ஹிதா மற்றும் அஷ்டாங்க ஹிருதயம் போன்ற பழமையான ஆயுர்வேத புத்தகங்களில் தெளிவாக மற்றும் விரிவாக விளக்கப்பட்டுள்ளது.

ஆயுர்வேத வைத்தியம் மற்றும் பஞ்சகர்ம சிகிச்சை மூலம் சிறுநீரக கற்களை 95 சதவீதத்துக்கும் அதிகமாக அறுவை சிகிச்சையின்றி உடைத்து வெளியேற்றலாம். பஞ்சகர்மா என்பது ஒரு நேர்த்தியான சுத்திகரிப்பு செயல்முறையாகும், இது உடலில் தேங்கிய நச்சுகளை வெளியேற்றுவதுடன் உடலின் உள்ளார்ந்த குணப்படுத்தும் திறனையும் மீட்டெடுக்கிறது.

சிறுநீரகக் கற்கள் உருவாகும் காரணத்தை அறிந்து அதற்கான காரணங்களை தவிர்க்க ஆயுர்வேதம் முதலில் அறிவுரைக்கின்றது.

தோஷங்களின் ஏற்றத்தாழ்வுகளுக்கு ஏற்ப தொடர்ச்சியான சுத்திகரிப்பு, சிறுநீர்ப்பை மற்றும் குடல் வரை எனிமாக்கள் போன்றவற்றை உள்ளடக்கிய தனிப்பயனாக்கப்பட்ட பஞ்சகர்மா சிகிச்சைகளை திட்டமிடுவது பற்றிய ஆலோசனையைப் பெற தகுதி வாய்ந்த ஆயுர்வேத மருத்துவரை அணுகலாம்.

ஆயுர்வேத மூலிகைகள் மற்றும் மருந்துகள்

சிறுநீரக கற்களுக்கான ஆயுர்வேத சிகிச்சையானது தாவர அடிப்படையிலான மருத்துவம், உணவுமுறை மற்றும் வாழ்க்கை

முறை மாற்றங்கள் உள்ளிட்ட பல்வேறு சிகிச்சைகளை உள்ளடக்கியது.

சிறுநீரின் உயிர்வேதியியல் தரத்தை மாற்றுவது கற்களின் சிகிச்சைக்கும் கற்கள் வராமல் தடுப்பதற்கும் உதவுகிறது. மேலும், ஆயுர் வேதத்தில் பல மூலிகைகள் கற்களை உடைக்கவும் அவற்றை வெளியேற்றவும் உதவுகின்றன. ஆயுர்வேத நூல்களில் சிறுநீரக கற்களுக்கு சிகிச்சையளிப்பதற்காக முத்ராவிரேச்சனீயம் (டையூ ரிடிக்) அஷ்மரிக்னம் (லித்தோட்ரிப்டிக்) மற்றும் க்ஷார கர்மம் (கார சிகிச்சை) ஆகிய மூன்று வகையான மருந்துகள் முக்கியமாக குறிப்பிடப்பட்டுள்ளன.

சிறுநீரக கற்களுக்கான ஆயுர்வேத மூலிகைகள்

மூக்கரட்டை (புனர்னவம்), வருணம் (மாவிலங்கப்பட்டை), முருங்கை (ஷிக்ரு), கல்கரைச்சி (பாஷானபேதம்), பூசணி (குஷ் மாண்டம்) விதைகள், கண்டங்கத்திரி (கந்த்காரி), மகிழம்பூ (பாகுல்), மல்லிகை, கொத்தமல்லி ஆகிய மூலிகைகள் சிறுநீரக கற்களை வெளியேற்ற பெரிதும் உதவுகின்றன.

சிறுநீரகக் கற்களுக்கான சில ஆயுர்வேத மருந்துகள்

வருணாதி, வீரதராதி, ப்ருஹத்தியாதி, ஸப்தஸாரம், புனர்நவாதி, த்ரிணபஞ்சமூலம், பாஷாண பேதாதி போன்ற கஷா யங்கள். சந்திரபிரபா குளிகா, புனர்நவா மண்டூரம், கோக்சுராதி குக்குலு, ஹிங்குவசாதி குளிகா, தன்வந்தர குளிகா போன்ற குளி கைகள், கோக்ஷுராதி சூரணம், சுகுமார லேகியம், தசமூல ஹரிதகி லேகியம், ப்ருஹத்தியாதி க்ருதம், கல்யாண ஷாரம், ஸப்தசாரம் க்ருதம் போன்ற மருந்துகளை ஆயுர்வேத மருத்துவரின் தகுந்த ஆலோசனைப்படி எடுத்துக்கொள்ளலாம்.

மேலும்,

- நெருஞ்சில் மற்றும் சுக்கு கஷாயம் செய்து குடித்து வர சிறுநீர் கழிக்கும் போது உண்டாகும் வலி குணமடையும்.
- வெள்ளரி விதையை அரைத்து 10 gm அளவு எடுத்து அதை இந்துப்பு சேர்த்து கஞ்சியில் சாப்பிடலாம்.
- வாழைத்தண்டு மற்றும் முள்ளங்கிச்சாறு தலா 100ml எடுத்து இரண்டையும் ஒன்றாக கலந்தோ தனித்தனியாகவோ தொடர்ந்து சாப்பிட்டு வர சுண்ணாம்புத் கற்கள் வேகமாக கரையும்.
- பார்லி வேக வைத்த தண்ணீரை குடித்து வந்தால் அதிக சிறுநீர் வெளியேறி சிறுநீரகத்தில் உப்பு சேர்வது தடுக்கப்படும்.
- தினசரி இரண்டு முதல் மூன்று லிட்டர் தண்ணீர் குடிக்க சிறுநீரக கற்கள் உருவாவதைத் தடுக்கலாம்.

- கோடை காலத்தில் வாரம் இரண்டு முறை இளநீர் குடித்து வருவது சிறுநீரகக் கற்கள் வராமல் தடுப்பதற்கு உதவும்.
- வாழைப்பூ, வாழைத்தண்டு, போன்ற நீர்ச்சத்து மற்றும் நார்சத்து நிறைந்த உணவுகளை அதிகம் எடுத்துக் கொள்ள வேண்டும்.
- மூக்கிரட்டைக் கீரை உணவில் சேர்த்துக் கொள்வது நல்லது.

எக்ஸிமா (Eczema)

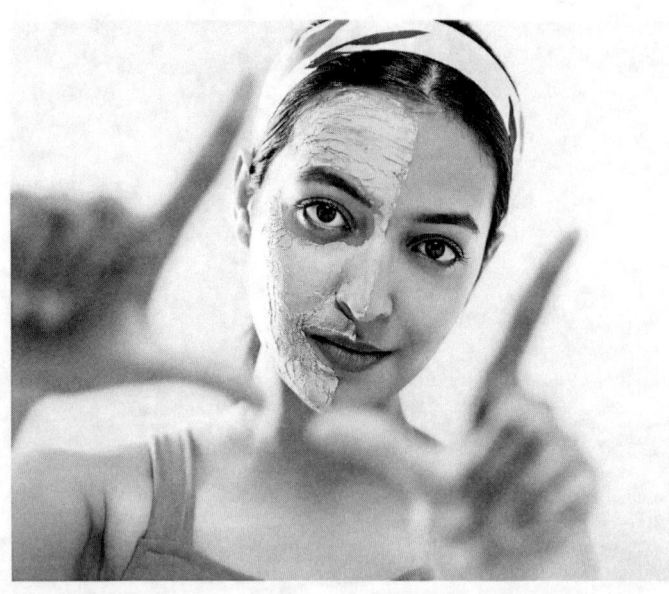

உலக அளவில் எல்லா வயதினருக்கும்; எல்லா நாட்டினருக்கும்; ஏன்? எல்லா உயிரினங்களுக்கும் மிகப் பொதுவாக வரக்கூடிய நோய்கள் என்றால் அது தோல் நோய்களே ஆகும். அத்தகைய தோல் நோய்களில் மிகவும் பொதுவானது 'எக்ஸிமா' என்று சொல்லக்கூடிய கரப்பான் நோய். இந்நோய் மூவாயிரம் வருடங்களுக்கு முன்னரே ஆயுர்வேத மருத்துவம் மிகவும் விரிவாக 'விசர்சிகா' என்ற தலைப்பில், இந்நோய்க்கான காரணங்கள்,

அறிகுறிகள், பஞ்சகர்மா முறைகள், உள் மருந்துகள், வெளிப்பூச்சுகள் போன்றவற்றை தெளிவாக விளக்கியுள்ளது.

'எக்ஸிமா' உலக மக்கள்தொகையில் 5 சதவீதம் முதல் 20 சதவீதம் வரை பாதிக்கும் ஒரு நாள்பட்ட தோல் நிலையாக புள்ளிவிவரங்கள் தெரிவிக்கின்றன. இது தோலின் மேல் ஏற்படும் ஒருவித சரும நோய். தோலில் காய்ந்த, வட்டவடிவிலான, தடிமனான, செதில்கள் போன்ற தோற்றம் ஏற்படும். மிகவும் அரிக்கும் தன்மை இருக்கும். இது நம் அன்றாட வேலை மற்றும் தூக்கத்தைக் கூட தொந்தரவு செய்யும். இது ஒரு தொற்றாத தோல் நோயாகும்.

ஆச்சார்யா சரகர் என்னும் ஆயுர்வேத ரிஷி, தோலில் சிவப்பு தடிப்புகள், புடைப்புகள், அதிக நீர் வெளியேற்றம், கடுமையான அரிப்பு மற்றும் பெரும்பாலும் நீல நிறமாற்றம் ஆகியவற்றுடன் தொடர்புடைய ஒரு நிலை என்று விளக்குகிறார். சில சமயங்களில் வலி, வறண்ட தோல் மற்றும் புண்களும் ஏற்படும் என்று கூறுகின்றார்.

தோல் மீது கடுமையான அரிப்பு மற்றும் நீர் வெளியேற்றத்துடன் கூடிய கறுப்பு நிற புண்கள் பற்றிய விளக்கங்களும் பல ஆயுர்வேத நூல்களில் காணக்கிடைக்கின்றன. இன்றளவும் இந்த குறிகுணங்கள் அனைத்தையும் நோயாளிகளிடையே நாம் வழக்கத்தில் காணலாம்.

இந்நோய் பெரியவர்கள் மட்டுமல்லாது 2 வயதுக்கு குறைவான குழந்தைகளையும் கூட அதிகளவில் பாதிக்கிறது. பரம்பரையில் யாருக்காவது இந்த பிரச்சினை இருந்தால் இந்த நோய் அவர்களையும் பாதிக்க அதிக வாய்ப்புள்ளது.

இன்றைய காலகட்டத்தில் இந்நோய் பெண்களுக்கு அதிகமாக வர தொடங்கியுள்ளது. குறிப்பாக உடல் எடை அதிகமாக உள்ள பெண்களில் இந்நோய் அதிகமாக பாதிப்புகளை ஏற்படுத்துகிறது. பெண்களுக்கு கால்களிலும் இடுப்பைச் சுற்றியுள்ள பகுதிகளிலும், மார்பகங்களுக்கு அடியிலும், அக்குள் பகுதிகளிலும் அதிகமாக வருகிறது. எக்ஸிமா பாதிக்கப்படும் நபர்களில் மூன்றில் இரண்டு பங்கு பெண்களாக இருக்கின்றனர்.

சிறு குழந்தைகளுக்கு தாய்ப்பாலல்லாமல் பிற பால்கள் கொடுக்கும்போது ஏற்படும் ஒவ்வாமை கூட இந்நோயை உண்டாக்கலாம். எனவே குழந்தைகளுக்கு தாய்ப்பால் கொடுப்பதே சிறந்தது. முதல் மூன்று மாதங்கள் தாய்ப்பால் கொடுக்கப்படும் குழந்தைகளுக்கு இந்நோய் ஏற்படுவது மிகவும் குறைவு.

குழந்தை பருவத்தில் ஏற்படும் இந்த கரப்பான் ஒரு கட்டத்தில் மீண்டும் மீண்டும் வரக்கூடிய மிகுந்த அரிப்பு, சொறி தரக்கூடிய ஒரு நாட்பட்ட நோயாக மாற வாய்ப்புள்ளது. ஆனாலும், இந்நோயால் பாதிக்கப்பட்ட பல குழந்தைகளில், காலப்போக்கில் இந்நோயின் தாக்கம் குறைவதையும், வயதுக்கு ஏற்ப மறைந்துவிடுவதையும் நாம் பார்க்கலாம்.

பொதுவாக, இந்த தோல் நோயானது அடிக்கடி வெளிப்புறக் காரணிகளின் அடிப்படையில் வந்து போகும் தன்மையுடையது.

காரணங்கள்

ஆங்கில மருத்துவம் எக்ஸிமா வருவதற்கு குறிப்பிட்ட காரணம் தெரியவில்லை என்றே கூறுகிறது, சில சுற்றுச்சூழல் காரணிகள் இந்நோயின் அறிகுறிகளை வெளிப்படுத்தலாம் என்றும் கூறுகின்றன. அவை,

- **எரிச்சலூட்டும் பொருட்கள்:** சோப்புகள், சவரக்காரம், ஷாம்புகள், கிருமி நாசினிகள் போன்றவை.
- **ஒவ்வாமை:** தூசி, பூச்சிகள், செல்லப்பிராணிகள், மகரந்தங்கள் ஆகியவை.
- **நுண்ணுயிரிகள்:** ஸ்டேஃபிலோகோகஸ் ஆரியஸ், வைரஸ்கள் மற்றும் சில பூஞ்சைகள், பாக்டீரியாக்கள் இதில் அடங்கும்.
- **வெப்பம் மற்றும் குளிர் வெப்பநிலை:** மிகவும் வெப்பமான மற்றும் மிகவும் குளிர்ந்த வானிலை, அதிக மற்றும் குறைந்த ஈரப்பதம்.
- **உணவுகள்:** பால் பொருட்கள், முட்டை, பருப்புகள் மற்றும் விதைகள், சோயா பொருட்கள், மீன், நண்டு, காளான், இறால், ஷெல் பிஷ் மற்றும் கோதுமை ஆகியவை.
- **மன அழுத்தம்:** இது நேரடி காரணம் அல்ல, ஆனாலும் இது அறிகுறிகளை மோசமாக்கும்.
- **ஹார்மோன்கள்:** கர்ப்பகாலம் மற்றும் மாதவிடாய் சுழற்சியின் சில காலங்களில் ஹார்மோன் அளவுகள் மாறும்போது பெண்களுக்கு அறிகுறிகளை அதிகரிக்கலாம்.

அறிகுறிகள்

- தோலில் மிகவும் அரிப்பு ஏற்படுத்தும் திட்டுகள் - குழந்தைகளில், இந்த திட்டுகள் உச்சந்தலையில் மற்றும் முகத்தில், குறிப்பாக கன்னங்களில் உருவாகின்றன. பருவ வயதினர் மற்றும் இளைஞர்கள் தங்கள் கைகள் மற்றும் கால்களில் திட்டுகளைப் பார்ப்பதற்கான வாய்ப்புகள் அதிகம். முழங்கையின் வளைவுகள், முழங்கால்களின் பின்புறம், கணுக்கால், மணிக்கட்டு, முகம், கழுத்து மற்றும் மார்பின் மேல் பகுதி ஆகியவை இந்த திட்டுகளுக்கான பிற பொதுவான தளங்களாகும். அவை கண்களைச் சுற்றிலும் மற்றும் கண் இமைகள் உட்பட தோலின் எந்தப் பகுதியிலும் ஏற்படலாம்.
- சிவத்தல், வீக்கம், விரிசல் மற்றும் அவற்றிலிருந்து தெளிவான திரவத்தின் வெளிப்பாடு
- திட்டுகள் குமிழியாகி கசிவது அல்லது செதில்களாகவும்,

உலர்ந்ததாகவும், சிவப்பாகவும் மாறுவது.
* தோல் தடித்து மடிப்புகள் அதிகரித்தல்.

ஆயுர்வேத சிகிச்சை

ஆயுர்வேதத்தில் பொதுவாகவே தோல் நோய்கள் ரத்தத்தில் உள்ள கெட்ட நீராகத்தான் பார்க்கப்படுகிறது. எனவே ரத்தத்தை சுத்திகரித்து தோலுக்கு வலுவைக் கொடுக்கக் கூடிய மருந்துகளையே ஆயுர்வேதம் ஆதரிக்கிறது. ஆனால் சமகால மருத்துவமானது தோல் நோயாக மட்டும் பார்த்து மருந்து கொடுப்பதால்தான் இந்த நோய் முற்றிலும் குணமடையாமல், அந்த நோயாளியை வாழ்க்கை முழுவதும் துன்பப்படுத்துகிறது

எனவே ஆயுர்வேதத்தில் முதலில் பஞ்சகர்ம சோதனை முறை களை கையாண்டு பிறகு உள் மருந்துகளும் வெளி மருந்துகளும் கொடுத்துவர இந்நோய் முற்றிலுமாக குணமாகும். பஞ்சகர்ம முறைகளில் தோல் நோய்களில் 'வமனம்' என்னும் வாந்தி சிகிச் சைக்கு உட்படுத்துதல். 'விரேசனம்' என்னும் பேதி சிகிச்சைக்கு உட்படுத்துதல். 'ஜலௌகசரணம்' என்னும் அட்டைப் பூச்சிகளை விட்டு கெட்ட ரத்தத்தை உறிஞ்சுதல், 'பிரச்சனம்' என்னும் முறை யில் அந்த தோல்களை கீறிவிட்டு கெட்ட ரத்தத்தை வெளி விடுதல் ஆகியவை நோயாளியின் வயது, நோயின் தன்மை, குறிகுணங்கள் ஆகியவற்றிற்கு ஏற்ப தக்க ஆயுர்வேத மருத்துவரின் ஆலோசனை யின்படி, அவர் முன்னிலையில் கொடுக்க, நோய் முற்றிலுமாக கட்டுப்படுத்தப்படும். மேலும் இம்மாதிரியான பஞ்ச கர்ம முறை களை பயன்படுத்திய பிறகு உள் பிரயோகத்திற்கும் வெளி பிரயோகத் திற்கும் உரிய மருந்துகளை நோயின் தன்மைக்கேற்ப, நோயாளியின் தன்மைக்கேற்ப கொடுத்துவர இந்நோய் முற்றிலுமாக குணப்படுத் தப்பட்டு, பிற்காலங்களில் மீண்டும் வராமலும் தடுக்க ஆயுர்வேத மருத்துவ முறையால் கண்டிப்பாக முடியும்.

குறிப்பாக ஆயுர்வேத பழங்கால மருத்துவ முறைகளில் 'ஜலௌ கசரணம்' என்ற அட்டை விடுதல் மருத்துவம் மிகவும் பிரசித்தி பெற்ற இன்றளவும் பயன்படுத்தப்படுகின்ற சக்திவாய்ந்த மருத் துவமாக திகழ்கிறது. இன்றளவில் பல ஆராய்ச்சிகள் அட்டைப் பூச்சிகளின் உமிழ்நீரில் பல மருத்துவ குணங்கள் இருப்பதாகவும் அதனால் அவை இந்த இடங்களில் ரத்தத்தை சுத்திகரிப்பதாக வும் கூறுகின்றன. பல மருத்துவர்கள் இந்த எக்ஸிமா நோய்க்கு இன்றளவும் இந்த 'அட்டை' வைத்தியத்தை செய்து அதில் நல்ல பலனை பதிவு செய்துள்ளனர்.

உள்ளுக்கு கொடுக்க திக்தக கசாயம், மஹாதிக்தக கசாயம், குக்குலு திக்தக கசாயம், பஞ்ச திக்தக கசாயம், படோல கடுகுரோ ஹின்யாதி கசாயம், படோலாதி கசாயம், கதிராரிஷ்டம், மகா

மஞ்சிஷ்டாதி க்வாதம், கந்தக ரசாயனம், திக்தக நெய், மகாதிக்தக நெய், குக்குலு திக்தக நெய், கைஷோர குக்குலு, திரிபலா குக்குலு, அம்ருதா குக்குலு ஆகியவை நல்ல பலன் அளிக்கின்றன.

மேற்பூச்சு தயாரிப்புகளில், 'லேபம்' என்னும் வெளிப்புற பூச்சு பயன்பாடு, 'பரிஷேகம்' என்னும் புண்கள் மீது திரவங்களை தெளித்தல், 'அவச்சூரணம்' என்னும் தூள் தூவுதல், 'அவகாஹனம்' என்னும் பாதிக்கப்பட்ட பகுதியை மருந்து திரவத்தில் நனைத்தல் மற்றும் 'துமம்' என்னும் பாதிக்கப்பட்ட தோல் பகுதிக்கு புகை காட்டுதல் ஆகிய இவை அனைத்து வகையான சிகிச்சைகளும் நல்ல பலன் அளிக்கின்றன.

வெளிப்புற பயன்பாட்டிற்கு

கரஞ்ச தைலம், தேவதார்வ்யாதி தைலம், லாக்ஷாதி தைலம், மரிச்சாதி தைலம், தினேஷவல்யாதி தைலம், மேகாரி தைலம், தூர்வாதி தைலம், மஹாமரிச்சாதி தைலம், சக்ரமர்த தைலம், கந்தகாத்ய மலஹரம், சிந்துராத்ய மலஹரம், திரிபாலா சூர்ணம், மஞ்சட்டி கசாயம், கடுக்காய் கசாயம், வேம்பு பொடி, படிகாரப் பற்பம் ஆகியவை பயன்படுத்தலாம்.

உணவு முறைகள்

மென்மையான, எளிதில் செரிக்கக்கூடிய உணவு, திக்த ஷாகம் (கசப்பான காய்கறிகள்), பூராண தன்யம் (பழைய தானியங்கள்), முத்கம் (பச்சைப்பயறு), படோலம் (புடலங்காய்), சஷ்டிக ஷாலி (60 நாட்களில் அறுவடை செய்யப்படும் அரிசி), யவம் - பார்லி ஆகியவை சிறந்த பத்தியமாக விளங்குகின்றன.

அதிகப்படியான குரு அன்னம் (செரிமானமாக கடினமான உணவுகளை உட்கொள்ளல்), துக்த (அதிகப்படியான பால் மற்றும் பால் பொருட்கள்), ஆம்ல ரசம் (புளிப்பு சுவை), ததி (தயிர்), மத்ஸ்யம் (மீன்), குடம் (வெல்லம்), திலம் (எள்), குளத்தம் (கொள்ளு), மாஷா (உளுந்து), விதாஹி அன்னம் (காரமான உணவு), இக்ஷு விகாரம் (கரும்பினால் தயாரிக்கப்பட்டவை) லவணம் (உப்பு உணவு), கத்தரிக்காய், கடலை எண்ணெய், வேர்க்கடலை போன்றவை எக்ஸிமாவை அதிகப்படுத்த வாய்ப்புள்ளது.

பொதுவாக ஒவ்வாமை ஏற்படுத்தக்கூடிய செயற்கையாக தயாரிக்கப்பட்ட உணவுகள், செயற்கை வர்ணம் சேர்க்கப்பட்ட உணவுகள், ரசாயனம் கலந்த உணவுகள் மற்றும் மேலே காரணங்களில் கூறப்பட்ட அனைத்தையும் நாம் அவசியம் தவிர்க்க வேண்டும்.

எளிமையான வைத்திய முறைகள்

கருங்காலி பட்டை பரவலாக எல்லா தோல் நோய்களிலும்

பயன்படுத்தப்படும் ஒரு சிறந்த மூலிகையாகும். இது எக்ஸிமா எனப்படும் இந்த கரப்பான் நோயிலும் அறிகுறிகளைக் குறைக்க குடிநீராகவும், குளியல்நீராகவும் உபயோகிக்கும்போது மிகவும் பயனுள்ளதாக இருக்கும்.

மஞ்சள், வேம்பு, மரமஞ்சள், சீமைக் கருவேலம் போன்ற மூலிகைகளின் தூள்களை தூவுவது, அதிகப்படியான சுரப்பு மற்றும் கசிவைக் குறைக்க பயன்படுத்தலாம்.

100 மில்லி வேப்பெண்ணெய், 100 மில்லி நல்லெண்ணெய் (எள் எண்ணெய்) மற்றும் 50 கிராம் மஞ்சள் தூள் கலந்து தயாரிக்கப் பட்ட எளிய எண்ணெய் அறிகுறிகளைக் குறைப்பதில் மிகவும் பயனுள்ளதாக இருக்கும்.

இந்நோயின் அறிகுறிகள் மோசமாக இருக்கும் போது, புண்களை திரிபலை கஷாயத்துடன் கழுவுவது நல்ல மாற்றத்தைத் தரும்.

ஆகவே இந்த எக்ஸிமா என்ற தோல் நோய்க்கு மற்ற மருத்துவ முறைகளை விட நம் ஆயுர்வேத மருத்துவ முறையானது சிறந்த மற்றும் நிரந்தரமான தீர்வை கொடுக்கும் என்று சொன்னால் அது மிகையல்ல.

கால் ஆணி மற்றும் பித்த வெடிப்பு

கால் ஆணி

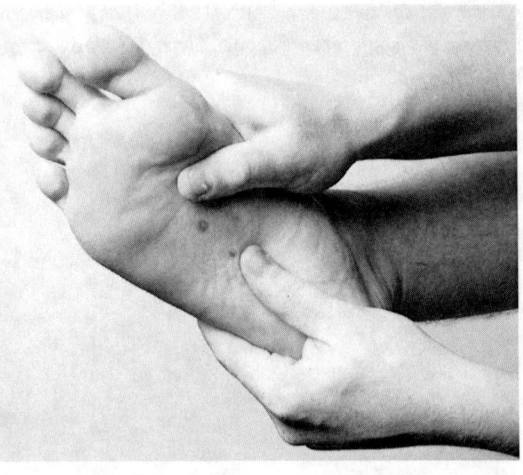

மனிதர்களாகிய நாம் காடு, மலை, மேடு எல்லாம் சுற்றித் திரிந்து படிப்படியாக நவநாகரிகம் பெற்று நிலவில் கால் பதித்து இன்று செவ்வாய்க் கிரகம் வரை செல்ல ஆயத்தமாவதற்கு ஆதி காரணம் நமது கால்கள்தான். கால்கள் இல்லையேல் மரம் போல் ஜடம் போல் நாம் இருந்திருக்கக் கூடும். ஆனால், நாமோ முகத்திற்கும், தலைமுடிக்கும் கொடுக்கும் முக்கியத்துவத்தை கால் பாதங்களுக்கு கொடுப்பதில்லை. மனிதனின் முக்கிய உறுப்புகளான காலைக் குறிவைத்து சில நோய்கள் வருவதுண்டு. உடம்புக்கோ உயிருக்கோ அதிக தீங்கு விளைவிக்காவிட்டாலும், கால்களுக்கு இவை அதிக உபாதை தரக்கூடிய நோய்களில் கால் ஆணியும், பித்த வெடிப்புகளும் முக்கியமானவையாகும். உலக அளவைவிட இந்தியாவில் இதன் சதவீதம் சற்று அதிகமாக உள்ளது.

கால் ஆணிக்கான காரணம்

காலில் ஏற்படும் அலர்ஜி காரணமாகவும் உடலில் அதிகமாக ஏற்படும் வெப்பம் காரணமாகவும், அதிக உடல் எடை காரணமாகவும், அசுத்தமான இடங்களில் உள்ள கிருமிகளாலும் காலில் ஆணி நோய் பலருக்கு வருகிறது. கால் ஆணி என்பது இறந்த செல்களின் தொகுப்பேயாகும். ஆங்கிலத்தில் இதை 'காலஸ்' *(callus)* என்றும் கார்ன் பூட் *(corn foot)* என்றும் சொல்வார்கள்.

காலில் ஆணி வந்து விட்டால், பாதத்தை தரையில் வைக்க முடியாத அளவிற்கு பிரச்சினையை ஏற்படுத்தும்.

அடையாளங்களும் அறிகுறிக் குணங்களும்

கால் ஆணியினால் ஏற்படும் அறிகுறிகள் பாதிக்கப்பட்ட பகுதியில் மட்டுமே காணப்படும். அவை:

- வலி - முக்கியமாக அந்த இடத்தில் அழுத்தம் உண்டாகும் போது தீவிர வலி
- கடினமான, தடித்த தோல்.
- பாதிக்கப்பட்ட பகுதி கூம்பு வடிவமாகவோ அல்லது வட்டமாக தோற்றமளித்தல்.
- பாதிக்கப்பட்ட இடத்தில் வெள்ளை, மஞ்சள் அல்லது சாம்பல் போன்ற நிறமாற்றங்கள் ஏற்படுதல்.
- நடப்பதில் ஏற்படும் சிரமம்.

கால் ஆணி யாருக்கெல்லாம் ஏற்படும்?

கால் பெருவிரல் வீக்கம், வியர்வைச் சுரப்பி பாதிப்பு, காலில் வடுக்கள் மற்றும் மருக்கள் உள்ளவர்களுக்கு கால் ஆணி ஏற்பட அதிக வாய்ப்பு உள்ளது.

நீரிழிவு நோய் உள்ளவர்களுக்கு காலில் ரத்த ஓட்டம் குறைவதால் கால் ஆணி ஏற்பட வாய்ப்பு உள்ளது.

பொருத்தமற்ற ஷூக்கள் மற்றும் காலணிகளைப் பயன்படுத்துதல் மற்றும் உள்ளங்கால்கள், தோல், காலணிகளுடன் மீண்டும் மீண்டும் உராய்தல் போன்றவையே பெரும்பாலும் கால் ஆணி ஏற்படுவதற்கான மற்ற காரணங்கள் ஆகும்.

சிலருக்கு கால்களில் உடல் கூறியலில் சில மாற்றங்களால் கால் ஆணி ஏற்பட அதிகம் வாய்ப்புள்ளது. உதாரணமாக தட்டை பாதம் *(flat foot)*, சப்பைக்கால் மூட்டு *(genu valgum deformity of knee)*, கால் விரல்களின் அசாதாரணம், வளைந்த வடிவத்தை உடைய நகம், கால் கட்டை விரல் கோணி இருப்பது *(Hallux Valus, Hallux Varus Deformity)* போன்றவையும் கால்ஆணி ஏற்பட காரணியாக இருக்கின்றன.

ஹை ஹீல்ஸ் காலணிகளை உபயோகித்தல், கால்களில் அழுத்தத்தை அதிகரிப்பதினால் இந்நிலை மேலும் சிக்கலடையச் செய்கிறது.

கால் ஆணி ஏற்பட்டுவிட்டால் அதனை உடனடியாக சரிப்படுத்தி விட வேண்டும். இல்லாவிட்டால் கால் முழுவதும் பரவி நடக்க முடியாத நிலைக்குத் தள்ளிவிடும்.

காலின் தோற்றத்தை பார்த்தே அது கால் ஆணி என எளிதில் கண்டறியலாம். ஆணிகளை கண்டறிய அல்லது சிகிச்சையளிக்க ரத்தம் அல்லது இமேஜிங் பரிசோதனை மேற்கொள்ள வேண்டிய தேவையில்லை.

சுய பாதுகாப்பு மற்றும் சிகிச்சை முறைகள்

- காலை எப்போதும் சுத்தமாக வைத்திருக்க வேண்டும்.
- காலணி மற்றும் தோல், உள்ளங்கால்களுக்கிடையேயான உராய்வை தடுக்க இறுக்கமான காலணிகள் அணிவதை தவிர்க்க வேண்டும்.
- கால் ஆணி மற்றும் அதனை சுற்றியுள்ள பகுதிகளை தேங்காய் எண்ணெய் வைத்து தேய்த்து வர சருமம் மென்மையாகி விடும்.
- வெந்நீரை நிரப்பி அதில் கல் உப்பு சேர்த்து காலை அதனுள் சிறிது நேரம் மூழ்கி வைக்க கால் தோல் மென்மையாகும்.
- எப்போதும் மென்மையான காலணி அணிய வேண்டும்.
- ஆயுர்வேத முறையில் அக்னிகர்மா *(cauterization)* சிகிச்சை செய்து கொள்ளலாம். இம்முறையில் கால் ஆணி, வேரோடு எடுக்கப்படும்.
- எருக்கின் பாலிலிருந்து தயாரிக்கப்படும் ஆர்கக்ஷீரத்தத்தில் கறுத்தவட்டு என்னும் ஆயுர்வேத மருந்தை உரைத்து பற்றிட்டு வர நாளடைவில் கால் ஆணி குணமாகும்.
- லேகனம் (ஸ்கிராப்பிங்) என்னும் ஆயுர்வேத சிகிச்சை முறையின் மூலம் தோலின் கடினமான பகுதியை அகற்றி இந்நிலைக்கு சிகிச்சையளிக்கலாம்.
- குக்குலுதிக்தக நெய், குக்குலு பஞ்சபல சூரணம், பல்லாதக நெய் யொகராஜ குக்குலு, பஞ்ச திக்த கிருத குக்குலு ஆகிய ஆயுர்வேத மருந்துகளை உள்ளுக்கு பயன்படுத்தலாம்.

கால் ஆணியைக் குணப்படுத்துவதாக எண்ணி நீங்களாகவே வீட்டிலேயே சுய மருத்துவ சிகிச்சைகளை முயல வேண்டாம். அந்தப் பகுதியைக் கீறி ஆணியை எடுக்க முயல்வது கால்களில் தொற்றை - இன்ஃபெக் ஷன் *(infection)* ஏற்படுத்தி, பாதிப்பைத் தீவிரப்படுத்திவிடும், மற்றும் மீண்டும் மீண்டும் அந்த பாதிப்பு தொடரவும் காரணமாகிவிடும். எனவே, முறையான மருத்துவரை அணுகி, சரியான சிகிச்சையை எடுத்துக்கொள்வதே சிறந்தது.

பித்த வெடிப்பு

சிறுவர்கள் முதல் பெரியவர்கள் வரை சந்திக்கும் பித்த வெடிப்பு பிரச்சினையானது தற்போது மிகவும் அதிகரித்துள்ளதாக புள்ளி விவரங்கள் தெரிவிக்கின்றன. கால் பாதங்களில் ஏற்படும் சிறுசிறு வெடிப்புகளையே பாதவெடிப்பு அல்லது பித்த வெடிப்பு என்கிறோம். ஆயுர்வேத மருத்துவம் இவ்வியாதியை வைபாதிகம் என்று விவரிக்கின்றது. இதை ஆங்கிலத்தில் கிராக் பூட் *(crack foot)* என்றும் ஹீல் பிஷ்ஷர் *(heel fissures)* என்றும் அழைக்கிறார்கள்.

பாத வெடிப்பிற்கான காரணங்கள்

வாதம் அதிகரிப்பதன் காரணமாக தோல்வறட்சி உண்டாகிறது. அதிக உடல் எடையும் பாத வெடிப்புக்கான முக்கியமான காரணிகள். நம் உடலில் நீர்ச்சத்து குறையும்போது தோல் வறண்டு, பாதத்தில் வெடிப்பு உண்டாகும். குளிர்காலத்தில் இயல்பாகவே தோலில் வறட்சி ஏற்படும். அதனால் பாதத்தில் வெடிப்பு உண்டாகும். நம் காலில் உள்ள தோல் மிகவும் தடிமனாக இருக்கும். அதற்குக் கீழே ஒரு கொழுப்பு அடுக்கு இருக்கும். இது மெத்தை போல் மென்மையைத் தரும், உடல் எடை அதிகமாக இருந்தால், அந்த அடுக்கு இடம்மாறி உராய்வுகளை ஏற்படுத்தி தோலில் வெடிப்பு உண்டாகும். பாதத் தோல் வறண்டு, புண்ணாகி, வெடிப்பு ஏற்பட்டு வலி வந்த பின்னர்தான், நம் உடலில் அப்படி ஒரு பகுதி இருப்பதையே உணர்கிறோம். சில நேரங்களில் இதன் மூலம் தொற்றும் ஏற்படும், இது வேறு சில உபாதைகளையும் தரக்கூடும்.

கால்களை அழுக்காக வைத்திருத்தல் மற்றும் அழுக்கான இடங்களில் நடந்து விட்டு சரியாக சுத்தம் செய்யாமல் வைத்திருத்தல் போன்ற காரணங்கள் பித்த வெடிப்பினை சிக்கலடையச் செய்கின்றது. தண்ணீரில் கால்களை அதிகநேரம் வைத்திருப்பவர்களுக்கு பாதப் பித்தவெடிப்பு அதிகமாக வர வாய்ப்புகள் உண்டு.

தடுப்பதற்கான வழி முறைகள்

1. வெதுவெதுப்பான தண்ணீரில், தினமும் பாதத்தைக் கழுவ வேண்டும்.
2. அதோடு கால்களை சுத்தம்செய்து மாய்ஸ்ச்சரைசரைப் பயன்படுத்த வேண்டும்.
3. பாதாப்யங்கம் முறையில் கால்களுக்கு தேங்காய் எண்ணெய் அல்லது ஆயுர்வேத தைலங்களை முறையாக தினசரி தடவி வர தோல் மென்மையாக இருக்கும்.
4. மருத்துவர் பரிந்துரைக்கும் காலணியை அணிய வேண்டும்.
5. இளஞ்சூட்டு நீரில் கல் உப்பு மற்றும் எலுமிச்சை சாறு சேர்த்து கால்களை சிறிது நேரம் வைத்திருக்க வேண்டும்.

6. படிகாரக்கல் கொண்டு வாரம் இருமுறை பாதத்தை சுத்தம் செய்ய வேண்டும்.
7. காடி நீரில் கால்களை வாரம் ஒரு முறை ஊற வைக்கலாம்.
8. வெடிப்புகள் அதிகமாக உள்ளவர்கள், மிகவும் லேசான தோல்களையுடைய, திறந்தநிலையில் இல்லாமல் மூடிய செருப்புகளையே அணிய வேண்டும்.
9. உடலில் நீர்ச்சத்துக் குறையாமல் பார்த்துக்கொள்ள வேண்டும். நீர்ச்சத்து நிறைந்த காய்கறிகள், பழங்களை உணவில் சேர்த்துக்கொள்ள வேண்டும்.
10. அமிர்த வெண்ணெய், மது சிஸ்ட்டாதி லேபம், ஷததௌத கிருதம், ஜாதியாதி கிருதம், வைப்பதிக்க மலஹர லேபம், சிந்துராதி லேபம், பஞ்சவல்கலதைலம் போன்றவற்றையும் வெளிப் பூச்சாக பயன்படுத்தலாம்.
11. பஞ்ச திக்த கிருத குக்குலு, குக்குலு திக்த கிருதம், மஞ்சிஷ்டாதி கஷாயம், கைசோர குக்குலு, சாரிபாதி ஆசவம், தான்வன்தர தைலம், சந்தனாசவம், க்ஷீரபல ஆவர்தித தைலம் உள்ளுக்கு கொடுக்கலாம்.
12. தொற்றிருக்கும் சமயங்களில் ஈரப்பதமூட்டும் பொருட்களை யும் எண்ணெய்களையும் பயன்படுத்தக் கூடாது. மஞ்சிஷ்டாதி கஷாயம், அம்ருதா கஷாயம், கைசோர குக்குலு, குடூசி சத்வம் போன்ற மருந்துகளை உள்ளுக்கு கொடுத்து திரிபலா கஷாயம், மஞ்செட்டி கஷாயம், வேம்பு கஷாயம் ஆகியவை கொண்டு புண்களை கழுவி தொற்றை கட்டுப்படுத்திய பின் மேற்கூறிய முறைகளை பின்பற்றலாம்.
13. பிரத்யேகமாக நிஷோ உசிராதி தைலம் வெளிப்பூச்சாக பயன்படுத்தலாம.
14. சர்க்கரை நோயாளிகள் லேசான வெடிப்புகள் ஏற்பட்டாலே, உடனடியாக மருத்துவரிடம் பரிசோதித்து தொற்றுகள் ஏற்படாமல் பார்த்துக்கொள்ள வேண்டும்.
15. சர்க்கரை நோயாளிகளுக்கு பாத வெடிப்புகள் மூலம் நோய் தொற்று உடம்புக்குள் ஊடுருவி *septicaemia* என்ற நிலையை உருவாக்கி உயிருக்கு மிகவும் ஆபத்தான சூழலை உருவாக்க வாய்ப்புள்ளதால் அவசியம் கால்களை பத்திரமாக பார்த்துக்கொள்ள வேண்டும்.

மைக்ரேன் எனப்படும் ஒற்றைத்தலைவலி (Migraine)

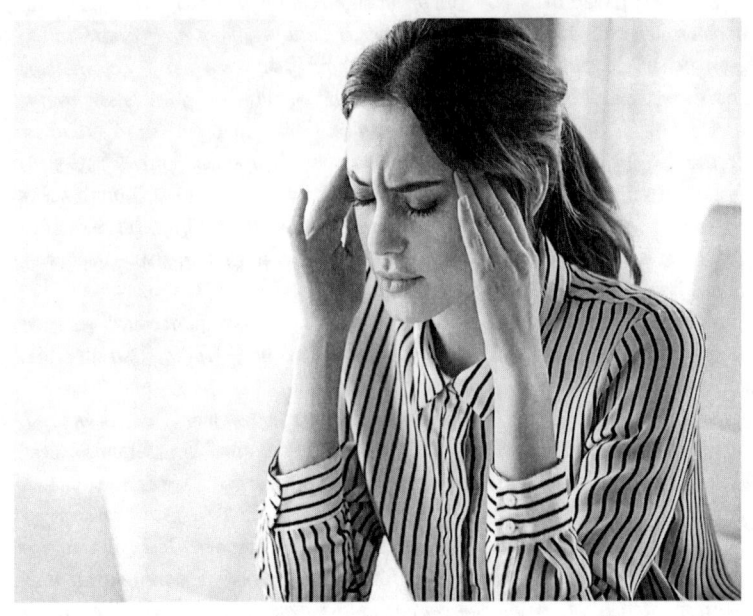

இந்த இதழில் மற்றுமொரு தலைவலியுடன் உங்களை சந்திக்கிறேன், சென்ற முறை சைனஸ் பிரச்சனையினால் வரக்கூடிய தலைவலியை விளக்கமாக பார்த்தோம், இப்போது மைக்ரேன் தலைவலி பற்றி பார்ப்போம்.

தற்போதுள்ள காலச்சூழலில், வேலையில் பிரச்சனை, வீட்டில் பிரச்சனை, உறவுகளுடன் பிரச்சனை இப்படி, எல்லா

பிரச்சனைகளிலும் ஒருவர் முதலில் ஆஜராகி விடுவார், அவர்தான் இந்த மைக்ரேன் தலைவலி

உலக மக்கள் தொகையில் சுமார் ஐம்பது சதவீதம் பேர் தலை வலியால் அவதிப்படுகிறார்கள். பலவித பிரச்சினைகளால் தலை வலி வருவது போல் தலைவலியும் பலவிதம், முன் பக்க தலைவலி, பின்பக்க தலைவலி, ஒற்றைத் தலைவலி. இதில் மனிதனுக்கு மிகவும் தொல்லை தருவது ஒற்றைத் தலைவலி எனப்படும் இந்த மைக்ரேன் தலைவலி தான். இது எதனால் வருகிறது, எப்படி வருகிறது, அதற்கு ஆயுர்வேதம் கூறும் மருத்துவம் என்ன, இதை முற்றிலும் குணமாக்க வழிமுறைகள் என்ன என்பதை பற்றி தெரிந்து கொள்வோம்.

ஆயுர்வேதத்தில் மைக்ரேன் தலைவலியை 'சூர்யாவர்த்தம்' என்றும் சில நேரங்களில் 'அர்தாவபேதகம்' என்றும் கூறுவோம்.

'சூர்யா' என்றால் சூரியன் என்றும் 'ஆவர்தா' என்றால் துன் பம் என்றும் பொருள். 'அர்த' என்றால் பாதி என்றும் 'பேதகம்' என்றால் உடைக்கும் என்றும் பொருள். ஆக, சூரிய உதயத்தின் போது தலைவலி ஆரம்பித்து, நண்பகல் நேரத்தில் உச்சத்தை அடைந்து மண்டையை பிளக்கிறது, மீண்டும் மாலையில் சற்றே குறைகிறது என்பதே இதன் பொருள், ஆனால் இந்நோயின் பொதுவான அம்சம் இதுவாக இருந்தாலும் எல்லா நேரங்களிலும் இந்நோய் இப்படி வருவதில்லை. நோயாளியின் உடல், வயது, வாழ்க்கை முறை, உணவு முறை, பழக்க வழக்கங்களின் அடிப்படையில் அறிகுறிகள் மாறுகிறது. மைக்ரேன் தலைவலி பத்தில் ஒருவரை பாதித்துக்கொண்டே தான் இருக்கிறது.

'மைக்ரேன்' என்று சொல்லப்படும் ஒற்றைத் தலைவலி மூளை மற்றும் ரத்தநாளங்களின் அதிகப்படியான அழுத்தத்தால் ஏற்ப டக்கூடிய ஒரு வியாதி.

ஆயுர்வேதத்தில் இயற்கை தூண்டுதல்களை அடக்குவது, செரிமானமின்மை, கெட்டுப்போன உணவை உட்கொள்வது, நீண்ட நேரத்திற்கு சூரிய ஒளியில் இருப்பது, எண்ணெய் உணவுகள் மற்றும் காரமான உணவுகளை அடிக்கடி எடுத்துக் கொள்வது, கோபம், பொறாமை, மன அழுத்தம் போன்ற மனோநிலைகள் மற்றும் உலர்ந்த காரமான மற்றும் உப்பு நிறைந்த உணவுகளை உட் கொள்வது ஆகியவை இந்த சூரியாவர்த்த தலைவலிக்கு காரணமாக அமைவதாக பார்க்கின்றோம்.

இந்த வகை தலைவலிக்கு பல்வேறு தூண்டுதல்கள் உண்டு.

உணர்ச்சி தூண்டுதல்கள்: மன அழுத்தம், கவலை, பதற்றம், அதிர்ச்சி, மனச்சோர்வு, உற்சாகம்.

உடல் தூண்டுதல்கள்: சோர்வு, தூக்கமின்மை, ஷிப்ட் வேலை, கழுத்து அல்லது தோள்பட்டை அழற்சி, பயண களைப்பு, குறைந்த ரத்த சர்க்கரை.

உணவுமுறை தூண்டுதல்கள் : தவறவிட்ட, தாமதமான அல்லது ஒழுங்கற்ற உணவு, நீரிழப்பு, மது, டீ மற்றும் காபி போன்ற காஃபின் தயாரிப்புகள், சாக்லேட் மற்றும் சிட்ரஸ் பழங்கள்.

சுற்றுச்சூழல் தூண்டுதல்கள் : ஒளிமிகுந்த பிரகாசமான விளக்குகள், தொலைக்காட்சி அல்லது கணினித் திரை, புகைபிடித்தல் (அல்லது புகைபிடிக்கும் அறைகள்), உரத்த சத்தங்கள், கடுமையான வாசனை.

மருத்துவ தூண்டுதல்கள் : சில வகையான தூக்க மாத்திரைகள், கருத்தடை மாத்திரை, மாதவிடாய் நிறுத்தத்துடன் தொடர்புடைய அறிகுறிகளைப் போக்க ஹார்மோன் மாற்று சிகிச்சை (HRT).

சாதாரண தலைவலியை போல் இல்லாமல் குறிப்பிட்ட கால இடைவெளிகளில் மைக்ரேன் மீண்டும் மீண்டும் வருகிறது. இந்த வலி வந்தால் சிலருக்கு இரண்டு மூன்று மணி நேரம் இருக்கலாம். சிலருக்கு காலை முதல் மாலை வரை இருக்கலாம் ஆனால் இந்த வலி இருக்கும் ஒவ்வொருவருக்கும் நரகத்தில் இருப்பது போல் உணர்கின்றனர்.

பெண்களுக்கு ஒற்றைத் தலைவலி

ஆண்களைவிட பெண்களையே இது அதிகம் பாதிக்கிறது. பருவமடைதல், மாதவிடாய் காலங்கள், கர்ப்பம் மற்றும் மாத விடாய் நிறுத்தம், அத்துடன் கருத்தடை மருந்துகள் பயன்பாடு, ஹார்மோன் மாற்று சிகிச்சையின் பயன்பாடு ஆகியவை ஒற்றைத் தலைவலி ஏற்படுத்தக்கூடும். ஒற்றைத் தலைவலி பெண்களுக்கு பொதுவாக பருவமடைதலுக்கு பிறகே தொடங்குகிறது, மாதவிடாய்க்கு முந்தைய நாட்களில் அல்லது மாதவிடாய் காலத்தில் மிகவும் சகஜமாக வருகிறது. மேலும் கர்ப்பம் மற்றும் மாதவிடாய் நிற்கப்போகும் காலத்தில் அதிகரிக்கிறது. இந்த மாறுபாடுகள் ஈஸ்ட்ரோஜன் அளவுகளில் ஏற்படும் மாற்றங்களால் ஏற்படுகிறது.

பருவமடைதல் மற்றும் மாதவிடாய் நிறுத்தம் ஆகியவை பெண்களின் ஒற்றைத் தலைவலியுடன் மிகவும் தொடர்புடைய காலங்கள் என்று பதிவு செய்யப்பட்டுள்ளது; 70 சதவீதம் பெண்கள் தங்கள் தலைவலி மாதவிடாயுடன் தொடர்புடையதாக கூறுகின்றனர். மாதவிடாய் மைக்ரேன்கள் மாதவிடாய் அல்லாத ஒற்றைத் தலைவலியை விட நீண்ட காலம் நீடிக்கும், அதிக வலியுடன் இருக்கும், மேலும் சிகிச்சைக்கு உடனடியாக கட்டுப்படாது.

அறிகுறிகள்

காரணம் தெரியாமல் பலவிதமான அறிகுறிகள் உண்டாகும். ஒற்றை பக்கமாக வரும் துடிக்கும் தலைவலி குறிப்பிட்ட நாட்கள் இடைவெளியில் மீண்டும் மீண்டும் வரும், நீண்டநேர வலி

இருக்கும். வலியானது சிறிது சிறிதாக அதிகரிக்கும், பார்வை தெளிவு இருக்காது.

இது ஒற்றைத் தலைவலி என்பதால் ஒரு பக்கம் தான் வரும் என்று இல்லை இரண்டு பக்கமும் கூட வரலாம், பரம்பரையாக வரவும் வாய்ப்பு உண்டு. இந்த வகையான தலைவலிக்கு தூக்கமின்மையும் நேரத்திற்கு உணவு எடுக்காமல் இருப்பதும் கூட ஒரு காரணமாகும். தீவிர மைக்ரேன் வலி இருக்கும்போது சோர்வடைவதையும், பார்வை மங்குவதையும், குமட்டல் உண்டாவதையும் ஒரு பக்கம் கை கால்களில் பலம் குறைவதை உணரலாம். சில நேரங்களில் வாந்தி எடுத்த பின்னரே தலைவலி குறையும்.

அறிகுறிகள் இரண்டு, மூன்று நாட்களுக்கு கூட நீடிக்கும். தலைவலி இருக்கும் சமயத்தில் கண்களில் அதிக ஒளி பார்த்தாலோ, காதினுள் அதிக ஒலி கேட்டாலோ கூட எரிச்சலை ஏற்படுத்தும். இருட்டு அறையில் அமைதியாக இருக்கும் இடத்தில் படுத்துக்கொள்ள வேண்டும் என்ற உணர்வு இருக்கும். வேலை முடிந்து வீட்டுக்கு வரும் தருவாயில் இத்தலைவலி மெல்ல குறைந்து தலைவலியால் பாதிக்கப்பட்டவர் இயல்பாக மாறுவதற்கு அதிக வாய்ப்புண்டு.

ஆயுர்வேத சிகிச்சை

ஆயுர்வேத சிகிச்சையானது நோய்க்கானது அல்ல, ஆனால் அது தனிநபரின் நோயின் குறிப்பிட்ட நிலைக்கு ஏற்றது என்பதை நாம் புரிந்துகொள்ள வேண்டும். ஒற்றைத் தலைவலிக்கு சிகிச்சையளிக்க பஞ்சகர்மா சிகிச்சைகள் மிகவும் பயனுள்ளதாக அமைகிறது. தகுதி வாய்ந்த ஆயுர்வேத மருத்துவரின் விரிவான ஆலோசனைக்குப் பிறகு இது செய்யப்பட வேண்டும். மருந்துகள், சிகிச்சைகள் மற்றும் உணவு மற்றும் வாழ்க்கை முறை மாற்றம் ஆகியவற்றைக் கொண்டு சிகிச்சை அளிக்க மருத்துவர் முற்படுவார்.

பஞ்சகர்மா

நாள்பட்ட ஒற்றைத் தலைவலியில், பஞ்சகர்மா, நச்சுகளை அகற்றவும் நரம்பு மண்டலத்தை வலுப்படுத்தவும் உதவுகிறது. நஸ்யம், சிரோதரை, சிரோ ஆப்யங்கம், சிரோவஸ்தி போன்ற சிறப்பு சிகிச்சைகள் நரம்பு மண்டலத்தை பலப்படுத்த உதவுகின்றன.

நஸ்யம்

நஸ்யம் (மூலிகை தயாரிப்புகளை மூக்கின் வழியாக வழங்குதல்) - நரம்புகளில் நேரடியாகச் செயல்படும் சிகிச்சைகளில் ஒன்றாகும். நாசிக்குள் பல நரம்பு முனைகள் அமைந்து நமக்கு வாசனை உணர்வை ஏற்படுத்துகின்றது. நஸ்யம் மூலம் பயன்படுத்தப்படும் மருந்து எண்ணெய்கள் நேரடியாக இந்த நரம்பு முனைகளில்

செயல்படுகின்றன, வாத பித்தங்களை அமைதிப்படுத்த உதவு கின்றன, மேலும் சைனஸில் படிந்திருக்கும் சளியை வெளியேற்று கின்றன. இதனால், இப்பகுதியில் இருக்கும் அழுத்தம் தணிகிறது.

வஸ்தி (எனிமா) மற்றும் விரேச்சனம் (பேதி சிகிச்சை) போன்ற மற்ற பஞ்சகர்மா சிகிச்சைகளும் ஒற்றைத் தலைவலியில் உதவுகின்றன.

ஆயுர்வேதத்தில் கசாய மருந்துகளான கல்யாணகம், பத்தியாக்ஷ தாத்திரியாதி ஆகியவற்றுடன் திரிகடுகு சூரணம், சிரஷூலாதி வஜ்ரரசம், பேதிக்கு கல்யாணக குடம், நசிய சிகிச்சைக்கு அணு தைலம், அதிமதுர தைலம், க்ஷீர பலா தைலம், பற்றிடுவதற்கு எலுமிச்சை சாற்றுடன் ராஸ்னாதி சூரணம், தலையில் மசாஜ் செய்வதற்கு அசன வில்வாதி தைலம், பலா குடிச்சியாதி தைலம் போன்ற மருந்துகளை பயன்படுத்த நல்ல பலன் தரும். இரவில் கல் யாணக நெய் 10 மில்லி பாலுடன் உணவுக்கு பின் கொடுக்கலாம்.

ஆயுர்வேதத்தில் இத்தலைவலியை தவிர்க்க பல வழிமுறைகள் உள்ளன.

தவிர்க்க வேண்டியவை

- நோயைத் தூண்டும் உணவுப் பொருட்கள்,
- புகைபிடித்தல் மற்றும் மது.
- உலர்ந்த உணவுகள், துரித உணவுகள்.
- நீண்ட நேர வெயில்
- பதற்றம், கோபம்
- மலச்சிக்கல்.

பின்பற்ற வேண்டியவை

- தியானம் மற்றும் மூச்சுப் பயிற்சி.
- 8 மணி நேர தூக்கம்.
- பசிக்கும் போது உணவு
- ஒழுங்காக தண்ணீர் குடிப்பது.

மைக்ரேன் என்னும் ஒற்றைத் தலைவலி பற்றி நீங்கள் முழுவது மாக அறிந்து கொண்டால் வாழ்க்கைமுறை மாற்றங்களை பின்பற்றி அதிலிருந்து விடுபடலாம்.

மார்பக அழற்சி (Mastitis)
மார்பகப் புண்

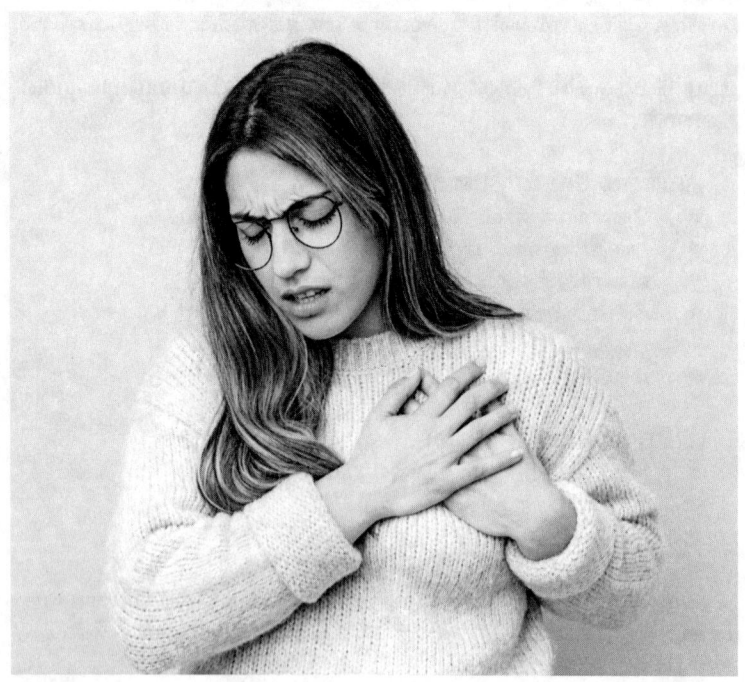

பாலூட்டும் தாய்மார்களே உங்களுடைய மார்பகங்களில் ஏதேனும் ஒரு சிறிய அசௌகரியத்தை நீங்கள் உணர்கிறீர்களா? ஆம் எனில், நீங்கள் மிகவும் அவசியம் தெரிந்து கொள்ள வேண்டிய விஷயங்கள் இதோ...

மார்பக அழற்சி நோயானது தாய்ப்பாலூட்டும் பெண்களில்

ஐந்தில் ஒருவருக்கு பரவலாக வரும் நோய். அதிலும் 75 சதவீதம் முதல் 95 சதவீதம் மார்பக அழற்சியானது, குழந்தை பிறந்த முதல் 12 வாரங்களிலேயே வரக்கூடும். ஆனால், குடும்பத்தாரிடம் கூட இதை பற்றி பெரும்பாலான பெண்கள் பேசுவதில்லை. இதற்கு பாலூட்டும் காலங்களில் சாதாரணமான விஷயம்தான், அதனால் கவலைப் படத் தேவையில்லை என்ற தவறான எண்ணம் மற்றும் விழிப்புணர்வு இல்லாததே காரணம்.

மார்பக அழற்சியை "மாஸ்டிடீஸ்" (Mastitis) என்று ஆங்கிலத்தில் கூறுவார்கள். "மாஸ்டோ" என்ற கிரேக்க வார்த்தையானது மார்பகத்தை குறிக்கும், "ஐடிஸ்" என்ற ஆங்கில வார்த்தையானது அழற்சியை குறிக்கும். மார்பக அழற்சியை சாதாரணமாக மார்பக திசுக்களின் வீக்கம் எனலாம். இது இரண்டு காரணங்களால் வரும். ஒன்று, பாலூட்டும் குழாய்களின் நுண்ணுயிரிகளின் தொற்று காரணமாகவும் மற்றொன்று நீண்ட கால பால் தேக்கத்தினாலும் வரலாம்.

பால் தேக்கத்தினால் வரும் மார்பக அழற்சியில் குழந்தையை கவனிக்க முடியாமல் தாய்மார்கள் சிரமப்படவும் வாய்ப்புள்ளது. இப்படி பால் கட்டிக் கொண்டு அவதிப்பட்டால் கூட குழந்தைக்கு தாய்ப்பால் கொடுக்கலாம். கொடுக்க கொடுக்க கட்டியுள்ள தாய்ப் பால் கரைந்து விடும். இதனால் குழந்தைக்கு எந்த பாதிப்பும் இருக்காது. மிகுந்த வலி இருந்தால் அடிக்கடி கையை வைத்து லேசாக பிதுக்கி பாலை வெளியேற்றி விடலாம். இது மறுபடியும் பால் கட்டுவதை தவிர்க்கும்.

நுண்ணுயிரிகளால் வரும் மார்பக அழற்சியில் வலியுடன் காய்ச்சல் வரும் வாய்ப்புமுள்ளது. நுண்ணுயிரிகள் பொதுவாகவே தோல் மற்றும் திசுக்களில் தொற்றுகளை உண்டாக்கும். இந்த நுண்ணுயிரிகள் முலைக் காம்புகளில் விரிசல் மற்றும் பிளவுகள் இருந்தாலோ, அதிகப்படியான மன அழுத்தம் மற்றும் சோர்வினாலோ, புகை பிடித்தல் மற்றும் புகையிலை பயன்படுத்துதலினாலோ, ஊட்டச் சத்து குறைபாட்டினாலோ, போதுமான தாய்ப்பால் வடிகால் இல்லாததினாலோ, அடிக்கடி ஆன்டிபயோடிக் (Antibiotic) மருந்துகளை பயன்படுத்துவதாலோ, ஈஸ்ட் தொற்றினாலோ அல்லது ஈரப்பதம் ஊட்டும் கிரீம்கள் உபயோகப்படுத்தல் போன்றவற்றின் மூலமாகவோ, தோலில் இருந்து இந்த நுண்ணுயிரிகள் மார்பகத்தினுள் நுழைந்து அழற்சியை ஏற்படுத்துகிறது.

இறுக்கமான ஆடைகள் மற்றும் உள்ளாடைகள் உபயோகித்தல், முறையற்ற பாலூட்டும் முறைகள், நேரடியாக மார்பகத்தில் ஏற்படும் காயம், சர்க்கரை நோய் போன்றவை ஆபத்துக் காரணிகளாக அமையும். பாலூட்டும் பெண்களுக்கு வரும் மிகவும் பொதுவான நோயாக இது இருந்தாலும் இதை உடனடியாக குணப்படுத்தி கொள்ள வேண்டும்.

பொதுவாக ஒரு மார்பகத்தில் தான் அழற்சி ஆரம்பிக்கும். பின் இன்னொரு மார்பகத்தையும் இது தாக்கலாம். இந்நோயினால் தோல் சிவத்தல், வலி மற்றும் வீக்கம் வரலாம். இரண்டாம் பட்சமாக தொற்று ஏற்படும் பொழுது பெரும்பாலான சமயங்களில் காய்ச்ச லுடன் வரும். இந்த அறிகுறிகளை தவிர்த்து நடுக்கம், மார்பகம் கனமாக உணர்தல், எரிச்சல் மற்றும் மார்பகத்தில் கட்டி போன்ற உணர்வு போன்றவையும் காணப்படலாம். மேலும் கீழ்க்கண்ட அறிகுறிகள் இருந்தால் காலம் தாழ்த்தாமல் உடனே மருத்துவரை அணுக வேண்டும்.

- குளிருடன் கூடிய காய்ச்சல்,
- கடுமையான சோர்வு,
- உடல் வலி
- குமட்டல் *(வாந்தியுடன் அல்லது இல்லாமல்)*
- *மிகவும் சிவப்பு, சூடான மற்றும் வலி மிகுந்த மார்பு.*
- *மார்பிலிருந்து சீழ் வெளியேறுதல்.*

மார்பகப் புண்

மார்பகத்தில் ஏற்படும் புண்ணானது மார்பக அழற்சி முற்றி கட்டியாக மாறி அதில் சமயங்களில் சீழ் பிடித்து வெளியேறுவதா கும். இதுவும் நுண்ணுயிரிகளின் தொற்றின் காரணமாகவே வரும். பிரசவத்திற்கு பின் பாலூட்டும் காலத்தில் இது மிகவும் பொதுவாக வரும் ஒரு நோய் என்றாலும், சில நேரங்களில் ஆண்கள் மற்றும் பெண்கள் என்று இரு பாலினருக்கும், வயது மற்றும் கர்ப்பத்தை பொருட்படுத்தாமல் ஏற்படுகிறது. இந்நோய்க்கு முறையான சிகிச்சை அளிக்கப்படாத நிலையில் மார்பகத்திலிருந்து சீழ் வழியும்.

ஒரு நபர் மார்பக அழற்சிக்கு தகுந்த காலத்தில் முறையான சிகிச்சையை பெறவில்லை என்றால் நுண்ணுயிரிகள் பால் சுரப்பி (Mammary Gland) திசுக்களுக்குள் பரவி அங்கு சீழ் நிரம்பும். இது தோலின் மேல் கட்டி போல் உணரப்படலாம் இதனால் தாய்ப்பால் உற்பத்தி குறைதல், மார்பகங்களில் வலி, எரிச்சல், மார்பகங்கள் சிவத்தல், சூடான உணர்வு, காய்ச்சல் மற்றும் சீழ் வெளியேற்றம் போன்ற அறிகுறிகளை நாம் உணரலாம்.

தாய்ப்பாலூட்டும் பெண்களில் மார்பக சீழ் உருவாவது மிகவும் அரிதாகும். பொதுவாக மார்பக சீழானது, 30 வயதிற்கு மேல் உள்ள பெண்கள், முதல் குழந்தை பெற்ற பெண்கள், தாமதமான பிரசவம் உண்டான பெண்கள் ஆகியவர்களுக்கு இது எளிதாக வரும்.

இந்நோய் ஏற்படும் போது கண்டிப்பாக மார்பகத்தில் ஒத்தடம் கொடுக்கக் கூடாது ஏனென்றால் ஒத்தடம் கொடுக்கும் பொழுது சீழ் வெடிக்கலாம்.

ஆயுர்வேதத்தில் மார்பக அழற்சிக்கான சிகிச்சையாக பித்தத்தை

குறைக்கும் மருந்துகள் மற்றும் குளிர்ச்சியை உண்டாக்கும் மருந்து கள், அட்டை விடுதல் மூலம் ரத்தத்தை சுத்தப்படுத்துதல், மார்ப கங்களின் மேல் களிம்பு தடவுதல், மசாஜ், மருத்துவ கஷாயங்களை நோய் தொற்று இருக்கும் இடத்தின் மேல் ஊற்றுதல் போன்றவை கூறப்பட்டிருக்கிறது. ஆயுர்வேதத்தில் கூட சீழை வெளியேற்றும் அறுவை சிகிச்சை கூறப்பட்டிருக்கிறது. ஆனால் தகுந்த ஆயுர்வேத மருத்துவரின் ஆலோசனை பெற்ற பின்னரே ஆயுர்வேத மருந்து களை உட்கொள்ள வேண்டும்.

மார்பக அழற்சியை தவிர்க்க பெண்கள் செய்ய வேண்டியவை

- முறையான தாய்ப்பாலூட்டும் நுட்பங்களை பயன் படுத்துதல்.
- தாய்ப்பால் கொடுப்பதை வழக்கமாக தொடர வேண் டும், ஏனெனில் மார்பகத்தை காலி செய்வது, மார்பகத்தை குணப்படுத்துகிறது.
- குழந்தை ஒரு மார்பகத்தின் பாலை முழுமையாக உறிஞ்சி விட்டது என்று உறுதி செய்த பின்னரே மற்றொரு மார்பகத் திலிருந்து குழந்தையை பால் குடிக்கச் செய்ய வேண்டும்.
- பாலூட்டும் பொழுது குழந்தை சீராக பிடிக்கிறதா என்பதை உறுதி செய்து கொள்ளவேண்டும்
- வழக்கமாக மார்பக மசாஜ் செய்ய வேண்டும்.
- புகை பிடிப்பது மற்றும் புகையிலை போன்றவற்றை தவிர்க்க வும்.
- ஊட்டச்சத்துகள் நிறைந்த உணவுகளை போதுமான அளவு உட்கொள்ளுதல் வேண்டும்.
- மார்பக காம்புகளை குழந்தை கடிக்காமல் பார்த்துக் கொள்ள வேண்டும்.
- மன அழுத்தம் ஏற்படாமல் பார்த்துக் கொள்ள வேண்டும்.
- தூய்மையான துணிகளைக்கொண்டு எப்பொழுதும் மார்பக காம்புகளை துடைத்து தூய்மையாக வைத்துக் கொள்ள வேண்டும்.

உள்மருந்துகள்

ஆயுர்வேத முறைப்படி வெந்தயம் பால் சுரப்பிகளில் நன்றாக செயலாற்றி அவைகளை வலிமைப்படுத்தி அவைகளின் நோய் எதிர்ப்புசக்தியை தூண்டுகின்றன. அதே நேரத்தில் இதிலுள்ள சத்துக்கள் மார்பு அழற்சி போன்ற நோய்களைப் போக்கவும் உதவு கின்றன. 20 கிராம் வெந்தயத்தை 200 மில்லி தண்ணீரில் இரவிலே ஊற வைக்க வேண்டும். ஊற வைத்த வெந்தயத்தை காலையில் அரைத்து ஒரு சுத்தமான துணியில் இந்த வெந்தய பேஸ்ட்டை

வைத்து ஆவியில் சூடுபடுத்தி பாதிக்கப்பட்ட இடத்தில் நாளொன்றுக்கு 2 முறை ஒத்தடம் கொடுக்க மார்பக அழற்சி குறைவதை காணலாம். வெந்தயத்தை தண்ணீரில் கொதிக்கவைத்து வடிகட்டி பனைவெல்லம் சேர்த்து வெந்தய டீ குடித்து வரலாம்.

ஆயுர்வேத உள் மருந்துகளான திரிபலா குக்குலு, தசமூலாதி கஷாயம், சந்தனாசவம், கூக்குலு பஞ்சபல சூர்ணம், உஷிராசவம், பிரவால பிஷ்டி, சதாவரி லேகியம், திக்தக கிருதம், மகா திக்தக கிருதம், திராயந்தியாதி கஷாயம், மகா சுதர்சன சூர்ணம், அமிர்தாரிஷ்டம், பிரம்மி திராக்ஷாதி கஷாயம், காம தூக ரசம் போன்ற மருந்துகள் நோய் நிலைக்கு தக்கவாறு தகுதி வாய்ந்த ஆயுர்வேத மருத்துவரின் ஆலோசனை பெற்று கொடுக்க நல்ல ஆற்றலுடன் மார்பக அழற்சி மற்றும் புண், சீழ் ஆகிய பிரச்சனைகளுக்கு எதிராக வேலை செய்கின்றன.

புற மருந்துகள்

மார்பக அழற்சியை போக்க வெந்நீர் ஐஸ் ஒத்தடம் கொடுக்கலாம். இது வீக்கத்தை குறைக்கவும், வலியை போக்கவும், அடைப்பை நீக்கவும் பயன்படுகிறது. மேலும் ரத்த ஓட்டத்தை அதிகரித்து பால் கட்டியிருப்பதிலிருந்து சரிசெய்கிறது.

மேலும் திரிபலா கஷாயம் வைத்து பிரக்ஷாளனம் செய்ய அழற்சி குறையும், சந்தனாதி தைலம், ரசோதனாதி லேபம், பஞ்சவல்கள லேபம் ஆகியவை மேலே தடவ படிப்படியாக இந்த அழற்சி குறைவதைக் காணலாம். மேலும்,

1. வலியுடன் கூடிய மார்பக அழற்சி வந்தால் கண்டங்கத்திரி வேரை நெய் மற்றும் எண்ணெயுடன் சேர்த்து அரைத்து அதை வலி இருக்கும் இடத்தில் தடவ வேண்டும்.
2. மார்பக அழற்சியுடன் எரிச்சலும் இருந்தால் அந்த இடத்தில் மாட்டு பால் அல்லது கரும்பு சாறை தெளித்தால் எரிச்சல் குறையும். இதை தவிர பஞ்சவல்கள லேபத்தையும் பயன்படுத்தலாம்
3. காயம் விரைவில் குணமடைய நெய்யோடு அதிமதுரம், வெட்டிவேர், மஞ்சள் பால் ஆகியவற்றை கலந்து அதை உபயோகிக்கலாம்.
4. சீழ் வெளியேறிய பிறகு அவ்விடத்தை பஞ்சவல்கள கஷாயத்தால் கழுவிய பின் அவ்விடத்தில் எள், அதிமதுரம், தேன், நெய் ஆகியவற்றை தடவி கட்டு கட்டலாம்.
5. மார்பக அழற்சியுடன் கணம் இருந்தால் திரிபலா கஷாயத்தோடு குக்குலு உபயோகிக்கலாம்.

மலச்சிக்கல்

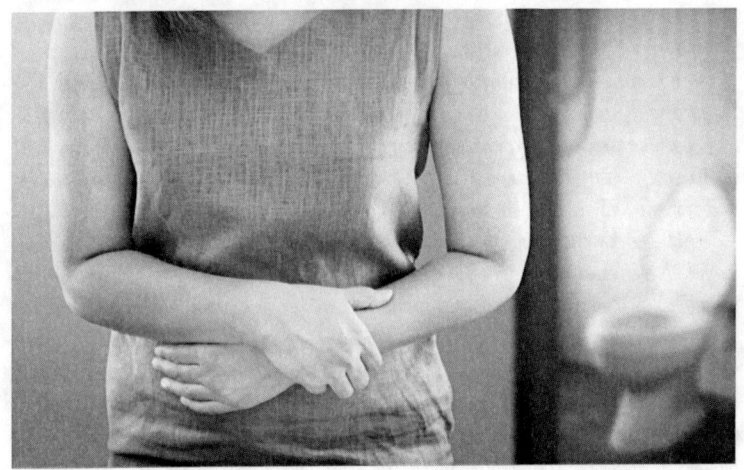

மூலநோய் பற்றியும் அதற்கான காரணங்கள் மற்றும் ஆயுர் வேத தீர்வுகள் பற்றியும் விளக்கமாக அறிந்தீர்கள். அதைத் தொடர்ந்து மூலநோய்க்கு முக்கியமான காரணமாக உள்ள மலச் சிக்கல் பற்றிய பல சந்தேகங்களை இப்போது பார்ப்போம்...

மலச்சிக்கல் என்பது எல்லோரும் அறிந்த ஒரு நோயாக இருந்தாலும், அதில் ஒரு மருத்துவராக நான் அறிந்த நீங்கள் அறிந்திராத விஷயங்களை எழுதுகிறேன். நாள்பட்ட மலச்சிக்கல் என்பது சில வாரங்கள் அல்லது அதற்கும் மேலாக நீடிக்கும் கடினமான மலம் கழித்தல் எனக்கூறலாம். மலச்சிக்கலை கண்டுபிடிப்பது சிரமமான காரியம் இல்லை. மலச்சிக்கல் என்பது பொதுவாகவே ஒரு வாரத்

திற்கு மூன்றுக்கும் குறைவான மலம் கழிப்பது என்றானாலும் பல நோயாளிகள் உண்மையில் தினசரி மலம் கழித்துக் கொண்டிருந்தாலும் தங்களுக்கு கடினமான மலச்சிக்கல் இருப்பதாக கூறுவார்கள். அதற்கு காரணம் அவர்களால் இயல்பாக மலத்தை முழுமையாக வெளியேற்ற முடியவில்லை என்பதே ஆகும்.

ஆதிகாலத்திலிருந்து மிகவும் பொதுவாக காணப்படும் ஒரு நோய் என்று கூறினால், அது மலச்சிக்கல் எனலாம். நம் எல்லோருக்கும் எப்போதாவது மலம் கழிப்பதில் சிரமம் ஏற்படலாம். ஆனால் சிலருக்கு எப்பொழுதுமே அது ஒரு சிரமமாக ஆகிவிடக் கூடிய சந்தர்ப்பம் இருக்கும். இதற்காக அவர்கள் மிகவும் சிரமப்படுவதும் அதை நீக்குவதற்கு முயற்சிகள் எடுப்பதும் நம் வாழ்வில் நாம் அன்றாடம் பார்க்கும் அல்லது கேட்கும் ஒரு விஷயமாகவே இருக்கும். நம் வீட்டிலேயே நமது தாத்தாவோ பாட்டியோ இப்படி ஒரு பிரச்சனையில் இருந்து அதற்கு ஒரு விடை தெரியாமல் தவித்துக் கொண்டு அதனால் மனம் நொந்து வேதனை அடைந்து போவதை நாம் பார்த்திருக்கக் கூடும்.

நம் மலம் பொதுவாக முழுமையாக நமது குடல்களில் உருவாகி அது மல துவாரம் வழியாக வெளியில் வந்தவுடன் தண்ணீரில் மிதக்க வேண்டும். கழுவியவுடன் அம்மலமானது தண்ணீரில் கலங்கி உடைந்து போக வேண்டும். இதுதான் இயற்கையாக உணவு நன்கு ஜீரணித்து பின் மலம் வருவதற்கான அறிகுறியாகும்.

மலச்சிக்கல் என்பது பலருக்கு குடல் இயக்கத்தை தாண்டிய ஒரு பிரச்சினையாக இருக்கும். ஆயுர்வேதத்தின் படி உடலில் வாத மிகுதியினால் மலம் காய்ந்து மலச்சிக்கல் ஏற்படுவதாக அறிகிறோம். பொதுவாக முடக்கு வாதம், ஒற்றைத் தலைவலி, மனச்சோர்வு, செயாடிகா (sciatica) போன்ற நோய்கள் உள்ளவர்களுக்கு இந்த மலச்சிக்கலும் சேர்ந்தே காணப்படுவது வழக்கம். இவர்களுக்கு, இம்மலச்சிக்கலை போக்குவதற்கான உணவுகளையும் செயல் முறைகளையும் மருந்துகளையும் கொடுப்பதே அந்த முக்கியமான நோயை தவிர்க்கவும் குணப்படுத்தவும் பெரிதாக உதவுவதை என்னுடைய அனுபவத்தில் பார்க்கிறேன்.

காலையில் எழுந்தவுடன் முதல் வேலையாக மலத்தை முழுமையாக கழிப்பது என்பது ஒரு வரப்பிரசாதம் என்றே கூறலாம். அப்படி செய்தோமேயானால் அந்நாள் முழுவதும் நாம் சுறுசுறுப்பாக இருப்பதையும் நமது பசிமண்டலம், செரிமான மண்டலம் சீராக இயங்குவதையும் பார்க்கலாம். அப்படி இயற்கையாக காலையில் மலம் கழிக்க முடியவில்லை என்றால் அன்று முழுவதும் உடல் சோர்வாகவும், அசதியாகவும், புத்துணர்வு இன்றியும் செயல்படுவது நாம் எல்லோரும் அறிந்து உணர்ந்த விஷயமே.

நாம் உண்ணும் உணவு வயிற்றிலும், சிறுகுடலிலும் பயணிக்கும்

போது பல்வேறு அமிலங்களுக்கு ஆட்படுத்தப்பட்டு, அதில் இருந்து உடலுக்குத் தேவையான சத்துக்கள் எடுக்கப்படுகின்றது. தேவையான சத்துக்களைப் பிரித்தெடுத்த பின் மிஞ்சும் சக்கை, கழிவாக பெருங்குடலுக்கு வந்து சேர்கிறது. பெருங்குடலில் தண்ணீர் பெரும்பகுதி உறிஞ்சப்பட்டவுடன், மீதி உள்ளவை மலமாக வெளியேற்றப்படுகிறது.

நாம் உண்ணும் உணவு 18 மணி முதல் 24 மணி நேரத்திற்குள் மலமாகி வெளியேறுவதுதான் இயல்பு. சில காரணங்களால் நாம் உட்கொள்ளும் உணவு மலக்குடலில் தங்கிவிடுவதாலும், அதிலிருக்கும் தண்ணீர் மொத்தமாக உறிஞ்சப்படுவதாலும் மலம் இறுகி , மலம் கழிப்பதில் சிக்கல் ஏற்படுகிறது. வலியுடன் மலங்கழிப்பதற்கு மலச்சிக்கலே பொதுவானக் காரணமாக அமைகிறது. கடும் மலச்சிக்கல் நோய் மலச்சிக்கல், வாயு வெளியேற்ற முடியாதநிலை மற்றும் மலக்கட்டு ஆகியவற்றை உள்ளடக்கியதாகும்.

பெண்களுக்கு அதிலும் குறிப்பாக பெண் குழந்தைகளுக்கு மல வாயும் மூத்திர தாரையின் வெளிப்பக்கமும் (பிறப்புறுப்பும்) அருகருகே இருப்பதால் நாள்பட்ட மலச்சிக்கலின் போது மல துவாரத்திலிருந்து கிருமிகள் வெளிவர அதிக வாய்ப்புள்ளது, அக்கிருமிகள் பிறப்புறுப்பை சென்றடைந்து சிறுநீர் சம்பந்தப்பட்ட பல நோய்த்தொற்றுகளை உருவாக்க வாய்ப்பும் உள்ளது. எனவேதான் எப்பொழுதுமே பெண்கள் மல வாயை கழுவும்போது அல்லது துடைக்கும் போது பின்பக்கமாக இருந்து கழுவ வேண்டும்.

பொதுவான காரணங்கள்

பெரியவர்களில் மலச்சிக்கல் ஏற்படுவதற்கு பின்வரும் காரணங்களை குறிப்பிடலாம்...

- இயற்கையிலேயே வாத உடல் அமைப்பு உள்ளவர்கள்.
- உணவுமுறையில் மாற்றம், காலம் தவறி சாப்பிடுவது.
- இரவு அதிகநேரம் கண்விழித்தல், பகல் உறக்கம், போதுமான தூக்கமின்மை. உடல் வெப்பம் போன்றவையும்.
- குறைந்த நார்ச்சத்துள்ள உணவுகள் மற்றும் உணவில் காய்கறிகள், கீரைகள், பழங்களை தவிர்த்தல்.
- உணவில் அதிகப்படியான கொழுப்புகள், காரமான, மசாலாக்கள் கலந்த உணவுகள், கிழங்கு வகைகள், அதிக மாமிசங்கள் மற்றும் பதப்படுத்தப்பட்ட உணவுகள்.
- டென்ஷன், ஸ்ட்ரெஸ், உணர்ச்சி வசப்படுதல், படபடப்பு.
- மைதாவில் செய்யப்பட்ட உணவுகளான பிரெட், நான், புல்கா, பரோட்டா, பீட்ஸா, பிஸ்கெட், பர்கர், நூடுல்ஸ் அதிகமாக உட்கொள்ளுதல்.
- தேவையான அளவு நீர் மற்றும் திரவ உணவுகள் அருந்தாமல்

இருப்பது; டீ, காபி மற்றும் குளிர்பானங்களை அடிக்கடி பருகுதல்.

- குறைந்த அளவு உடல் உழைப்பு அல்லது உடல் உழைப் பின்மை.
- இரும்பு, சுண்ணாம்புச் சத்துள்ள மாத்திரைகள், ஆண்டாசிட் மற்றும் வலி நிவாரணிகள்.
- கட்டிகள், மகப்பேறு, உடல் பருமன் ஆகிய காரணங்களினால் அதிக மன அழுத்தம்.
- தினமும் ஒரே நேரத்தில் மலம் கழிக்க முற்படாதபொழுது.
- புகைபிடித்தல், மது அருந்துதல், அடிக்கடி நீண்டநேர பிரயாணம்.
- மலம்வரும் போது கழிக்காமல் அடக்கிவைத்துக் கொள்வது.
- நீர் அதிகமாக பருகாமல் இருக்கும் போதிலும் அல்லது உடலில் நீர் சத்து குறையும் போதும் காய்ச்சல், வாந்தி, மலச்சிக்கல் ஏற்படலாம்.
- நாட்பட்ட மலச்சிக்கல் இருப்பவர்கள் அடிக்கடி மலமிளக்கி மற்றும் பேதி மருந்துகளை சாப்பிடுவதாலும் இயற்கையாக தூண்டப்படும் மலக்கழிச்சல் உணர்வு தோன்றாமல் மலச் சிக்கல் உண்டாகலாம்.

குழந்தைகளுக்கு மலச்சிக்கல்

குழந்தைகளுக்கு மலச்சிக்கல் பொதுவாக மூன்று வெவ்வேறு நிலைகளில் ஏற்படலாம்.

- ஃபார்முலா அல்லது பதப்படுத்தப்பட்ட உணவுகளைத் தொடங்கிய பிறகு (குழந்தையாக இருக்கும்போது).
- குழந்தைப் பருவத்தில் கழிவறை பயிற்சிக்கு முன்.
- பள்ளி தொடங்கிய உடனேயே (கால நேர உணவுப் பழக்க மாற்றங்களினால்).

பிறந்த பிறகு, பெரும்பாலான குழந்தைகள் ஒரு நாளைக்கு 4-5 மென்மையான திரவக் குடல் இயக்கங்களை கடந்து செல்கின்றனர். பொதுவாக ஃபார்முலா ஃபுட் என்று அழைக்கப்படும் (பவுடர் பால்) சந்தைப்படுத்தப்படும் உணவுகளுடன் ஒப்பிடும்போது தாய்ப்பால் கொடுக்கும் குழந்தைகளுக்கு அதிக குடல் இயக்கங்கள் இருக்கும். இரண்டு வயதிற்குள். நான்கு வயதிற்குள், ஒரு குழந்தைக்கு ஒரு நாளைக்கு 1-2 குடல் இயக்கங்கள் வரை இருக்கலாம்.

பிற காரணங்கள்

- பொதுவாக முதுமையின் காரணமாக உணவுப் பழக்க வழக்கங்கள் மாறுவதாலும், தூக்கம் குறைவதாலும், உடல் உழைப்பு குறைவதாலும், மலச்சிக்கல் ஏற்பட வாய்ப்பு உண்டு.

மூட்டுவலி, இடுப்புவலி உள்ள வயதானவர்கள் அடிக்கடி மலம் கழிப்பதைத் தவிர்ப்பதாலும் அவர்களுக்கு மலச்சிக்கல் வரலாம்.
- அதுபோல் பெண்களுக்கு கர்ப்ப காலத்தில் மலக்குடல் மேல் அழுத்தம் ஏற்படுவதாலும், மாதவிடாய் காலத்திலும் அதுக்கு முன் பின் சில நாட்களுக்கும் மலச்சிக்கல் ஏற்பட வாய்ப்பு உண்டு.

மருத்துவக் காரணங்கள்
- மலச்சிக்கலினால் மூலம் வர வாய்ப்புகள் அதிகம். இம் மூலப் பிரச்சனையினால் மலச்சிக்கல் மேலும் தீவிரமடைய வாய்ப்புகள் அதிகம்.
- மலக்குடலுக்குரிய புற்றுநோய்க் கட்டியினால் ஏற்படும் அடைப்பு
- தைராய்டு போன்ற ஹார்மோன் நோய்கள்
- சர்க்கரை நோய், பித்தப்பை கற்கள், குடலிறக்கம் உள்ளிட்ட சில நோய்களால் பெருங்குடல் மிக மெதுவாக வேலை செய்தல்,
- பெருங்குடல், ஆசனவாய் இவற்றில் உள்ள தசைகளில் புண், கட்டி, சீழ், பௌத்திரம் போன்ற வியாதிகள் இருத்தல்.
- கிரகணி என்னும் IBS மற்றும் அதைச் சார்ந்த நோய்கள்.

அறிகுறிகள்
- மலம் கழிப்பதில் சிரமம்.
- மலம் முழுமையாக வெளியேறாத உணர்வு.
- வழக்கத்தை விட குறைவாக மலம் கழித்தல்.
- கட்டியான உலர்ந்த அல்லது கடினமான மலம்.
- அடிவயிற்றில் வலி மற்றும் தசைப்பிடிப்பு
- குமட்டல், பசியின்மை, தலைவலி மற்றும் உடல்நலம் குறைவாக இருப்பதான உணர்வு.

கவனம் தேவை

மலச்சிக்கலை ஆரம்ப காலங்களிலேயே கவனிக்காவிட்டால் அது பல தீவிரமான நோய்களை ஏற்படுத்த வாய்ப்புண்டு. உதாரண மாக செரிமானமின்மை, வாய்வுத் தொல்லை, வயிற்றுப்புசம், தலை வலி முதல் குடலிறக்கம், நெஞ்சுவலி, மலக்குடல் ரத்தப்போக்கு, குதபிளவு, மூலநோய் (பைல்ஸ்), குடல் புற்றுநோய் வரை ஏற்பட வாய்ப்பு உண்டு, எனவே மலச்சிக்கலை உடனே கண்டறிந்து அதற்கான உணவு முறை மற்றும் வாழ்க்கை முறைகளை மாற்றி அமைத்தல் மற்றும் மேற்கூறிய காரணங்களை அறவே தவிர்த்தல் ஆகியவை செயல்படுத்த வேண்டும். மேற்கூறிய காரணங்களை

தவிர்க்காது மருந்துகளை மட்டும் சாப்பிட்டால் அது ஒரு நிரந்தர தீர்வை கொடுக்காது. மேலும் சில நாட்களில் மலச்சிக்கல் தீவிரமடையவும் வாய்ப்புண்டு.

ஆயுர்வேத சிகிச்சை முறை

மலச்சிக்கல் ஆயுர்வேதத்தில் விபந்தம் என்ற தலைப்பில் விவரிக்கப்பட்டுள்ளது. ஆயுர்வேதத்தில் உள்புற மற்றும் வெளிப்புற சிகிச்சைகள் அளிக்கப்படுகின்றன.

- முதலில் நிதான பரிவர்ஜனம் என்னும் காரணிகளைத் தவிர்த்தல்: ஒழுங்கற்ற உணவுப் பழக்கம், குறைந்த நார்ச்சத்து உணவு, மன அழுத்தம் மற்றும் குறைவான அளவு திரவம் உட்கொள்ளல் மற்றும் மேற்கூறிய அனைத்து காரணங்களையும் தவிர்க்க வேண்டும்.
- வருடத்துக்கு இரண்டு முறை பேதிக்குச் சாப்பிட்டு வாய் முதல் ஆசனவாய்வரை உள்ள உணவுப் பாதையை முழுமையாகச் சுத்தப்படுத்திக்கொள்ள வேண்டும் என்று ஆயுர்வேதம் அறிவுரைக்கின்றது.
- சரியான நேரத்துக்குச் சத்தான அறுசுவை உணவை அளவோடு எடுத்துக்கொள்ள வேண்டும். வயிற்றை அரைப் பங்கு உணவு, கால் பங்கு நீர், கால் பங்கு வெற்றிடமாக வைத்துக்கொள்ளவேண்டும்.
- குடலுக்கு நன்மை செய்யக்கூடிய 'புரோபயாடிக்' கூறுகள் நிறைந்த மோரை அவ்வப்போது குடித்து வந்தால் மலச்சிக்கல் குணமாகும். இள வெந்நீர், குடலின் அசைவுகளை அதிகரிக்க (Increases peristalsis) உதவும்.
- போதுமான தண்ணீர் குடிப்பது மலச்சிக்கலுக்கான முதல் மருந்து.
- குளிர்பானங்களை எப்போதும் அருந்தக் கூடாது.
- விளக்கெண்ணெய் அமைதியான மலமிளக்கி. விளக்கெண்ணெயை மலமிளக்கியாகக் குழந்தைகள் முதல் முதியவர்கள் வரை உபயோகிக்கலாம்.
- இதிலெல்லாம் குணமாகவில்லை என்றால் அடுத்து சம்ஷோதன சிகிச்சை - பஞ்சகர்மா (சுத்திகரிப்பு சிகிச்சைகள்), பேதிக்கு கொடுப்பது அல்லது பீச்சு என்னும் வஸ்தி (எனிமா) சிகிச்சை செய்வது. பின் பலவர்த்தி (சப்போசிட்டரிகள்) பயன்படுத்துவது இந்நோயை முற்றிலுமாக குணமாக்கி வாழ்க்கை முழுவதும் மருந்துகள் உட்கொள்ளவேண்டும் என்ற நிலையை மாற்றும்.
- மலச்சிக்கலுக்கு ஆயுர்வேதத்தில் குடல் சுத்தி செய்த பிறகு சில மருந்துகள் பரிந்துரைக்கப்படுகின்றது. இதை ஒரு மருத்

துவரின் ஆலோசனைக்குப் பிறகு எடுத்துக் கொள்வது சிறந்த தீர்வாக இருக்கும். பிரசித்தி பெற்ற மருந்துகளான அவிபத்திகர சூரணம், திரிபலாச் சூரணம், கடுக்காய்ச் சூரணம், கந்தர்வஹஸ்தாதி கசாயம், அபயாரிஸ்டம், ஹிங்குதிரிகுணத் தைலம், ஹிங்வாஷ்டக சூரணம், சுகுமார லேகியம் ஆகியவை நல்ல பலன் அளிக்கும் மருந்துகளாக விளங்குகின்றன.

மூலநோய் (Piles)

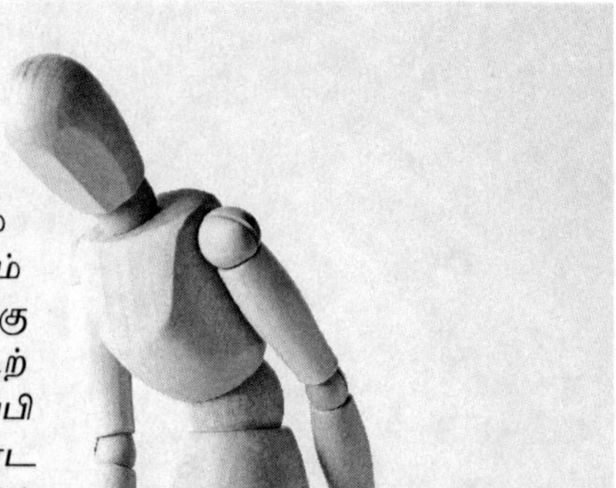

சில நாட்கள் முன்பு எனது நண்பர் ஒருவர் என்னை தொடர்பு கொண்டு, சில உடல் உபாதைகள் உள்ளதாகவும் என்னைக் காண வேண்டும் எனவும் கூறினார். எனக்கு நன்கு தெரிந்த அவர் உடற் பயிற்சியிலும், உடல் கவனிப்பிலும் மிகுந்த அக்கறை கொண்டவர், நீச்சல் மற்றும் டென்னிஸ் வீரர் என்பதும் நான் அறிந்த உண்மை. அவருக்கு அப்படி என்னதான் உடல் உபாதை இருக்கக்கூடும் என்று நான் யோசித்தவாறே நேரில் வரும்படி கூறினேன். பின்னர் என்னை காண எனது மருத்துவமனைக்கு வந்த அவரிடம் பேசுகையில் அவர் தனது ஆசன வாயில் வலி இருப்பதாகவும், அதனால் தனக்கு மிகுந்த சிரமம் இருப்பதாகவும், வலியாலும் இயலாமையாலும் தூக்கம் குறைந்து, மலம் போவதற்கு பயந்து, உணவையே தான் குறைத்துக் கொண்டு விட்டதாகவும், இதனால் தன் உடல் மிகவும்

பலவீனமாகிவிட்டதாகவும், முன்பைவிட அதிகமாக கோபமும் சோர்வும் வருவதாகவும் வருத்தத்துடன் என்னிடம் தெரிவித்தார்.

நான் அவரை ஆசுவாசப்படுத்தி நன்கு பரிசோதிக்க ஆயத்தமானேன். அவரை நன்கு பரிசோதித்தேன். அவருக்கு மூலநோய் இருப்பதை உறுதி செய்தேன். எனது அனுபவங்களின் அடிப்படையில் மூலநோய் இருப்பது எவ்வளவு வேதனையானது என்பதை என்னால் புரிந்து கொள்ள முடிந்தது. இது புற்றுநோயாக இருக்குமோ என்று அவருக்குள் இருந்த பயத்தை போக்கி, இது வீங்கிய ரத்தநாளம் தான் என்பதைக்கூறி, மூல நோயை பற்றி தெளிவுபடுத்தினேன். அது முற்றிலுமாக குணப்படுத்தக்கூடிய வியாதி என்பதையும் எடுத்துக்கூறி, உணவு முறைகளையும், வாழ்க்கை முறை மாற்றங்களையும் விளக்கி, மருந்துகளையும் வழங்கி அனுப்பிவைத்தேன். 15 நாட்களுக்கு பிறகு மறுபடியும் வந்த அவர் தனது பிரச்சனை 70 சதவீதம் குணமடைந்து விட்டதாகவும் முன்பைவிட நன்கு ஆரோக்கியமாக இருப்பதாகவும் நன்றிகள் கூறி மேலும் மருந்துகளை வாங்கிச்சென்றார்.

மனிதனை தாக்கும் பல்வேறு நோய்கள் இருந்தாலும் அதில் சில மிகுந்த சிரமத்தை ஏற்படுத்தக்கூடியவையாக இருக்கின்றன. அதில் ஒன்று இந்த மூல நோய். இதனாலேயே தான் ஆயுர்வேதத்தில் இவ்வியாதி 'அர்ஷஸ்' என்று அழைக்கப்படுகின்றது. 'அர்ஷஸ்' என்றால் ஒரு ஜென்ம எதிரியைபோல நம் உடலை சித்திரவதை செய்யக்கூடிய நோய் என்று பொருள். இது மலக்குடலின் உள்ளே அல்லது ஆசனவாயின் விளிம்பிலே வீங்கிய நரம்புகளைக் குறிக்கும். மலம் உடலை விட்டு வெளியேறும் இடத்தில் அவை தோன்றும், சில நேரங்களில் மலம் கழிக்கும் போது ரத்தப்போக்கை ஏற்படுத்தும், இதன் பொருட்டு மிகுந்த வலியையும் உண்டாக்கும்.

இன்றைய சூழ்நிலையில் மூல நோய் மிகவும் பொதுவான பிரச்சனையாக இருக்கின்றது. ஆங்கிலத்தில் பைல்ஸ் (Piles) என்று அழைக்கப்படுகின்றது, பல காரணங்களால் மூல நோய் ஏற்படக்கூடும், இருப்பினும் முக்கியமான ஒன்று நாள்பட்ட மலச்சிக்கல். இன்றைய நவீன காலத்தில் உணவு முறை மாற்றங்களால் இளைஞர்கள் மற்றும் குழந்தைகளையும் கூட இந்த மூல நோய் பாதிக்கிறது.

முறையான உணவு மற்றும் வாழ்க்கை முறை பழக்கவழக்கங்களை புறக்கணிப்பது, செரிமான தீயை (அக்னி) குறைத்து, மந்தாக்னி எனப்படும் நிலையை உண்டாக்குகிறது. இதனால் ஆசனவாய்ப் பகுதியில் தொந்தரவுகள் தோன்றி மூலநோயை உருவாக்குவதாக ஆயுர்வேதம் கூறுகிறது.

மூலநோய் ஏற்பட காரணங்கள்

- மூல நோய்க்கு முதன்மையான காரணம் மலச்சிக்கல், அதற்கு

பொதுவான காரணம் மாறிய உணவு மற்றும் வாழ்க்கை முறைதான்.
* உடல்நலத்தை கவனித்துக்கொள்ளாது இருத்தல், உடற் பயிற்சி செய்யாது இருத்தல், மசாலாப் பொருள்களை அதிக அளவில் உட்கொள்ளுதல், எண்ணெய் நிறைந்த உணவை உட்கொள்ளுதல் போன்ற செயல்கள் மூலநோய்க்கு வழி வகுக்கிறது.
* அதிக நேரம் உட்கார்ந்து வேலை செய்பவர்களுக்கு மூல நோய் வரலாம். கர்ப்பகாலத்தில் சில பெண்களுக்கு மூலநோய் வரலாம்.
* மதுப்பழக்கம், புகைப்பழக்கம் மற்றும் சரியான நேரத்தில் உணவு எடுத்துக் கொள்ளாதவர்களுக்கும் மூலநோய் வருவதுண்டு.
* உடலில் அதிக வெப்பம் உடையவர்களுக்கும் மூலநோய் உருவாக ஒரு முக்கியமான காரணமாகும்.

மூலநோயின் வகைகள்

மூல நோய் முக்கியமாக இரண்டு வகை, அவை இடம் பொறுத்து உள் அல்லது வெளி மூலம் என வகைப்படுத்தப்படுகின்றன.

உள்மூலம்

இதில், ஆசனவாய் உள்ளே மூலம் தோன்றி குடல் இயக்கத்தின் போது இந்த மூலம் உடைந்து ஆசனவாய் வழியே ரத்தம் கசியத் தொடங்கலாம், இதனால் அதிக வலி உண்டாக்கும். இந்த வகையில் நாம் வீக்கத்தை காணமுடியாது, ஆனால் அதை உணர முடியும்.

வெளிமூலம்

ஆசன வாய் வெளியில் மூலம் தோன்றும், அதில் வலி எதுவும் ஏற்படுவதில்லை. எனினும், மலம் கழிக்கும்போது அதிக அரிப்பு மற்றும் வலி ஏற்படலாம். இந்த வகையில் வீக்கத்தை காண முடியும்.

மூலநோய் அறிகுறிகள்

* மலம் கழிக்கும்போது ரத்தம் வெளியேறக் கூடும். இந்த ரத்தப்போக்கு பொதுவாக வலியற்றது.
* மலச்சிக்கல் மற்றும் ரத்தப்போக்கு, மலம் ஆட்டுப்புழுக்கைப் போல் இறுகியதாக இருப்பதனால் ஏற்படுகிறது.
* சில நேரங்களில் மலம் கழிக்கும் போது மிகுந்த வலி, எரிச்சல் ஏற்படக்கூடும்.
* ஆசன வாயிலிருந்து சதை வெளித்தள்ளுதல் ஏற்படும்.
* அடிக்கடி சிறுகச் சிறுக வயிறு மற்றும் ஆசன வாயில் வலி.
* மல வாய் திறப்பில் இருந்து சில நேரங்களில் சளி போல் வெளியேறும்.

- மலவாயை சுற்றிய பகுதியில் அரிப்பு, சிவத்தல் அல்லது வேதனை ஏற்படும்.

இவை தவிர, சுஷ்கர்ஷாஸ் (உலர்ந்த மூலம்) மற்றும் ரக்தர்ஷஸ் (மூலத்துடன் ரத்தம் வடிதல்) ஆகியவற்றின் குறிப்பிட்ட அறிகுறிகள் பின்வருமாறு.

சுஷ்கர்ஷாஸ் (உலர்ந்த மூலம்): பொதுவாக ரத்தம் வராத மூல நோய் சுஷ்கர்ஷாஸ் எனப்படும். வாயு மற்றும் கபம் ஆகியவற்றின் ஆதிக்கத்தால் இந்த வகையான மூல நோய் ஏற்படுகிறது.

ரக்தர்ஷஸ் (மூலத்துடன் ரத்தம் வடிதல்): ரக்தர்ஷஸ் என்பது பித்தம் மற்றும் ரத்தத்தின் ஆதிக்கத்தால் ஏற்படும் மூலநோய். இந்த நிலையில், திடீரென மலத்துடன் ரத்தம் வெளிப்படும். சில நேரங்களில் ரத்த சோகை போன்ற சிக்கல்களுக்கும் வழிவகுக்கும்.

சிகிச்சை முறைகள்

மூல நோய்க்கு பயனுள்ள சிகிச்சையாக உணவை நிரந்தரமாக கட்டுப்படுத்த வேண்டும். உணவில் நார்ச்சத்து சேர்க்க வேண்டும். மலச்சிக்கல் பிரச்சனையை சரி செய்ய இவை உதவும்.

ஆயுர்வேதத்தில் மூலநோய்க்கு நிரந்தர தீர்வுகிடைக்கும், மலச்சிக்கலை போக்கவும் செரிமானத்தை சரி செய்யவும், வலியை குறைக்கவும், பின்பு மலம் சீராக வெளியேற்றவும் ஆயுர்வேதத்தில் பல மருந்துகள் உள்ளன.

பொதுவான வீட்டு வைத்தியம் (ஒற்றை மருந்துகள்)

- திரிபலா பொடி - 10 கிராம், ஒரு நாளைக்கு இரண்டு முறை மோர் சேர்த்து சாப்பிடவேண்டும்.
- ஓமம் 1 கிராம் மற்றும் கறுப்பு உப்பு - 1 கிராம். ஒரு நாளைக்கு இரண்டு முறை மோர் சேர்த்து சாப்பிட வேண்டும்.
- 16 கிராம் துத்திப் பொடியை ஒரு நாளைக்கு இரண்டு முறை எடுத்துக் கொள்ள வேண்டும்.
- வில்வம், சுக்கு, ஓமம், சித்திரமூலம் ஆகிய பொடியை 5 கிராம் அளவில் மோருடன் ஒரு நாளைக்கு இருமுறை எடுத்துக்கொள்ள வேண்டும்.
- மாதுளைப் பழத்திலிருந்து பெறப்பட்ட புதிய சாறு - 14 மில்லி, 5 முதல் 10 கிராம் வரை எடுத்துக் கொள்ள வேண்டும். சர்க்கரை ஒரு நாளைக்கு இரண்டு முறை.
- கடுக்காய்த் தோலை பொடி செய்து - 1 முதல் 3 கிராம் வரை, 50 மி.லி. சூடான நீர், ஒரு நாளைக்கு இரண்டு முறை.
- மாதுளை தோல் - 12 கிராம்., சம அளவு சர்க்கரையுடன் ஒரு நாளைக்கு இரண்டு முறை எடுத்துக்கொள்ள வேண்டும்.

ஆயுர்வேத மருந்துகளான துஸ்பர்ஷகாதி, சிறுவில்வாதி, லசுன

ஏரண்டாதி, சுகுமாரம், கந்தர்வஹஸ்தாதி, புனர்ணவாதி, வாரணாதி ஆகிய கஷாயங்களும் அபயாரிஷ்டம், மிருத்விகாரிஷ்டம், தந்த்யாரிஷ்டம், விடங்கரிஷ்டம் பஹுஷால குடம், கல்யாணக குடம், மணிபத்ர குடம், சூரணவலேஹம், ஹிங்குத்ரிகுண தைலம், வ்யாக்ரியாதி லேஹம், சப்தவிம்ஷதி குங்குலு, திரிபலா குக்குலு, காஞ்சனார குக்குலு, ஆவிபத்திகர சூர்ணம், திரிபலா சூர்ணம், அர்ஷோக்ன வடி, காங்காயன குடிகா, அர்ஷகூடார ரசம் முதலிய மருந்துகளும் தகுதி வாய்ந்த ஆயுர்வேத மருத்துவரின் ஆலோசனைப்படி எடுத்துக்கொள்ளலாம்.

வெளிப்புற மூலத்திற்கு ஆயுர்வேதத்தில் ஷாரசூத்திரம் என்னும் ஒரு முறை பின்பற்றப்படுகிறது.

மூலப் பிரச்சினைகளுக்கு அவகாகம் ‘சிட்ஸ் பாத்’ என்னும் ஆயுர்வேத சிகிச்சை மிகவும் பயனுள்ளதாக இருக்கும். இது தொற்று நோயை தடுக்க சிறந்த வழியாகும். வீக்கத்தை குறைக்கும்.

தவிர்க்கும் முறைகள்

- அதிகமாக தண்ணீர் குடிக்க வேண்டும்.
- நீண்டநேரம் உட்காருவதை தவிர்க்க வேண்டும்.
- உட்காரும் போது மென்மையான இருக்கைகளை மட்டுமே பயன்படுத்த வேண்டும்.
- மது, புகைப்பிடித்தல் மற்றும் துரித உணவுகளை தவிர்க்கவும்.
- நார்ச்சத்து அடங்கிய உணவுகளை உட்கொள்வது மிகவும் முக்கியமாகும்.
- உடல் உஷ்ணத்தை மேலும் அதிகப்படுத்தும் கார உணவுகள், சிக்கன் மற்றும் ஃபாஸ்ட் ஃபுட் உணவுகளை உண்பதால் மலம் இறுகி மூலநோய் ஏற்பட்டுவிடும்.

நாள்பட்ட நுரையீரல் அடைப்புநோய் (COPD)

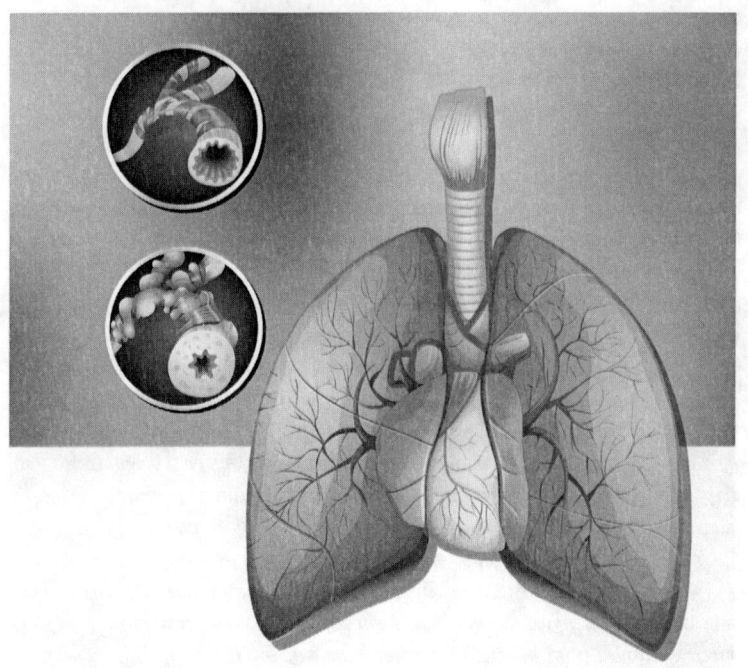

"புகைப்பிடித்தல் உடல்நலத்திற்கு தீங்கு விளைவிக்கும்" என்பது நாம் அன்றாட வாழ்வில் பார்த்து, கேட்டு, படித்து தெரிந்த வாக்கியங்களில் ஒன்று, ஆனால் இன்று அதனை கடைப்பிடிப்பவர்கள் ஒரு சிலரே! இந்தியாவை விட அயல்நாடுகளில் குறிப்பாக குளிர் தேசங்களில் இந்த புகைபிடித்தல் பழக்கம் அதிகமாகிக்

கொண்டே போகிறது. மேலும், இன்றைய காலகட்டத்தில் மாச டைந்த சுற்றுச்சூழலினாலும் நம் நுரையீரல் பாதிப்படைகிறது. வாகனங்களிலிருந்து வெளியேறும் புகை, தொழிற்சாலைகளில் இருந்து வெளியேறும் நச்சு கலந்த புகை போன்றவற்றை சுவாசிப்பதாலும், புகைபிடித்தல் பழக்கத்தினாலும், நமக்கு நெருக்கமாக புகைபிடிக்கும் நபரிடமிருந்து வெளியேறும் புகையை அடிக்கடி நாம் சுவாசிக்க நேர்ந்தாலும் நம் நுரையீரல் படிப்படியாக பலவீனமடைந்து, அதன் செயல்பாடு குறைகிறது. இந்த நோயை நாள்பட்ட நுரையீரல் அடைப்பு நோய்(சி.ஓ.பி.டி COPD.) என்று நாம் அழைக்கிறோம். இந்த நோய் மூச்சுத்திணறலில் தொடங்கி ஒரு மனிதனின் உயிரை எடுக்கும் அளவிற்கு மிகவும் தீவிரமான நோயாக மாறும். இதைப் பற்றி விரிவாக தெரிந்து கொள்வோம்...

உலக சுகாதார அமைப்பின் கூற்றுப்படி, ஒவ்வொரு ஆண்டும் 65 மில்லியன் மக்கள் மிதமான மற்றும் கடுமையான நுரையீரல் அடைப்பு நோயால் (COPD) பாதிக்கப்படுகிறார்கள். மேலும் 2020 ஆம் ஆண்டில் உலகளவில் இறப்புக்கான மூன்றாவது முக்கிய காரணமாக நுரையீரல் அடைப்புநோய் (COPD) கண்டறியப்பட்டுள்ளது. மேலும் நுரையீரல் அடைப்பு (COPD) நோயாளிகளுக்கு இதயநோய், நுரையீரல் புற்றுநோய், உயர் ரத்த அழுத்தம், சளி, காய்ச்சல் மற்றும் நிமோனியா போன்ற பல்வேறு மோசமான நோய்கள் எளிதில் வரக்கூடிய ஆபத்து உள்ளது.

இந்தியாவில் நுரையீரல் அடைப்பு நோய் (COPD), நுரையீரல் காசநோய்க்குப் பிறகு நுரையீரலை தாக்குகின்ற இரண்டாவது பொதுவான கோளாறாகக் கருதப்படுகிறது. இப்போதெல்லாம், இந்த நோய் நடுத்தர வயதினருக்கு அதிகமாக ஏற்படுகிறது. அதிகப்படியாக புகைபிடிப்பதால் நுரையீரல் அடைப்பு நோய் (COPD) ஆண்களையே அதிகமாக பாதிக்கிறது. மேலும் 55-60 வயதுக்கு மேற்பட்ட நோயாளிகளிடையே இந்நோய் தீவிரமடைவதையும் இறப்புக்கு இது ஒரு முக்கிய காரணமாக அமைவதையும் நாம் கவனிக்க வேண்டும். இந்தியாவில் இது கிராமப்புற மற்றும் நகர்ப்புறங்களில் சமமாக காணப்படுகிறது.

நுரையீரல் அடைப்பு நோய் (COPD) என்பது கடுமையான நுரையீரல் அழற்சி நோய்களுக்கான கூட்டுச்சொல்லாகும். இது நாம் சுவாசிப்பதை கடினமாக்கி மிகுந்த சிரமத்தை ஏற்படுத்தும். நுரையீரலுக்கு தேவையான அளவு ஆக்சிஜன் முழுமையாக கிடைக்காத பட்சத்தில் நுரையீரல் அதன் செயல்திறனை வெகுவாகவே குறைத்துக்கொள்கிறது.

நுரையீரல் அடைப்புநோய் வரக் காரணங்கள்

புகைபிடித்தல் மற்றும் புகைபிடிப்பதன் மூலம் அருகில் உள்ளவ

ருக்கு பரவும் காரணங்களுடன் ரசாயனங்கள் கலந்த, வாகனங்களின் புகை மற்றும் பிற புகைகளின் வெளிப்பாடு, காற்று மாசுபாட்டின்நீண்டகால வெளிப்பாடு, வீடுகளில் காற்றோட்டம் குறைவாக இருத்தல், எரிபொருளை எரிப்பதால் ஏற்படும் புகையை சுவாசிப்பது, நம் உடம்பில் ஆல்பா-1-ஆன்டிட்ரிப்சின் என்ற புரதத்தில் குறைபாடு, எப்போதும் குளிர்ந்த நீரையே உட்கொள்வது, குளிர்ந்த சீதோஷ்ண நிலையில் இருப்பது ஆகியவை நுரையீரல் அடைப்பு நோய் (COPD) வர காரணமாக அமையலாம்.

நுரையீரல் அடைப்புநோய் அறிகுறிகள்

முதலில், சி.ஓ.பி.டி.யின் அறிகுறிகள்மிகவும் லேசானதாக இருக்கும். நாம் இந்த அறிகுறிகளை சளி என்று கூட தவறாக நினைக்கும் வாய்ப்புகள் உண்டு. அறிகுறிகள் படிப்படியாக மோசமாகி அதன் காரணமாக உடல்நிலையில் மேலும் பல பாதிப்புகள் ஏற்படலாம். நுரையீரல் மிகவும் சேதமடையும்போது கீழ்க்கண்ட அறிகுறிகள் வரலாம்.

- மூச்சுத்திணறல்
- நெஞ்சு இறுக்கம்
- சளியுடன்கூடிய நாள்பட்ட இருமல்
- அடிக்கடி ஏற்படும் சளி, காய்ச்சல் அல்லது பிற சுவாசப் தொற்று
- அடிக்கடி நுரையீரலிலிருந்து சளி வெளியேறுவது
- உடல் சோர்வு
- கணுக்கால் அல்லது கால்களில் வீக்கம்
- எடை குறைவது
- புகைபிடிக்கும் பழக்கம் இருந்தால்அல்லது தொடர்ந்து புகைபிடித்தால்அறிகுறிகள் மிகவும் மோசமாக மாறும்.

நுரையீரல் அடைப்புநோய் சிகிச்சை முறைகள்

நுரையீரல் அடைப்பு நோய் (COPD) பொதுவாக இன்ஹேலர்கள் மற்றும் ஆண்டிபயாடிக்குகள் போன்ற மருந்துகள் மூலம் சிகிச்சையளிக்கப்பட்டாலும், ஓர் நிரந்தரத் தீர்வு என்பது சமகால மருத்துவத்தில் இல்லை என்பதே நிதர்சனமான உண்மை. ஆனால், ஆயுர்வேதம் மூலம் இந்த நிலையை நன்றாகவே நிர்வகிக்கலாம் என்பதை இன்று பல ஆராய்ச்சிகள் நிரூபிக்கின்றன.

ஆயுர்வேதத்தில் நுரையீரல் அடைப்புநோய்

ஆயுர்வேதத்தில், சிஓபிடி என்பது ‘பிரணவஹா ஸ்ரோதரோகம்’ என்று வகைப்படுத்தப்பட்டு “ஸ்வாஸ ரோகம்” என்கிற தலைப்பின்கீழ் விவரிக்கப்பட்டுள்ளது. இந்நோயால் வாத மற்றும்

கபம் தோஷங்கள் பிரதானமாக காணப்படுகின்றது. எனவே இச் சிகிச்சையின் நோக்கம் அதிகப்படியாக நுரையீரலில் தேங்கி இருக்கும் கபத்தை வெளியேற்றுவதேயாகும்.

எனவே, ஆயுர்வேதம், சிஓபிடியின் சிகிச்சையில், உடலில் இருந்து நச்சுகளை அகற்றுவதிலும், கேடடைந்த தோஷங்களை சமநிலைப் படுத்துவதிலும் கவனம் செலுத்துகிறது.

ஆயுர்வேத சிகிச்சை முறைகள்

ஆயுர்வேதத்தில் நிதானபரிவர் ஜனம் (காரணங்களை தவிர்ப்பது மற்றும் வாழ்க்கை முறை மற்றும் உணவுமுறையை மாற்றியமைப்பது) மற்றும் ஷோதன சிகிச்சை (பஞ்சகர்மா சிகிச்சை மூலம் கழிவுகளை வெளியேற்றுவது) ஆகியவை முதற்கட்டமாக செய்யப்படுகிறது. சேதமடைந்த செல்கள் மற்றும் திசுக்களுக்கு புத்துயிர் அளிப்பதில் ரசாயன சிகிச்சை மிக முக்கிய பங்கு வகிக்கிறது, மேலும் இத்தகைய சிகிச்சை முறைகள் இயற்கையான முறையில் இந் நோயின் நிலைமையை முழுமையாக மாற்ற உதவுகிறது. மேலும் 'ஷோதன சிகிச்சை'யில் கீழுள்ள சிகிச்சை முறைகளை ஒரு தக்க ஆயுர்வேத மருத்துவரின் ஆலோசனை பெற்று முறையாக செய்தால் சி.ஓ.பி.டி முற்றிலுமாக குணமடைய வாய்ப்புண்டு,

- ஸ்வேதானம் (வேது பிடித்தல்)
- வமனம்/வாந்தி (வாந்திக்கு மருந்து கொடுத்தல்)
- விரேசனம்/பேதி (பேதிக்கு மருந்து கொடுத்தல்)
- நஸ்யம் சிகிச்சை - ஒவ்வொரு நாசியிலும் இரண்டு முதல் மூன்று துளிகள்அனு தைலம், ஷட்பிந்து தைலம்தினமும் விட்டு வந்தால், மூக்கின் சளிச்சுரப்பியில் எரிச்சல் அல்லது மாசுபாடுகள் ஏற்படுவதைத் தடுக்கலாம்.

ஆயுர்வேதத்தில் பயன்படுத்தப்படும் மருந்துகள்

- ஒற்றை மருந்துகள் - ஆர்த்ரகம் (இஞ்சி), ஏல (ஏலக்காய்), ஹரித்ரா (மஞ்சள்), திரிகடு (சுக்கு, மிளகு, திப்பிலி), அஜ்மோத (ஓமம்), அஜாஜி (சீரகம்), யஷ்டி (அதிமதுரம்), வாசா (ஆடா தொடை), குடுச்சி (சீந்தில்), அதிவிஷா (அதிவிடயம்), ஆரக் வதம் (சரக்கொன்றை), கரஞ்சபீஜம் (புங்க விதை), தருஹரித்ரா (மரமஞ்சள்), லஷுனா (பூண்டு), ஹிங்கு (பெருங்காயம்).
- சூரணம்- தாலிசாதி சூரணம், சிதோபலாதி சூரணம், திரிகடு சூரணம், ஹரிதக்யாதி சூரணம்.
- கஷாயம்- தஷமூல கஷாயம், தசமூலகடுத்திரய கஷாயம், கோஜிஹ்வாதி க்வதம்.
- அரிஸ்டம்- தஷமூலாரிஸ்டம், வாசாரிஸ்டம்.
- ஆசவம்- கனகசவம், பிப்பலியாசசவம்.

- மாத்திரை - வ்யொஷதி வடகம், ஸ்வாசனந்தம் குளிகை, லவங்காதி வடி.
- ரச மருந்துகள் - மஹாலக்ஷ்மி விலாஸ் ரசம், ஸ்வாசகுடார ரசம், ஸ்வாஸ காச சிந்தாமணி, கபகேதுரசம், லோகநாத ரசம், தாம்ர பஸ்மம், சுவர்ண பஸ்மம், சுவாசானந்த குளிகை.
- லேகியம் வாசா லேகியம், கண்டகாரி லேகியம், சித்ரக ஹரிதகி அவ்லேஹம், ஸர்பி குடம்.
- ரசாயன சிகிச்சை: பிப்பலி ரசாயனம், ச்யவனப்ராஷம், அகஸ்ய ஹரிதகி, வியாக்ரி ஹரிதகி, ஹரித்ரா காண்டம், முதலியன ரசாயனமாக பயன்படுத்தலாம்.

கிட்டத்தட்ட அனைத்து வகையான சுவாசநோய்களிலும் பயன்படுத்தப்படும் மருந்துகள் இவை. இவை சி.ஓ.பி.டியிலும் நல்ல பலனை அளிக்கவல்லது. இவை சளி உற்பத்தியை குறைத்து, மூச் சுக்குழாய் வீக்கத்தைப்போக்கி, நுரையீரலுக்கு பலத்தை அளித்து, சுவாசத்தை எளிதாக்கி, மூச்சுத்திணறலை குறைக்கின்றன. சளி அடர்த்தியாகவோ, வெள்ளையாகவோ, மஞ்சள்நிறமாகவோ அல்லது பச்சை நிறமாகவோ இருந்தாலும் கூட இம்மருந்துகள் நல்ல பலனளிக்கும்.

பொதுவாக இம்மருந்துகள் சிஓபிடி உள்ள அனைத்து நோயாளி களுக்கும் நல்லபுத்துணர்ச்சி மற்றும் பலத்தை கொடுத்து சோர்வை போக்கி, அடிக்கடி வரும் பல்வேறு நுரையீரல்நோய் தாக்குதல்களை குறைக்கிறது.

உணவு மற்றும் வாழ்க்கை முறை மாற்றங்கள்

- சி.ஓ.பி.டியில், உணவுமுறை மற்றும்வாழ்க்கைமுறை மாற் றங்கள், அறிகுறிகளைக் குறைத்து வாழ்க்கைத் தரத்தை மேம்படுத்த உதவுகிறது
- புகை பிடிப்பதை தவிர்த்தல்
- நன்கு காற்றோட்டமான, சுகாதாரமான சூழலில் இருத்தல்
- யோகா, பிராணாயாமம் போன்றவைகளை கடைப்பிடித்தல்.
- எப்போதும் வெதுவெதுப்பான நீரையே பருகுதல்.
- சரியான நேரத்தில் உணவை உட்கொள்வது,
- இரவு உணவை 6-7 மணிக்குள்எடுத்துக்கொள்ளுதல்

இவை யாவும் சி.ஓ.பி.டி யின் சிக்கலைத் தடுக்க உதவும்.

யோகாசனம் மற்றும் பிராணாயாமம்

சுவாச அமைப்பின் செயல்பாட்டை மேம்படுத்துவதில் பிரா ணாயாமம் முக்கிய பங்கு வகிக்கிறது. யோகப் பயிற்சிகள்பல்வேறு முக்கிய உறுப்புகளை மறுசீரமைப்பதோடு, அவற்றைச் செயல்பாட் டிலும் வலிமையானதாக மாற்றுகின்றன. புஜங்காசனம், சவாசனம்,

ஷால்பாசனம், பச்சிமோதாசனம் ஆகியவை பயனுள்ள ஆசனமாகும், இது நுரையீரலின் ரத்தஓட்டத்தை சீர்படுத்துகிறது.

செய்ய வேண்டியவை (பத்தியம்)
- தானியங்கள் - கோதுமை, பழைய அரிசி, பார்லி
- பருப்பு வகைகள் - கொள்ளு
- காய்கறி (ம) பழவகைகள் - பூண்டு, முள்ளங்கி, நார்த்தங்காய், திராட்சை
- மற்றவை - ஆட்டுப்பால், மஞ்சள், இஞ்சி, கறுப்பு மிளகு, சுக்கு, தேன்.

செய்யக்கூடாதவை (அபத்தியம்)
- தானியங்கள் - மக்காச் சோளம்,
- பருப்பு வகைகள் - உளுந்து, கொண்டைக்கடலை, கடலைப் பருப்பு.
- காய்கறி (ம) பழவகைகள் - உருளைக்கிழங்கு, சர்க்கரை வள்ளிக்கிழங்கு, கடுகு, வெண்டைக்காய்.
- மற்றவை - மீன், தயிர், குளிர்ந்த நீர், எண்ணையில் வறுத்த பொருட்கள், இனிப்புகள், பதப்படுத்தப்பட்ட உணவு.
- புகை, தூசி, மாசுகள் மற்றும் மகரந்தங்கள் இவையாவையும் தவிர்க்க வேண்டும்.

மேலும்,
- வீட்டில், ஸ்ப்ரே அல்லது டியோடரண்டுகளில் உபயோகப்படுத்துவதைத் தவிர்க்க வேண்டும்.
- கிளீனர்கள் அல்லது ரூம் ஸ்ப்ரேக்கள் பயன்படுத்தப்படும் போது நோயாளி வீட்டிற்குள் இருக்கக்கூடாது.
- துடைத்தல் மற்றும் தூசி தட்டுதல் ஆகியவற்றைத் தவிர்க்கவும்.

குறட்டை (SNORING)

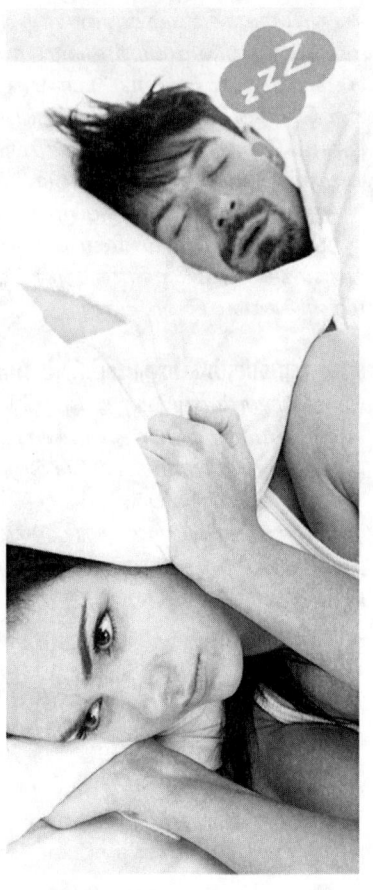

சில மாதங்களுக்கு முன்பு என்னிடம் மாரியப்பன் என்னும் ஒரு முதியவர் தன்னுடைய குறட்டைப் பழக்கத்தினால் என் குடும்ப உறுப்பினர்களின் தூக்கம் கெடுவதாகவும், அது குடும்பத்தில் பெரிய பிரச்சனையாக இருப்பதாகவும் கூறினார். குறட்டை ஒரு பிரச்சனையா என்று நாம் நினைக்கலாம். ஆனால், வெளிநாட்டில் இக்குறட்டையைக் காரணம் காட்டி பெண்கள் தங்களின் கணவர்களிடம் இருந்து விவாகரத்து பெறும் நிகழ்வுகள் உண்டு.

இதற்கு மருத்துவத்தில் வைத்தியம் பெரிதாக எதுவும் இல்லை என்றாலும், அவருக்கு சில பஞ்சகர்ம மருத்துவங்கள் மூலமும் உள் மருந்துகள் மூலமும் இவ்வியாதியை முற்றிலுமாக குணப்படுத்தலாம் என்று தைரியம் கூறி அம்மருந்துகளையும் கொடுத்து அனுப்பிவைத்தேன். அவரும் சுமார் பத்து நாட்கள் நமது மருத்துவமனைக்கு தினமும் வந்து பஞ்சகர்ம

சிகிச்சைகள் செய்துகொண்டு ஒரு மூன்று மாத காலம் உள்மருந்து களும் சாப்பிட்டு இவ்வியாதியிலிருந்து பெரிதும் மீண்டுவிட்டதாக சமீபத்தில் என்னை மீண்டும் சந்தித்து மிகுந்த சந்தோஷத்துடன் கூறினார்.

நம் மாரியப்பனைப்போல் பலரும் இந்த குறட்டையினால் அவதிப்படுகின்றனர். அவர்களுக்கானது இந்த தகவல்.

கிட்டத்தட்ட அனைவரும் அவ்வப்போது குறட்டை விடுகிறார் கள். ஆனால் சிலருக்கு இதுவொரு நாள்பட்ட பிரச்சனையாகவோ, சில சமயங்களில் இது ஒரு தீவிர உடல்நிலையாகவும் இருக்கலாம். கூடுதலாக, குறட்டை உங்களைச் சார்ந்தவர்களுக்கும் கூட ஒரு பெரும் தொல்லையாக இருக்கலாம்.

சத்தம் எப்படி ஏற்படுகிறது

நாம் சுவாசிக்கும் காற்றானது மூக்கு, வாய், தொண்டை மூலமாக மூச்சுக்குழல் வழியாக நுரையீரலை சேர்கிறது. இந்த பாதையில் எங்காவது தடை ஏற்பட்டால் குறட்டை சத்தம் ஏற்படும். இது உங் கள் தொண்டையில் உள்ள தளர்வான திசுக்களை கடந்து காற்று பாயும் போது ஏற்படும் கரகரப்பான அல்லது கடுமையான ஒலி யாகும், இதனால் நீங்கள் சுவாசிக்கும்போது திசுக்கள் அதிர்வுறும்.

தூக்கம் நம் உடலுக்கும் மூளைக்கும் மிகவும் தேவையான ஒன்று. குறட்டை விடும் மனிதர்கள் நன்கு உறங்குகின்றார்கள் என்று நினைக்கிறோம். ஆனால் அது உண்மை இல்லை. இது ஆரோக்கிய மான தூக்கம் கிடையாது.

ஏன் தூங்கும்போது மட்டும் வருகிறது

நாம் தூங்கும்போது நம் தொண்டைத்தசையானது தளர்வு அடையும். அப்போது மூச்சுப்பாதையின் அளவு குறைகின்றது அந்த குறுகிய பாதையில் செல்லும் சுவாசக் காற்றானது குறட்டை சத்தமாக வெளிப்படுகிறது.

மேலும் நாம் மல்லாந்து படுக்கும்போது தளர்வுநிலையில் உள்ள நம் நாக்கு சற்று தொண்டைக்குள் இறங்கிவிடும். இதனால் மூச்சுப் பாதையில் தடை ஏற்பட்டு குறட்டை சத்தம் உருவாகும்.

காரணங்கள்

- மனிதனாக இருப்பதே குறட்டை வருவதற்கு காரணமாக அமையும்.
- பெண்களை விட ஆண்களுக்கு குறட்டை அல்லது தூக்கத்தில் மூச்சுத்திணறல் ஏற்படும் வாய்ப்புகள் அதிகம்.
- பருமனாக இருத்தல். அதிக எடை அல்லது பருமனாக இருப்பவர்கள் குறட்டை விடுவதற்கான வாய்ப்புகள் அதிகம்

அல்லது தூக்கத்தில் மூச்சுத்திணறல் ஏற்பட வாய்ப்புள்ளது.
- மது அருந்துதல். ஆல்கஹால் உங்கள் தொண்டைத் தசைகளை தளர்த்துகிறது, குறட்டை அபாயத்தை அதிகரிக்கிறது.

மற்ற காரணங்கள்

- தூக்கத்தில் ஏற்படும் சுவாசக் கோளாறுகள்
- மரபு வழி
- ஒவ்வாமை
- உடல் பருமன்
- சளி
- மூக்கு அடைப்பு
- தூக்கமின்மை
- மூக்கு இடைச்சுவர் வளைவு (Deviated Nasal Septum)
- குறுகிய காற்றுப்பாதை கொண்டவர்கள்.
- சைனஸ் தொல்லை
- டான்சில் வளர்ச்சி
- தைராய்டு உள்ளவர்கள்
- குறிப்பாக பெண்களுக்கு மாதவிடாய் முடிந்த பின் வருவதற்கான வாய்ப்புகள் அதிகம்
- புகைபிடித்தல்
- மது அருந்துதல்
- அளவுக்கு அதிகமாக தூக்க மாத்திரை எடுத்துக்கொள்வது.

குறட்டை என்பது OSA (Obstructive Sleep Apnea) என்னும் தூக்கத் தில் மூச்சுத்திணறல் நோயின் அறிகுறியாக உள்ளது.

குறட்டையானது பெரும்பாலும் தூக்கத்தில் மூச்சுத்திணறல் (obstructive Sleep Apnea) எனப்படும் தூக்கக் கோளாறுடன் தொடர்புடையதாகவும் இருக்கலாம். அனைத்து நோயாளிகளுக்கும் OSA இல்லை, ஆனால் குறட்டையானது பின்வரும் அறிகுறிகளுடன் இருந்தால், OSAவாக இருக்கலாம். அதனால் தக்க மருத்துவரைப் பார்ப்பது அவசியம்.

- உறக்கத்தின் போது திடீர் மூச்சு முட்டுவது,
- அதிக பகல் தூக்கம்
- கவனம் செலுத்துவதில் சிரமம்
- காலைத் தலைவலி
- எழுந்தவுடன் தொண்டை வலி
- அமைதியற்ற தூக்கம்
- இரவில் மூச்சுத்திணறல்
- உயர் ரத்த அழுத்தம்.
- இரவில் நெஞ்சு வலி
- அடிக்கடி விரக்தி அல்லது கோபம்

- கவனம் செலுத்துவதில் சிரமம்
- தூக்கமின்மையால் மோட்டார் வாகன விபத்துக்கள் அதிகரிக்கும் அபாயம்.
- குழந்தைகளில், மோசமான கவனம், நடத்தை பிரச்சினைகள் அல்லது பள்ளியில் மோசமான செயல்திறன்.

ஓஎஸ்ஏ பெரும்பாலும் உரத்த குறட்டையாக இருக்கும். இடையில் சுவாசம் திடீரென தடைப்படும்போது நோயாளி திடுக்கிட்டு மூச்சுத்திணறி விழித்தெழும் சந்தர்ப்பம் ஏற்படும். தூக்க மின்மை காரணமாக நோயாளி ஆழ்ந்த உறக்கத்தினை அடைய சிரமப்படுவார். இந்த சுவாச இடை நிறுத்தங்கள் இரவில் பல முறை மீண்டும் மீண்டும் வரலாம்.

நோய் கண்டறிதல்

நோயாளியின் உடலில் எலெக்ட்ரோடுகளைப் பொருத்தி, அதன் மூலம் அவரது மூளை அலைச் செயல்பாடு *(Brain waves)*, இதயத் துடிப்பு *(Heart rate)*, மூச்சின் அளவு, ரத்தத்தில் உள்ள ஆக்ஸிஜன் அளவு போன்றவற்றை பார்க்க வேண்டும். இதனோடு கண்கள், கால்களின் இயக்கம் ஆகியவையும் ஆய்வுசெய்ய வேண்டும். இந்த ஆய்வுக்கு, 'தூக்க ஆய்வு' *(Sleep study)* என்று பெயர்.

தூக்கத்தை ஆய்வு செய்வதற்கான 'பாலிசோமோனோகிராபி' *(Polysomnography)* என்ற நவீன கருவி உள்ளது.

சிகிச்சை

குறட்டை ஆயுர்வேதத்தில், ஊர்துவஜட்ருகாத ரோகம் எனப்படும் தோள்பட்டைக்கு மேல் வரக்கூடிய நோயாக கருதப்படுகிறது. இது பிராண, உதான வாத இயக்கங்களின் தடையினால் ஏற்படும் நோயாக பார்க்கப்படுகின்றது.

பஞ்சகர்மா முறைகளான அபியங்கம் *(massage)*, உத்சாதனம்(*massage with powders*, வமனம் *(Therapeutic Emesis)*, வஸ்தி *(enema)*, நஸ்யம் *(inhalation therapy)*, கண்டூஷம் மற்றும் கவலகிரகம் *(Oil Pulling)*, தூமபானம் மற்றும் க்ஷீரதூமம் *(Herbal Smokes)* ஆகியவை தக்க ஆயுர்வேத மருத்துவரின் ஆலோசனைப்படி எடுத்துக்கொள்ள நல்ல பலனளிக்கும்.

மேலும் பிரசித்தி பெற்ற ஆயுர்வேத மருந்துகளாகிய புனர்நவாதி கஷாயம், லட்சுமி விலாஸ் ரஸ், நெருஞ்சில் சூரணம், கோதந்தி பஸ்மா, சுதர்ஷன் கன வட்டி, சுவாச குடார ரஸம், ஹிங்குவாஸ்டக சூரணம், பிரம்மி நெய், சுவாசனந்த குளிகா, தாளீசபத்ராதி சூர்ணம் ஆகியவை தக்க ஆயுர்வேத மருத்துவரின் ஆலோசனைப்படி எடுத்துக்கொள்ள நல்ல பலனளிக்கும்.

தவிர்க்க வேண்டியவை

தூங்கச் செல்வதற்கு முன்னர் துரித உணவுகள், கொழுப்புச்சத்துள்ள உணவுகள் உண்பதைத் தவிர்க்க வேண்டும்.

சளி, மூக்கடைப்பு தொந்தரவு இருந்தால், தூங்கச் செல்வதற்கு முன்னர் சுடுநீரில் ஆவிபிடிப்பது நல்லது. இது மூச்சுக்குழாயில் ஏற்பட்டுள்ள தற்காலிக அடைப்பை நீக்கி, காற்று எளிதாகச் செல்ல வழிவகுக்கும்.

உயரமான தலையணையை (கழுத்து வலி ஏற்படாதவாறு) தலைக்கு வைத்துப் படுப்பதன் மூலம் குறட்டை ஏற்படுவதைத் தவிர்க்கலாம்.

வாழ்க்கை முறை மாற்றங்கள்

1. எடை குறைத்தல்

படிப்படியாக எடை அதிகரிப்பது குறட்டைக்கான வாய்ப்புகளை அதிகரிப்பதாக கண்டறியப்பட்டுள்ளது. உங்கள் கழுத்தில் உள்ள கொழுப்புத் திசுக்கள் தூக்கத்தின் போது காற்று சுதந்திரமாக உள்ளே மற்றும் வெளியே வருவதை தடுக்கிறது. எடை அதிகரிப்பு உங்கள் தொண்டை மற்றும் கழுத்துப் பகுதியை பருமனாக்கி அதன் மூலம் மேல்சுவாசப் பாதையில் சுருக்கத்தை உருவாக்குகிறது. அதனால் சிறந்த எடையை பராமரிக்க முயற்சிக்கவும். தினமும் 30 நிமிடம்உடற்பயிற்சி செய்ய வேண்டும்.

ஆரோக்கியமான உணவுமுறை மாற்றங்களைச் செய்து, காய்கறிகள் மற்றும் பழங்களின் 5 பகுதிகளைத் தேர்ந்தெடுக்கவும் (ஒரு பகுதி ஒரு கைப்பிடிக்கு சமம்).

2. மது அருந்துவதை தவிர்த்தல்

மது அருந்துவது, தூக்கத்தின் போது குறட்டையை மோசமாக்குவதாக கண்டறியப்பட்டுள்ளது, ஏனெனில் இது தொண்டையில் உள்ள மென்மையான திசுக்களின் தளர்வு மற்றும் சுவாசத்தின் போது ஏற்படும் இடையூறுகளை ஏற்படுத்தும்.

3. புகைப்பதை நிறுத்துதல்

புகைபிடித்தல் தொண்டையின் உள் புறத்தில் கடுமையான எரிச்சலுடன் வீக்கம் மற்றும் கண்புரைக்கு வழிவகுக்கும்.

மேலும் மேற்கூறிய அனைத்து காரணங்களையும் தவிர்த்தாலே இந்நோயை முற்றிலுமாக தடுப்பதற்கும் குணப்படுத்துவதற்கும் சிறந்த வழியாக அமையும்.

மூக்கடைப்பு (Nasal Block)

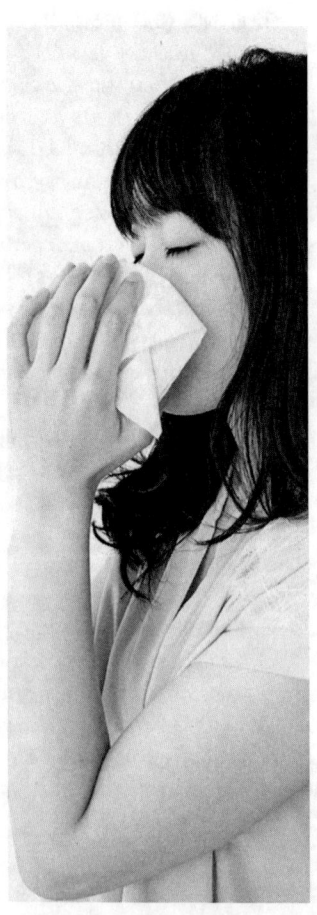

சுவாசித்தல், மனித வாழ்வின் ஆதாரமாக விளங்குகிறது. இது ஆரோக்கியத்தின் மிக முக்கியமான அம்சம். சுவாசப்பாதைகளில் வரும் அடைப்பு நம் அன்றாட வாழ்க்கை முறையில் பெரும் பாதிப்பை உண் டாக்கும். ஆகையால், அதனை விரைந்து கவனித்து சிகிச்சை அளிப் பது மிகவும் அவசியம்.

நம்மில் சிலருக்கு ஒரு நிரந்தர பிரச் சினையாக இருக்கக்கூடிய ஒரு நோய் அல்லது அறிகுறி என ஒன்று உண்டு என்றால் அது இந்த மூக்கடைப்பு (Nasal Block) நோய் எனலாம். அதைப் பற்றி இங்கு விரிவாக பார்க்கலாம்.

மூக்கு அடைப்பு என்பது பொதுவாக மூக்கின் உட்பூச்சில் உள்ள சவ்வுகளில் இருக்கும் ரத்த நாளங்கள் வீக்கமடை வதால் உண்டாகும் அடைப்பு. இது பலருக்கும் இருக்கக்கூடிய பொது வான அறிகுறிகளுள் ஒன்றாகும். இந்நிலை பொதுவாக சிறு நோயாக இருப்பதோடு மருந்து ஏதுமின்றி குறுகிய காலத்திலேயே குணமாகக் கூடியது. இது அனைத்து வயதுடைய மக்களையும் பாதிக்கக்கூடியது, குறிப்

பாக குழந்தைகளில் மிக பொதுவாக இருக்கக்கூடியது. இது பெரும் பாலும் இருமல் அல்லது சளி போன்ற பிற நோய்களை சார்ந்த நிலையாகும். இது நமது கேட்கும் திறனையும், பேசும் திறனையும் கூட பாதிக்கலாம். பெரும் சமயங்களில் நமது தூக்கத்தையும் கெடுத்து, குறட்டை விடுவதையும் உண்டாக்கும்.

மூக்கடைப்பின் காரணங்கள்

மூக்கடைப்பு உண்டாக பல காரணிகள் உள்ளன. அதில் முக்கியத்துவம் வாய்ந்த ஒன்று ஒவ்வாமை. ஒவ்வாமையினால் வரும் மூக்கடைப்பு நம்மில் 35 சதவீதம் முதல் 45 சதவீதம் பேருக்கு வரக்கூடும்.

நோய் தொற்றினால் வரும் சளி, குளிர் காய்ச்சல் போன்ற நோய்களினால் மூக்கடைப்பு வரலாம். மூக்கில் ரத்த நாளங்கள் உள்ளதால் அங்கு கிருமித் தொற்று ஏற்படும்போது மூக்கு சுவர்களுக்கு ரத்தம் அதிகமாக பாய்ந்து நாசி மத்தியில் வீக்கம் வர காரணமாகி அதுவே மூக்கடைப்பை ஏற்படுத்தலாம்.

புரையழற்சியினால் (Sinusitis) வரும் மூக்கடைப்பு அடிக்கடி ஏற்படும் ஒரு நிலை. இது மூக்கை சுற்றியுள்ள எலும்புகளில் உள்ள வெற்று காற்று இடைவெளிகளின் வீக்கத்தால் வரும் நோய் ஆகும். 15 வயதுக்குட்பட்ட குழந்தைகள் மற்றும் 25 முதல் 64 வரை வயதுடைய பெரியவர்களுக்கு, குறிப்பாக வயதான பெண்களுக்கு இது ஏற்படுகிறது. புரையழற்சியின் ஒரு அறிகுறியாகவும் மூக்கடைப்பு ஏற்படலாம்.

மூக்கடைப்புக்கு மற்றொரு முக்கியமான காரணம் நேசல் பாலிப் என்கிற சதை வளர்ச்சி. இது மூக்கின் உட்பூச்சில் வளரக் கூடிய மென்மையான, வலியில்லாத, திசு போன்ற பாதிப்பில்லாத கட்டி ஆகும். இவை பொதுவாக பாதிப்பில்லாதவைகளே, ஆனால் சிகிச்சையளிக்க தவறிவிட்டால், மூக்கில் அடைப்பை ஏற்படுத்துவதோடு சுவாசிப்பதில் சிரமம் ஏற்படவும் காரணமாக இருக்கலாம். இந்நிலை, மக்கள் தொகையில் 4 சதவீதம் பேரை பாதிக்கிறது. இத்தகைய பாலிப்பின் வளர்ச்சி 1,000 பேரில் ஒன்றிலிருந்து 20 பேருக்கு பாதிப்பை ஏற்படுத்துவது சாத்தியமே. அதோடு 60 வயதிற்கு மேற்பட்டோருக்கு இதன் எண்ணிக்கை மேலும் அதிகரிக்கிறது. பாலிப்கள் (Polyps) ஏற்பட மூக்கின் நடுத் தண்டுவடப் பகுதி வளைந்திருப்பது (டிவியேட்டட் நேசல் சப்டம்), சாதாரண சளி, அலர்ஜி, பாக்டீரியா வைரஸ் மற்றும் பூஞ்சை தொற்றுகள், ஆஸ்துமா, சைனசைட்டிஸ் போன்ற பல காரணங்கள் உண்டு. முதிர்ந்த நிலையில் இருக்கும் பாலிப்கள் (Polyps)சில நேரங்களில் சைனஸிற்குள் சென்று எலும்புகளை தாக்கவும் வாய்ப்பு உள்ளது.

சில சமயங்களில் அதிகப்படியான மூக்கடைப்பு நீக்கும் மருந்துகளின் உபயோகத்தினால் கூட மூக்கடைப்பு வரும்.

மூக்கடைப்பின் அறிகுறிகள்

மூக்கடைப்பு உண்டாகும் போது சுவாசிப்பதில் சிரமம் உண்டாகிறது, அதுவே மூக்கில் காற்றோட்டம் இல்லாத உணர்வை ஏற்படுத்தி நுகர் திறனை குறைக்கிறது. இதனால் வாசனையின்மை உருவாகி மேலும் சுவாச சிரமத்தை ஏற்படுத்துகிறது. இயல்பாக மூக்கடைப்பினால் இரவு நேரங்களில் தூக்கமின்மையும் ஏற்படு கிறது. பெரும்பாலும் மூக்கடைப்பு உண்டாகும் போது படுக்கவும் முடியாமல், நிற்கவும் முடியாமல் உட்காரவும் இயலாமல் மூச்சு விடுதலே சிரமத்துக்கு உள்ளாக்கும்.

மேலும் மூக்கு ஒழுகுதல், தலைவலி, கண்களில் நீர் வடிதல், தும்மல், சுவையின்மை, குறட்டை பிரச்சனை ஆகியவையும் சில நேரங்களில் மூக்கில் ரத்தக் கசிவும் ஏற்படலாம்.

பெரும்பாலான மனிதர்களில் மூக்கடைப்பு தானாகவே தணிந்து விடும். ஆனால் அது இருக்கும் தறுவாயில் பெரும் தொந்தரவாக இருக்கும். மூக்கடைப்பின் மூல நோய் காரணத்தை அறிந்து அதற்கு ஏற்றாற்போல் சிகிச்சை அளித்தால் மூக்கடைப்பிலிருந்து விரைவில் குணமடையலாம்.

மூக்கடைப்பின் சிகிச்சை

நாசி நெரிசலைப் போக்க பல சுய உதவி யுத்திகள் உள்ளன. மூக்கடைப்பு ஏற்படும் பொழுது வீட்டிலேயே தைலம் காய்ச்சி உபயோகிக்கும் முறை இன்றும் பல வீடுகளில் பின்பற்றப்படுகி றது. அதில் ஒன்று கற்பூர தைலம். சுத்தமான தேங்காய் எண்ணெ யில் சுத்தமான பச்சை கற்பூரத்தை பொடித்து சேர்த்து நன்கு காய்ச்சி ஆறியபின் அதை மூக்கின் மேல் அல்லது கழுத்து மற்றும் மார்புப் பகுதியின் மேல் தடவும் பழக்கம் இன்றும் பல வீடுகளில் பின்பற்றப்படுகிறது.

ஒரு நாளைக்கு 2 முதல் 4 முறை சுத்தமான நீலகிரி தைலத்தை (யூகலிப்டஸ் எண்ணெய்) 2-3 சொட்டுக்கள் கலந்த நீராவியை உள்ளிழுத்தால் மூக்கடைப்புக்கு நிவாரணமும் நாசிக் குழாயில் புத்துணர்ச்சியும் கிடைக்கும்.

ஆயுர்வேதத்தில் மூக்கடைப்பு

கபம் மூச்சுக் குழாயில் அடைபட்டிருப்பதால் வரும் ஒரு அறி குறியாக ஆயுர்வேதத்தில் மூக்கடைப்பை பார்ப்பதால் கபத்தை நீக்கும் சிகிச்சை மற்றும் பிராண வாயுவை நிலைப்படுத்தும் மருத் துவமுறைகளைக் கொண்டு சிகிச்சையளிக்க நல்ல பலனைத் தரும்.

நிதான பரிவர்ஜனம் என்னும் காரணத்தை முதலில் தவிர்க்கும் வழிமுறைகளையே ஆயுர்வேதம் முதலில் அறிவுறுத்துகிறது. நோய் கள் பலவகையானாலும் அதற்கு காரணங்கள் பலவிதமானாலும்

நிதான பரிவர்ஜனம் கடைபிடித்து நம் நோய் எதிர்ப்புச் சக்தியை நன்றாக வைத்துக்கொள்வதே தலையாய முறையாக ஆயுர்வேதம் கூறுகிறது.

இதனால்தான் கொரோனா போன்ற புதுப்புது வியாதிகள் அவ்வப்போது மனித இனத்தை பயமுறுத்தினாலும் ஆயுர்வேத தத்துவங்களும் சிகிச்சைகளும் மருந்துகளும் மிகவும் பலனுள்ள வைகளாகவே இருக்கின்றன.

முக்கடைப்பிலும் இத்தகைய முறைகளை கையாள முழுமை யான நிவாரணம் பெறலாம். ஆயுர்வேத சுத்திகரிக்கும் முறைகளில் சிலவற்றில் நசியம், தூம பானம், விரேசனம், கவளம், கண்டூஷம், க்ஷீரதும்மம் போன்ற மருத்துவ முறைகள் நல்ல பயனுள்ளவையாக விளங்குகின்றன.

உள் மருந்துகளாக தசமூல கடுத்ரயம் கஷாயம், வ்யாக்ராதி கஷாயம், நயோபாயம் கஷாயம் போன்ற கஷாயங்களும் தூதுவளை சூர்ணம், ஏலாதி சூர்ணம், திப்பிலி சூர்ணம் போன்ற சூர்ணங்களும் கஸ்துர்யாதி குளிகை, வியோஷாதி குளிகை, கோரோசனாதி குளிகை போன்ற குளிகைகளும் மூக்கடைப்பை போக்க உதவிகரமாக உள்ளன. வெளி மருந்துகளாக ராசனாதி சூர்ணம் வைத்து பத்துப் போடுவது நாசி ரோக நாச தைலத்தை மூக்கில் சொட்டு விடுவது போன்றவை நல்ல பலனளிக்கக்கூடிய முறைகளாக இருக்கின்றது.

மூக்கடைப்பு வராமல் இருக்க நாம் பின்பற்ற வேண்டியவை

- பருவகால மாற்றத்திற்கு ஏற்றாற்போல் உணவுகளை உட்கொள்ளவேண்டும்.
- குளிர் காற்றில் நடைப் பயிற்சி செய்வதை தவிர்க்கவும்.
- உணவில் மிளகு, இஞ்சி, பூண்டு, சீரகம், துளசி, புதினா, சுக்கு, மல்லி போன்றவற்றை சேர்த்துக் கொள்ளலாம்.
- முக்கியமாக குளிர்காலத்தில் தூசி மூலமாக ஒவ்வாமை ஏற்படாமல் பார்த்துக்கொள்ளவேண்டியது முக்கியம்.
- குடிநீரை நன்கு காய்ச்சி ஆறியபின் வெதுவெதுப்பாக பருகுதல் மிகவும் நல்லது.
- பனிக்காலத்தில் வயதானவர்கள் அதிகாலை நடைப்பயிற்சி மேற்கொள்வதைத் தவிர்க்கலாம் அல்லது குளிர் தாக்காத வகையில் மஃப்ளர், ஸ்வெட்டர் அணிந்துகொண்டு நடக்க லாம்.
- குடிக்கவும் குளிக்கவும் வெதுவெதுப்பான இளஞ்சூட்டில் உள்ள தண்ணீரைப் பயன்படுத்தவும்.
- ஃபிரிட்ஜில் வைத்திருக்கும் உணவுகளை அப்படியே சாப்பிடுவதைத் தவிர்க்கவும். இயல்பான வெப்பநிலைக்கு வந்தவுடன் அவற்றைப் பயன்படுத்தலாம்.

- இப்பிரச்னை இருப்பவர்கள், பகல் நேரங்களைத் தவிர, அதிகாலை, மாலை நேரத்துக்குப் பிறகு வெளியில் செல்வதை முடிந்தவரை தவிர்க்கலாம். மேலும், ஒட்டடை அடிப்பது, சுத்தம் செய்வது போன்ற வேலைகளை செய்யாமலிருக்கலாம்.
- தினமும் அரை மணி நேரம் உடற்பயிற்சி செய்வது நல்லது. மூச்சுப்பயிற்சி, யோகா, தியானத்துக்கு தினசரி குறைந்தது 30 நிமிடங்கள் ஒதுக்கலாம்.
- இரு சக்கர வாகனங்களில் செல்லும்போது கண்டிப்பாக ஹெல்மெட் அணிந்து செல்ல வேண்டும்.
- மூக்கின் துவாரங்களை சற்று ஈரத்தன்மையாக வைப்பது நன்று. இதற்காக ஆயுர்வேதத்தில் மூச்சனம் செய்யப்பட்ட நெய்யை நமது விரல் கொண்டு இரண்டு மூக்குதுவாரங்களின் நுனியில் தடவிக் கொண்டு செல்லலாம் என்று தினசர்யம் என்னும் நாளியியல் பகுதியில் ஆயுர்வேதம் விளக்குகிறது. அண்மையில், ஏற்பட்ட கொரோனா பெருந்தொற்றில் கூட இதை ஆயுர்வேத மருத்துவர்கள் மக்களுக்கு அறிவுறுத்தினர். இதனால் மக்களும் பெரும் நன்மை அடைந்தனர்.
- வெந்நீரில் உப்பு கலந்து அதை வாயில் ஓரிரு நிமிடம் வைத்தோ அல்லது நன்கு கொப்பளித்தோ துப்புவதில் வாய் மற்றும் மூக்கில் உள்ள நுண்கிருமிகள் அழிக்கப்பட உதவும்.
- நீச்சல் குளங்களில் அதிக நேரம் இருப்பதை தவிர்க்க வேண்டும்.
- இரவில் உறங்கும் போது தலையணையை சரியான அளவு பயன்படுத்தி வந்தோமேயானால் சுவாசம் சீராக இருந்து மூக்கடைப்பு, மூக்கில் சதை வளர்ச்சி போன்ற பிரச்சனைகள் வராது.
- ஆயுர்வேதத்தில் கூறப்படும் பிரதிமர்ச நசியம் என்னும் முறையை மேற்கொள்ளலாம். தினமும் இரண்டு சொட்டு அணுத் தைலம் போன்ற ஆயுர்வேத மருந்தை மூக்கின் துவாரம் வழியாக பயன்படுத்துவதன் மூலம் சளி மற்றும் அடைப்பை நீக்கி மூக்கின் ஆரோக்கியம் மற்றும் நோய் எதிர்ப்புத் தன்மை அதிகரிக்கலாம்.

அல்சைமர் (Alzheimer)

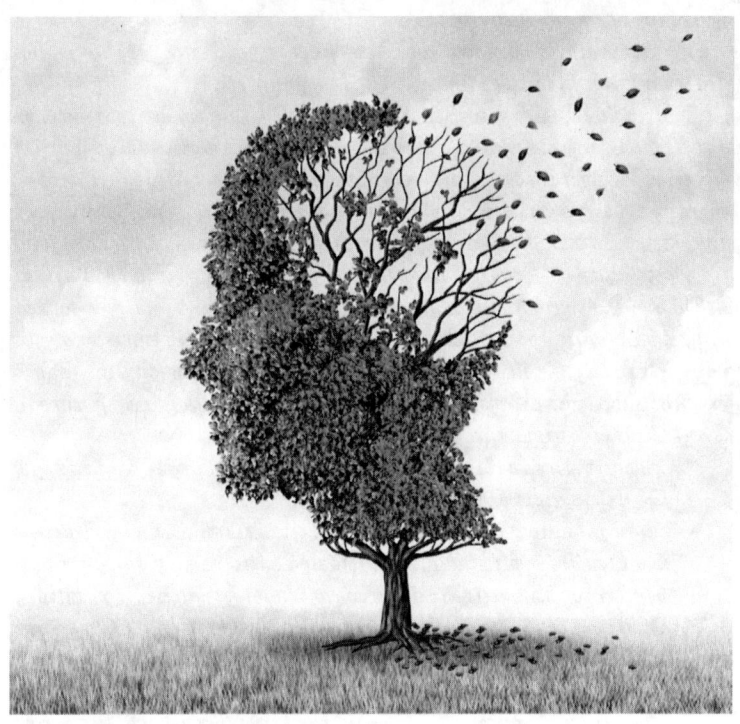

என்னது! மறதி என்பது நோயா? அப்படின்னு ஷாக் ஆகா தீங்க. எதுவும் அளவுக்கு மீறினால் நஞ்சு தானே, அதேபோல் அளவுக்கு மீறிய மறதியை ஆங்கிலத்தில் அல்சைமர் எனக் குறிப் பிடுகின்ற 'மறதி நோய்' என்கிறோம்.

அம்மா, என் பேனாவை எங்க வெச்சேன்னு பார்த்தியா?,

ஏம்மா, முக்கியமான ஃபைல் ஒன்னக்காணோம், எங்க வச்சேன்னு மறந்துட்டேன், ப்ளூ கலர்ல இருக்கும் பார்த்தியா? "அம்மாடி என் கண்ணாடி எங்க வச்சேன்னு மறந்துட்டேம்மா கொஞ்சம் தேடிக்கொடேன்' என்ற வாக்கியங்களை நம் மகள், கணவர், பெற்றோர் வாயிலாக, நாம் தினந்தோறும் கேட்கிறோம், கேட்டோம், கேட்போம்... ஏனென்றால், மறதி என்பது எல்லா வயதுடைய வர்களுக்கும் ஒரு தோழன் என்றே சொல்லலாம். மேலே கூறிய துபோல், அதிகப்படியான மறதியை அல்சைமர் நோய் என்று சொல்லலாம்தான். ஆனால், இங்கே எதை அதிகப்படியான மறதி என்று குறிப்பிடுகிறோம் என்பதுதான் முக்கியம். ஏனென்றால், மறதி என்பது எல்லோரிடமும் ஒரே அளவில் இருப்பதில்லையே. இளம்வயதினரிடையே பார்த்தாலே சிலருக்கு நீண்ட காலம் ஞாபகம் வைத்துக்கொள்ளும் சக்தி இருக்கிறது; சிலருக்கு, கொஞ்ச காலம் கூடவும், சிலருக்கு உடனேயும் மறந்துபோகிறது. இப்படி இளம்வயதினரிடையே இத்தனை வேறுபாடு!

இப்படிப்பட்ட நிலையில் அல்சைமர் நோயாளிகளை கண்டறி வது எப்படி? மறதிக்கும் அல்சைமர் நோய்க்கும் என்ன வேறுபாடு? அல்சைமர் நோயாளர்களை எப்படி கண்டு கொள்வது? முதலில் அது எந்த வயதுக்குட்பட்டவரை பாதிக்கும்? இப்படி பல கேள்விகள் நம்முன் வைக்கப்படுகின்றன. இதை பற்றி விரிவாகப் பார்ப்போம்.

இந்த நோய் 60 வயது மற்றும் அதற்கு மேலானவர்களையே பாதிக்கிறது., வயதாகும்போது தீவிரமாகிறது. ஆரம்ப நிலையில் மறதிக்கும், அல்சைமர் நோயால் பாதிக்கப்பட்டவர்களுக்கும் இடையே, வித்தியாசம் கண்டறிவது மிகவும் கடினமே. இருந் தாலும், கீழ்க்கண்ட குறிப்புகளின் மூலம் ஓரளவுக்கு வித்தியாசம் கண்டுகொள்ள முடியும்.

- அவர்களால் சமீப கால நிகழ்வுகளை ஞாபகத்தில் வைத்துக் கொள்ள முடியாது.
- அன்றாடம் செய்யக்கூடிய, அடிப்படைப் பணிகளை செய்வதில் கூட சிரமப்படுவார்கள். உதாரணத்திற்குச் சொல்ல வேண்டுமென்றால், குளிப்பது, ஆடை அணிவது போன்ற அடிப்படை விஷயங்களைக்கூட எப்படி செல்வது என்பதையே மறந்து விடுவார்கள்.
- அவர்களால், எதிலும் கவனம் செலுத்த முடியாது. "சிந்தித்து செயல்படு" என்ற வாக்கியத்திற்கு எதிர்மறையாகவே அவர் கள் இருப்பார்கள். அவர்களால் எந்த ஒரு விஷயத்தையும் சிந்தனை செய்து செயல்பட முடியாது.
- புதியதாக ஒரு விஷயத்தை முயற்சி செய்ய வேண்டுமென்று அவர்களுக்கு தோன்றாது. ஏனென்றால், அவர்கள் அனைத்து விஷயங்களையும் மறந்துவிடுவார்கள். நாம் மறக்கின்றோம்

என்கிற விஷயம்கூட அவர்களுக்கு தெரியாது. அப்படி ஒரு நிலையில், எப்படி அவர்கள் புதிய விஷயத்தில் நாட்டம் காட்டுவார்கள்.

- அவர்களால், எது நல்லது? எது கெட்டது? என்று பிரித்துப் பார்க்க முடியாது. மனம் அதிகமாக சஞ்சலத்தில்இருக்கும். அவர்கள் மனது எப்படி சஞ்சலத்தில்இருக்கின்றனவோ, அதுபோலவே அவர்களும் ஒரு இடத்தில் உட்காராமல் அலைந்து கொண்டே இருப்பார்கள்.
- இந்த நோய் தீவிரம் அடைந்தால், அவர்களின் நிலைமை இன்னும் மோசமாகி விடும். அதற்குப்பின், அவர்களுக்கு, நேரம் மற்றும் இடம் பற்றிய குழப்பம் இருக்கும். நாம் எந்த இடத்தில் இருக்கிறோம், இது என்ன நேரம், நமக்கு முன்னே என்ன நடக்கிறது என்று எதுவும் புரியாது. அவர்கள் எப்போதும் ஓர்குழம்பிய நிலையில்இருப்பார்கள்.
- அவர்கள் தனது குடும்பத்தினரையும், சுற்றத்தார்களையும், நண்பர்களையும் அடையாளம் காண்பதில் கூட, சிரமப் படுவார்கள். மிகவும் தீவிரமடைந்த நிலையில் அவர்களுக்கு மெல்லவோ, முழுங்கவோ, பேசவோ, எழுதவோ கூட தெரியாமல் போய்விடும். இதனாலேயே அவர்கள் மற்ற வர்களிடையே தொடர்பு கொள்வதை விட்டுவிடுவார்கள். மன அமைதியை இழந்து விடுவார்கள். தூக்கமின்மைக்கு தள்ளப்படுவார்கள்.

மேற்கூறிய அறிகுறிகள் சிலவற்றை நம் வீட்டு முதியவர்களிடம் கண்டால் அவர்களை முறையான மருத்துவர்களிடம் அழைத்துச் செல்வது அவசியம்.

சரி இதற்கான காரணம் என்ன?

- மரபணுக்கள்
- வாழ்க்கை முறை
- பல சுற்றுச்சூழல் காரணங்கள் போன்ற அனைத்து ஒருங் கிணைந்த விளைவுகளால் ஏற்படுவதாக நம்பப்படுகிறது.
- காரணங்கள் இன்னும்முழுமையாக புரிந்துகொள்ளப்பட வில்லை. ஆனால், இதில் தெளிவாக உள்ள கோளாறு என்ன வென்றால்? இது மூளை செல்களை சேதப்படுத்தி அவற்றை அழிக்கிறது. இந்த நோய், மேலும் மேலும் மூளை செல்சேதத் துடன் தொடர்கிறது.

அல்சைமர் நோய்க்கான ஆயுர்வேத சிகிச்சை

ஆயுர்வேத மருத்துவத்தில்அல்சைமர் நோயை 'ஸ்மிருதி ப்ரம்ஸ' என்று விளக்கப்படுகிறது. 'ஸ்மிருதி' என்றால் நினைவாற்றல்; 'ப்ரம்ஸ'

என்றால் இழப்பு. ஞாபகசக்தியை இழப்பது என்று அர்த்தம்.

ஹீன சத்வம் (பலகீனமான மனோநிலை) இதற்கு பிரதானமான காரணமாக பார்க்கப்படுகிறது. அதனால், அல்சைமர் நோய்க்கான சிகிச்சையாக ஆயுர்வேதம் கூறுவது, நினைவாற்றல் மற்றும் மூளை சக்தியை மேம்படுத்துவதாகவும், நரம்பு மண்டலத்தைப் புத்துணர்ச்சி ஊட்டுவதாகவும் உள்ள மூலிகைகளை பயன்படுத்துவதேயாகும். ஆயுர்வேதத்தில் வாத சமண சிகிச்சைகளும் மற்றும் “மேத்ய ஔஷத” உள் மருந்துகளும் கொடுப்பது நல்ல பலனை அளிக்கும்.

உள்மருந்துகள்

கஷாய வகையில் பலாமூலக்கஷாயம், திராக்ஷாதி கஷாயம், கல்யாணக்க பால் கஷாயம் கொடுக்கலாம்.

சூரண வகையில் அஸ்வகந்தா சூரணம், சாரஸ்வதாதி சூரணம், சடாமாஞ்சில் சூரணம் கொடுக்கலாம். இந்த சூரணங்கள் வாத தோஷத்தை சமநிலைப்படுத்தும். முக்கியமாக இந்த சாரஸ்வதாதி சூரணம் நினைவாற்றலை அதிகரிக்கும்.

மாத்திரை வகையில் பூரண சந்திரோதயம், இது மூளை மற்றும் நரம்புகளுக்குப் புத்துணர்ச்சி தரும். மற்றும், ஸ்மிருதி ஸாகர ரஸ் கொடுக்கலாம். இது நினைவாற்றலைக் கூட்டும். இந்த மருந்துகளை ஆயுர்வேத மருத்துவர்களிடம் அணுகி, அவர்களின் ஆலோசனைப் படி உட்கொள்வதே முறையாகும்.

நெய்வகையில் கல்யாணக்க கிருதம், மகா கல்யாணக கிருதம் கொடுக்கலாம். இது மூளைக்கும், நரம்பிற்கும் புத்துணர்ச்சி தரும். மேலும்,சாரஸ்வத கிருதம் மற்றும் ப்ரம்மி கிருதம் பயன்படுத்தலாம். இது நினைவாற்றலைத் தூண்டும்.

லேகிய வகையில் கூஷ்மாண்ட அவலேகியம் உட்கொள்ளலாம். இது உடலுக்கு எதிர்ப்புச் சக்தியையும், உடலுக்கு புத்துணர்ச்சியையும் தரும். மேலும், வாத தோஷத்தை சமநிலைப்படுத்தும்

தைல வகையில் க்ஷீரபலாத்தைலம் கொடுக்கலாம். இது தூக்கமின்மையைப் போக்கும்; மேலும், நரம்பிற்குப் புத்துணர்ச்சி தரும்.

வெளி சிகிச்சைகள்

க்ஷிரோ பிச்சு, க்ஷிரோ வஸ்தி, நஸ்யம் போன்ற ஆயுர்வேத பஞ்சகர்ம முறைகளை மேற்கொள்ளலாம். இதற்கு பலா லாக்ஷாதி தைலம் பயன்படும். இது,

- மனதையும், புலன் உறுப்புகளையும் புத்துணர்ச்சியூட்டுகிறது.
- மூளைக்கு ஊட்டமளிக்கிறது. எனவே அறிவுத்திறனை ஊக்குவிக்கிறது.
- மன அமைதிக்கு உதவுகிறது.
- வாத தோஷத்தை சமநிலைப்படுத்துகிறது.

மருந்து என்பது ஒரு குறிப்பிட்ட அளவிற்கு மட்டுமே நமக்கு உதவி செய்யும். இந்த நோயில் உள்ளவர்கள் மனதால் மிகவும் பாதிக்கப்பட்டிருப்பார்கள். மனம் அமைதியின்மையாக இருக்கும். மிகவும், குழப்ப நிலையில் இருப்பார்கள். இந்த நிலையில் அவர்களுக்கு தேவைப்படுவது, குடும்பத்தினரிடமிருந்து கிடைக்கும் அன்பும் அரவணைப்பும் மட்டும்தான். அதனால் அவர்களை கண்டுகொள்ளாமல் இருத்தல், முதியோர் இல்லத்தில் சேர்ப்பது போன்ற விஷயங்களை தவிர்த்து, அவர்களை புரிந்துகொண்டு அவர்களின் நிலைக்குத் தகுந்தாற் போல் உதவிசெய்து அக்கறை யாகவும், பொறுமையுடனும் பார்த்துக் கொள்ளவேண்டும். முழு நேரமும், அவர்களிடம் செலவழித்து அவர்களை கண்காணித்தல் மிகவும் முக்கியம்.

அல்சைமர் நோயால் பாதிக்கப்பட்ட ஒருவரை எவ்வாறு பராமரிப்பது?
பராமரிப்பாளர்கள் செய்ய வேண்டியவை
- ஒரே வழக்கமான பழக்கவழக்கங்களை பின்பற்றவும்.
- பராமரிப்பாளர்கள் பின்வரும் தினசரி வேலைகளில், அல்சைமர் நோயால் பாதிக்கப்பட்டவர்களை ஈடுபடுத்த வேண்டும்.
- சமையல் மற்றும் அதை பேக்கிங் செய்வது.
- நடைப்பயிற்சி மேற்கொள்வது.
- நடனம்
- இசை கேட்பது.
- ஒரு எளிய பலகை விளையாட்டு, கேரம், செஸ் போன்று விளையாடுவது.
- துணியை மடிப்பது, சலவை செய்வது மற்றும் தோட்டக்கலை போன்ற எளிய வீட்டு வேலைகளை செய்வது.
- பிடித்த உணவகம், அருங்காட்சியகம் அல்லது பூங்காவிற்கு செல்வது.
- பிடித்த திரைப்படத்தை பார்ப்பது.
- நண்பர்கள் மற்றும் குடும்பத்தினரை வீட்டிற்கு வரவழைத்து அவர்களை உற்சாகப்படுத்துவது.

மேற்கூறியவற்றில் அல்சைமர் நோயாளர்களை உட்படுத்துவதால் அல்சைமர் நோயுடன் ஆரோக்கியமான மற்றும் மன அமைதியான வாழ்க்கையை வாழ்வார்கள். மேலும், அல்சைமர் நோயால் பாதிக்கப்பட்டவர்கள் நன்றாக சாப்பிடவும், நீரூட்டத்துடன் (Hydrated) இருக்கவும் உதவுவது இன்றியமையாதது.
- ஒவ்வொரு நாளும் ஒரே நேரத்தில் உணவை வழங்குதல்.
- வண்ணமயமான தட்டுகளில் உணவு பரிமாறுதல்

- காலை உணவே உடலுக்கு அதிக ஊட்டச்சத்தை கொடுப் பதால், காலை உணவின்பகுதி அதிகமாக இருக்க வேண்டும்.
- ஊட்டச்சத்து மிகுந்த உணவாக அவர்களுக்குக் கொடுக்க வேண்டும்.
- ரேடியோ அல்லது தொலைக்காட்சியை அணைப்பதன் மூலம் சாப்பாட்டு நேரத்தை அமைதியாக்குங்கள்.
- மெல்லவும், விழுங்கவும் எளிதான உணவுகளை தேர்ந் தெடுக்கவும்.

பராமரிப்பாளர்களுக்கு சுய பாதுகாப்பு

அல்சைமர் நோயால், பாதிக்கப்பட்ட ஒருவரை பராமரிப்பது ஒரு நபரின் வாழ்க்கையைப் பல வழிகளில் பாதிக்கலாம். இது அவர்களின் உடல் மற்றும்மன நலனை கணிசமாக பாதிக்கும்.

பராமரிப்பாளர்கள் தங்களின் மன அழுத்தத்தைக் குறைக்கவும், இரக்கத்தை வளர்த்துக்கொள்ளவும், சோர்வைத் தடுக்கவும் கீழ்க் கண்ட சுய பாதுகாப்பு உதவிக்குறிப்புகளை முயற்சி செய்யலாம்

- அன்றாடம் எதிர்கொள்ளும் விஷயங்களை நெருங்கியவர் களிடம் பகிர்ந்து கொள்ளுதல்.
- ஒவ்வொரு இரவும் போதுமான தூக்கம்வேண்டும்.
- தினமும் உடற்பயிற்சி செய்யுங்கள். இந்த அல்சைமர் நோயைத் தடுக்க எந்த குறிப்பிட்ட வழியும் இல்லை. ஆனால் ஆரோக் கியமான வாழ்க்கை முறை நோயாளியின் வாழ்க்கைத் தரத்தை உயர்த்தும்.

வாந்தி (Vomiting)

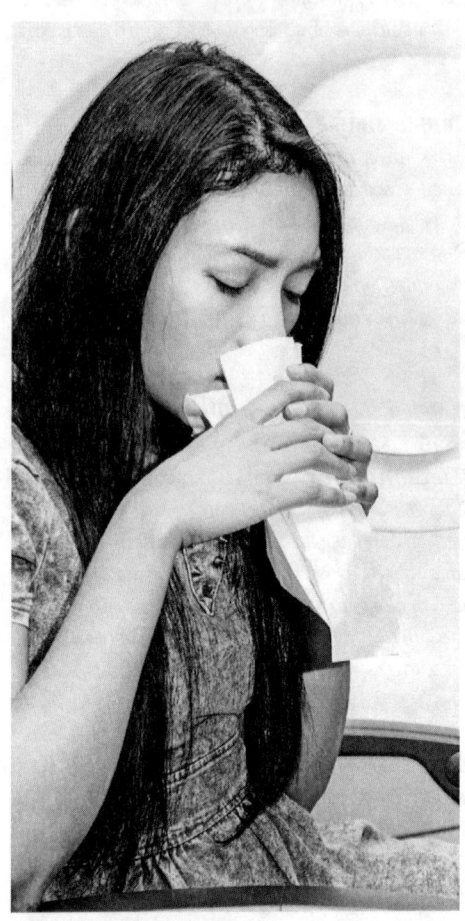

நம் வாழ்நாளில் அனைவரும் அடிக்கடி சந்திக்கும் ஒரு உபாதை வாந்தியாகும். இந்த வாந்தி பொதுவாக ஒரு அறிகுறியாக மட்டுமே இருந்தாலும் பல நேரங்களில் நோயாகவும் உருவாகலாம். பெண்களுக்கு கர்ப்ப காலத்திலும், குழந்தைகளுக்கு சளி அதிகமாக பிடித்திருந்தாலும், பலருக்கு உண்ட உணவு செரிக்காவிட்டாலும், சிலருக்கு அதிகமாக சாப்பிடுவதாலும் அல்லது சிலருக்கு சாப்பிடாமலே இருப்பதாலும், காரமான உணவுகளை உட்கொண்டு வந்தாலும், தரமற்ற கெட்டுப்போன உணவுகளை உண்பதாலும் வாந்தி ஏற்படலாம். சில சமயங்களில்

துர்நாற்றங்களை நுகர்வதாலும், சிலருக்கு பெரிய நோய்கள் இருக்கும்போதும், புற்றுநோய் போன்ற நோய்களாலும் அதற்கு எடுத்துக் கொள்ளும் மருந்துகளாலும் கூட வாந்தி வரலாம். ஏன், ஒரு சிலருக்கு ஒவ்வாமையால் கூட வாந்தி ஏற்படலாம். வேறு சிலருக்கு வயிற்று வலி கூட வாந்தி ஏற்பட ஒரு காரணமாக இருக்கலாம். மேலும் மன அழுத்தம், பித்தப்பை நோய்கள், மண்ணீரல் மற்றும் கல்லீரல் நோய்கள், மஞ்சள் காமாலை, அநேக நோய்த்தொற்றுகள், குடல் அடைப்பு, கல்லடைப்பு, அதிக மதுபானம், மூளையில் அடிபடுதல்/ கட்டி / பாதிப்பு போன்ற சந்தர்ப்பங்களில் கூட அடிக்கடி வாந்தி ஏற்படலாம்.

ஒரு சிலர் வாட்டம் சாட்டமாக இருப்பர். ஆனால், பயணம் செய்தாலே அவர்களுக்கு வாந்தி ஏற்படும். இதன் காரணமாகவே 'இஞ்சி மரப்பா' பேருந்து நிலையங்களில் விற்பதை நாம் பார்த்திருக்கிறோம்.

கர்ப்ப காலத்தில் உண்டாகும் வாந்தி...

கர்ப்ப காலத்தில் ஒரு சிலருக்கு முதல் மூன்று மாதங்கள் வாந்தி, மயக்கம் போன்றவை உண்டாகும். சாப்பிடுவதில் ஆர்வம் இருக்காது. ஒரு சிலருக்கு இந்த அனுபவம் முதல் 5 மாதங்கள் வரைகூட இருக்கலாம். இது காலையில் மட்டும் இல்லாமல் முழு நேரமும் ஏற்பட்டு சத்து குறைபாடு ஏற்படலாம். இதற்கான சிகிச்சை பற்றி கர்ப்பகால நோய்கள் தலைப்பில் கூறியிருந்தேன்.

நோயா, அறிகுறியா?

வாந்தி என்பது ஒரு தனிப்பட்ட நோயாக பொதுவாக ஏற்றுக் கொள்ளப்படா விட்டாலும் ஆயுர்வேத மருத்துவத்தில் வாந்தி என்பது ஒரு அறிகுறியாக மட்டும் பார்க்கப்படாமல் ஒரு தனித்த நோயாகவும் பார்க்கப்படுகிறது. மொத்தத்தில் வாந்தி ஒரு நோயாகவும் அல்லது பல நோய்களின் அறிகுறியாகவும் வரலாம்.

எதுவாக இருந்தாலும் வாந்தி என்பது ஒரு சாதாரண அறிகுறியிலிருந்து ஒரு அபாய அறிகுறியாகவும் இருக்க வாய்ப்புகள் அதிகம். அத்தகைய சமயங்களில் அடிக்கடி வரும் வாந்திகளை நாம் ஒரு அபாய எச்சரிக்கையாக எடுத்துக்கொண்டு அதற்கு காரணம் என்னவென்று அறிந்து அதற்கு தக்க சிகிச்சையை தக்க நேரத்தில் செய்துகொள்வது முக்கியமாகும்.

மேலும் ஆயுர்வேதத்தின் பஞ்சகர்மா முறைப்படி வாந்தி, ஒரு சுத்திகரிப்பு முறையாகவும் பார்க்கப்படுகிறது. சமகால அறிவியல், நம் உடலுக்கு சேராத, தீங்கு விளைவிக்கக்கூடிய பொருட்களை உட்கொள்ளும் போது நமது மூளை தன்னிச்சையாக செயல்பட்டு அப்பொருட்களை வெளியேற்றவே வாந்தியை உருவாக்குகிறது

என்று கூறுகிறது. இதையே ஒரு மருத்துவ சுத்திகரிப்பு முறையாக ஆயுர்வேத மருத்துவம் 3000 வருடங்களுக்கு முன்னரே உணர்ந்து வாந்தியை ஒரு மருத்துவ முறையாக கருதி பஞ்சகர்மா உடல் சுத்தி முறைகளில் வாந்தி எடுக்கச் செய்வதை ஒரு முக்கியமான சுத்திகரிப்பு முறையாகவும் அதற்கு தக்க கோட்பாடுகளையும் மருந்துகளையும் கூறியுள்ளது.

இந்த காரணங்களில் தொடர்பு இல்லாமல் அடிக்கடி வாந்தி எடுப்பது சிலருக்கு வழக்கமாக இருக்கும். இதற்கு சுழற்சி *(recurrent)* வாந்தி என்று சமகால மருத்துவம் கூறுகிறது. இந்த நிலை 10 நாட்கள் வரை இருக்கலாம். இது பொதுவாக குமட்டலுடன் சேர்ந்தே வருகிறது. இது முக்கியமாக குழந்தை பருவத்தில் அடிக்கடி வருவதை நாம் அன்றாடம் பார்க்கிறோம்.

குமட்டல்...

பல நேரங்களில் வாந்திக்கு முன் குமட்டல் ஏற்படும். குமட்டல் என்பது வயிற்றில் ஏற்படும் ஒரு அசௌகரியம். இது வாந்தி எடுக்கும் உணர்வையும், பின் வாந்தியையும் ஏற்படுத்துகிறது. குமட்டலின் அறிகுறிகளாக வாயில் எச்சில் ஊறுவது, வயிற்றை புரட்டி போடுவது, புளித்த ஏப்பம் போன்றவை பொதுவாக வரும்.

வாந்தியின் விளைவுகள்...

பெரும்பாலும் வயிற்றில் ஏதேனும் நச்சுப் பொருள்கள் இருந்தால் அதை வெளியேற்ற ஒரு முறை அல்லது இருமுறை வாந்தி வருவது இயல்பு. ஆனால் ஒரு நாளில் ஐந்து அல்லது ஆறு முறைக்கு மேல் வந்தால் அது நம் உடலுக்கு தீங்கை விளைவிக்க கூடும். இதனால் உடலில் உள்ள நீர்ச் சத்து குறைந்து, உடல் உலர்ந்து, ரத்த அழுத்தம் குறைந்து, தலைசுற்றல் மற்றும் மயக்கம் கூட ஏற்பட வாய்ப்புண்டு. குறிப்பாக, குழந்தைகள் சில முறை வாந்தி எடுத்தாலே சோர்வடைந்துவிடுவார்கள். இது ஆபத்து.

வாந்தி திரவம் எவ்வாறு இருக்கும்?

- ரத்தக் கோடுகள் அல்லது ரத்தம் தோய்ந்த வாந்தி பொதுவாக உணவுக்குழாய் அல்லது வயிற்றில் ரத்தக் கசிவை அல்லது கீரலைக் குறிக்கும்.
- சில வாந்திகள் காபியை ஒத்திருக்கும். வயிற்றில் உள்ள அமிலங்களும் ரத்தமும் சேர்ந்து இவ்வாறு இருக்கும்.
- மஞ்சள் வாந்தி பித்தத்தின் இருப்பைக் குறிக்கிறது, இது பொதுவாக உணவுக்குப் பிறகு நடக்கும்.
- குடல் அடைப்பு மற்றும் குடல் செயல்பாடுகளில் பிரச்சனை உள்ளவர்கள், ஓரளவு செரிமானம் செய்யப்பட்ட

உணவு அல்லது மிகவும் அரிதாக, மலத்தைக்கூட வாந்தியாக எடுக்கலாம்.

வாந்தியுடன் ஏற்படும் பொதுவான மற்ற அறிகுறிகள்...

- குமட்டல்
- வயிற்று வலி, வயிற்றுப்போக்கு
- லேசான தலைவலி, தலைசுற்றல் (வெர்டிகோ)
- காய்ச்சல்
- விரைவான இதயத் துடிப்பு, அதிக வியர்வை
- வறண்ட வாய், நெஞ்சு வலி
- மயக்கம், குழப்பம்
- அதிக தூக்கம்

மன அழுத்தத்தால் ஏற்படும் வாந்தி...

இன்றைய காலக்கட்டத்தில் பள்ளி படிக்கும் பிஞ்சு குழந்தைகள் கூட மன அழுத்தத்திற்கு உள்ளாகின்றனர். ஒரு குழப்பமான மனநிலையில் இருந்து மீள்வதற்குள், அடுத்தடுத்த பிரச்சனைகள் வந்து சுமையாக இறங்கும்போது, 'ஸ்ட்ரெஸ்' என்கிற மன அழுத்தத்துக்கு ஆளாக நேரிடுகிறது. இப்படி மன அழுத்தம் அடுத்தடுத்து அழுத்தும் போது உடல் சார்ந்த பிரச்சனைகள் வர ஆரம்பிக்கின்றன. மன அழுத்தம் அதிகரிக்கும் போது வாந்தி, மலச்சிக்கல், குமட்டல் போன்ற பிரச்சனைகளும் வரலாம்.

உடற்பயிற்சி, தியானம், ஆரோக்கியமான உணவுகளை உட்கொள்ளுதல் போன்றவற்றை மேற்கொண்டு மன அழுத்தத்தினால் உருவாகக்கூடிய குமட்டல் மற்றும் வாந்தியை தடுக்கலாம்.

பயணத்தினால் வரும் வாந்தி...

உலக மக்கள் தொகையில் மூன்றில் ஒருவருக்கு பயணம் செய்யும் பொழுது, பயணம் ஒவ்வாத உடல்நலக் குறைவு ஏற்பட்டு பாதிக்கப்படுகிறார்கள். ஆட்டம், குலுக்கல் நிறைந்த பயணங்கள் சிலரை மிகவும் பாதிக்கும். இப்பாதிப்பு கப்பல், ஊர்திகள், விமானப் பயணங்களிலும் ஏற்படும். இவ்வாறு பயணங்கள் மட்டும் அல்லாது இராட்டினம் போன்ற கேளிக்கை விளையாட்டிலும், வேகமாக பயணிக்கும் திரைப்படக் காட்சிகளைக் காண்பதிலும் கூடப் பயணப்பிணி உடல்நலக் குறைவு ஏற்படுவதுண்டு. இதில் முக்கியமாக அவர்களுக்கு வரும் அறிகுறி வாந்தி.

மூளைக்குக் குழப்பம் தரும் இயக்கம் நின்றுபோனாலும், அல்லது நாம் அதைத் தவிர்க்கும் பொழுதும் பயணப்பிணி நிலைமை பெரும்பாலும் மாறிவிடும். மேலும் இதை தவிர்க்க, பயணிக்கும் பொழுது தொடுவானத்தில் பார்வையை நிலை நிறுத்தவும், அல்லது பயணம்

செல்வதற்கு எதிர்திசையை நோக்கி அமர்ந்து பயணிப்பதையும் தவிர்க்கலாம். பிரயாணம் செய்யுமுன் உணவு அருந்துவதையும் அல்லது மிகவும் லகுவான உணவை மூன்று மணி நேரம் முன்னரே எடுத்துக்கொள்வதையும் பின்பற்றலாம்.

மேலும் பயணங்களில் இஞ்சியை மெல்லுவது இப்பிரச்சனையை கட்டுப்படுத்தும். பேருந்து நிலையங்களில் இன்றளவிலும் 'இஞ்சி மரப்பா' விற்கப்படும் காரணமும் இதனால்தான்.

சிகிச்சை முறைகள்...

- வாந்தியை நிறுத்துவதற்கு முதலில் நாம் வாந்திக்கான கார ணங்களை தவிர்க்க வேண்டும். எடுத்துக்காட்டாக மக்கள் கூட்டம் நிரம்பிய மற்றும் இறுக்கமான இடங்களில் இருப்பது, அல்லது அடைத்த சூழ்நிலைகள் குமட்டல் மற்றும் வாந்தியை அதிகரிக்கலாம். எனவே, சில நிமிடங்களுக்கு அறையை விட்டு வெளியேறி புதிய காற்றை பல முறை சுவாசிப்பது வாந்தியை குறைக்கும்.
- நாம் வீட்டிலேயே செய்யக்கூடிய ஏலக்காய் தண்ணீர், சோம்பு நீர், எலுமிச்சை சாறு, இஞ்சி நீர் மற்றும் கிராம்பு துண்டை வாயில் போட்டு சப்புவது போன்ற முறைகள் மூலம் நாம் வாந்தியை குறைக்கலாம்.
- ஆயுர்வேதத்தின்படி வாந்திக்கு வயிறு சம்பந்தப்பட்ட பிரச்ச னைகள் மற்றும் செரிமானக்குறைவு ஒரு காரணமாக இருப்ப தால் உண்ணாவிரதம் மட்டுமே ஒரு சிறந்த சிகிச்சையாக இருக்கும். பின்னர் செரிக்க எளிமையான உணவை சிறிது சிறிதாக எடுத்துக்கொள்ள மெதுவாக செரிமானமாகி வாந்தி நின்று விடும்.
- திராட்சாதி கசாயம், திராக்ஷாதி சூரணம், பாலசத்தூர்பத்ரிக சூரணம், திரிக்கடு சூரணம், இங்வாஷ்டக சூரணம், வில்வாதி லேகியம், சிவ குடிகா, மயூரா பிச்ச பஸ்மம், பிரபல பஸ்மம் போன்ற மருந்துகளை தகுதி வாய்ந்த ஆயுர்வேத பட்டதாரி மருத்துவரை அணுகி நோய் காரணத்தை முழுமையாக அறிந்துகொண்டு அவரின் அறிவுரையின் அடிப்படையில் பயன்படுத்த நல்ல பலன் காணலாம்.
- மேலும் சர்பிகுடம், கல்யாணக க்ருதம், ஜீவணீய க்ரு தம், த்ரயுஷ்ன க்ருதம் ஆகிய ஆயுர்வேத மருந்துகளை உட் கொள்ளலாம். இது வாந்தியை கட்டுப்படுத்த உதவும்.

வாந்தியை தடுப்பது எப்படி?

- பசித்து புசி என்கிற பழமொழியின் வழியில் பசி எடுத்த பின்னரே உணவு உட்கொள்வது அவசியம்.

- உணவு செரிமானத்தில் பிரச்சனை இருந்தால் உண்ணா விரதம் இருந்து அடிக்கடி வெந்நீர் பருகி, பசி வந்த பிறகு சூப்புகளில் ஆரம்பித்து பின்னர் மெதுவாக உணவுகள் பக்கம் போவது நல்லது.
- உணவு அருந்தும்போது உணவில் கவனம் செலுத்தி நன்கு மென்று பின் உணவை விழுங்குவது சாலச்சிறந்தது.
- வறுத்த மற்றும் காரமான உணவுகளை தவிர்ப்பது அவசியம்.
- சாப்பிடாமல் வெறும் வயிற்றில் நீண்ட நேரம் இருக்க வேண்டாம்.
- உணவு சாப்பிட்ட பிறகு குறுநடையோ அல்லது லேசான சில உடற்பயிற்சிகளோ செய்யலாம்.

ஸ்கிசோஃப்ரினியா (Schizophrenia) என்னும் மனச்சிதைவு

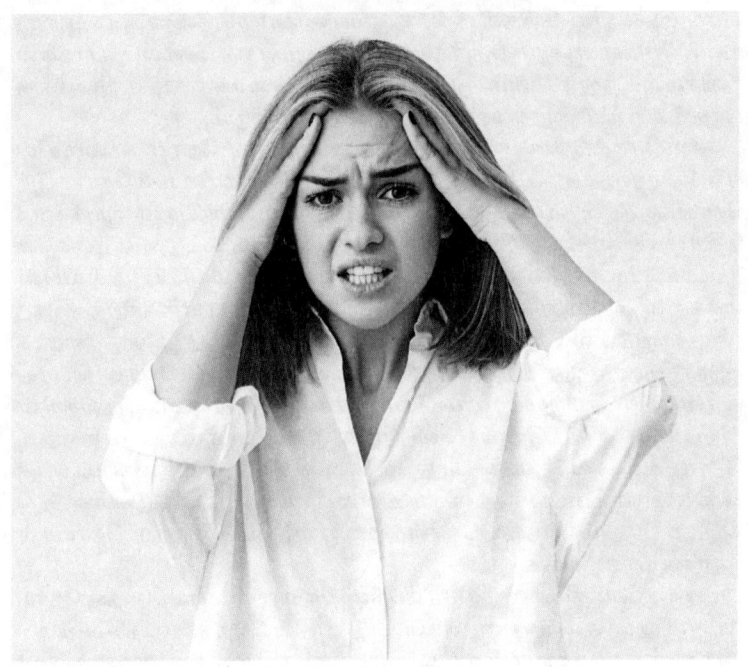

'மனஸ்' (மனதுதான்) மனித சிந்தனைகளின் பிறப்பிடம் என்று ஆயுர்வேதம் கூறுகிறது. அதேபோல் எப்பொழுதும் குழப்பத்திற்கு உள்ளாவதும் நமது மனதின் தன்மை தான் என்பது நாம் அனைவரும் அறிந்த உண்மையே. அத்தகைய மனதை கட்டுப்பாட்டுக்குள் வைத்துக்கொள்வது, நம் வாழ்க்கையை சிக்கலின்றி அமைதியாக நடத்த மிக முக்கியமான செயல்களில் ஒன்றாக நமது முன்னோர்கள் கருதினர். அவ்வாறு செய்யாவிடில் பல்வேறு மன நோய்கள் வர அதுவே வழி வகுத்துவிடும் என்றும் அஞ்சினர். அப்ப

டிப்பட்ட மனநோயில் முக்கியமான ஒன்றுதான் ஸ்கிசோஃப்ரினியா (Schizophrenia) என்னும் மனச்சிதைவு.இன்றுள்ள அவசர உலகத்தில் வேகமாக மாறி வரும் நமது கலாசாரம், உணவு, மனோநிலை மற்றும் அணுகுமுறைகள் காரணமாக பல நோய்கள் நம்மை ஆக்கிரமித்துக் கொண்டிருக்கின்றன. அதில் இந்த ஸ்கிசோஃப்ரினியா என்னும் மனச்சிதைவு நோய் நாம் அறியாமலே நம்மில் சிலரை தாக்க ஆரம் பித்துவிட்டது, இதைப்பற்றி விரிவாக பார்க்கலாம்.

மனநோய்களில் பலவகை உண்டு. அதில் ஒன்றுதான் மனச் சிதைவு நோய். இது பொதுவாக மரபு வழியாக வரக்கூடிய ஒரு நோயாக இருந்தாலும் சுற்றுச்சூழல்களின் அழுத்தத்தின் காரண மாகவும் ஒருவருக்கு மனச்சிதைவு நோய் உண்டாகலாம். பொது வாக இந்நோய் சிறிதளவில், ஒருவருடைய சிந்தனைகள் மற்றும் உணர்ச்சிகளை ஆரம்பத்தில் பாதித்தாலும், பின்பு காலப்போக்கில் தீவிரமடைந்து மிகவும் குழப்பத்திற்கு உள்ளாகக்கூடிய நிலைக்கு பாதிக்கப்பட்டவர்களை இந்நோய் தள்ளிவிடும்.

ஸ்கிசோஃப்ரினியா அல்லது மனச்சிதைவு நோய், மூளையில் ஏற்படும் ரசாயன மாற்றத்தால் ஏற்படும் தீவிரமான மனநோய். இந் நோய்க்கு தீர்வு காண்பது கடினம். எனினும், முறையான ஆயுர்வேத சிகிச்சையின் மூலம் இந்த மனநோயை ஓரளவு கட்டுக்குள் வைக்க முடியும். மனச்சிதைவு நோய், உலகளவில் சுமார் 24 மில்லியன் மக்களை அல்லது 300 பேரில் ஒருவரை (0.32%) பாதிக்கிறது. இந்த விழுக்காட்டில் 222 பேரில் ஒருவர் (0.4599) வயது முதிர்ந்தவராக இருக்கிறார். இது மற்ற மனநலக் கோளாறுகளை போல பொது வானதல்ல. பெரும்பாலும் இப் பிரச்சனை இளமைப் பருவத்தின் பிற்பகுதியிலும், இருபதுகளிலும் ஆரம்பமாகும். மனச்சிதைவு நோய் உள்ளவர்கள், பொது மக்களை விட 2 முதல் 3 மடங்கு அதிகமான இறப்பு சதவிகிதம் உள்ளதாக கணிக்கப்படுகிறது. இது பெரும்பாலும் இதயக் கோளாறுகள் மற்றும் தொற்று நோய்கள் காரணமாக நிகழ்கிறது.

ஆயுர்வேதத்தில், ஸ்கிசோஃப்ரினியா எனும் மனச்சிதைவு நோய் "உன்மாதம்" என்று அழைக்கப்பட்டு அதில் "அதத்வாபிநிவேஷம்" - ஒரு நபர் உண்மையான உலகத்திலிருந்து, கற்பனையான உலகத்தை வேறுபடுத்த தவறும் நிலையாக விவரிக்கப்பட்டுள்ளது.

மனச்சிதைவு ஏற்படக் காரணங்கள்

ஸ்கிசோஃப்ரினியாவின் சரியான காரணத்தைக் கண்டறிய இப்பொழுதும் ஆய்வுகள் நடந்து கொண்டுதான் இருக்கின்றன. ஏற்கனவே, இந்த நோயால் பாதிக்கப்பட்ட குடும்ப வரலாறு உள்ள ஒரு நபருக்கு அதிகபட்ச அபாயம் இருக்கிறது. பொதுவாக இந்நோய் மூளையில் உள்ள சில ரசாயனக் குறைபாடுகள் மற்றும்

வேறுபாடுகளினால் வருகிறது. மேலும், கஞ்சா மற்றும் பிற போதைப் பொருள்கள் உபயோகிப்பவர்களுக்கு இந்நோய் அதிகமாக வரும். இது தொற்று நோய் அல்ல.

கோழைகள், நடைமுறைக்கு எதிரான செயல்களை செய்பவர்கள், பேராசை, மகிழ்ச்சி, பயம், வருத்தம், மன எழுச்சி இவற்றால் அடிக்கடி அல்லல்படுபவர்கள் என இவ்வகை மனோ நிலை கொண்ட நபர்களை இந்த மனச்சிதைவு எளிதாக தாக்கலாம் என ஆயுர்வேதம் கூறுகிறது.

ஆரோக்கியமற்ற உணவுகளை உட்கொள்ளுதல், கெட்டுப்போன, பழக்கமில்லாத மற்றும் முறையற்ற உணவுகளை பயன்படுத்துதல், கவலை, துக்கம், மனதில் எழும் சஞ்சலங்கள் முதலிய காரணங்களினால் மனதில் உள்ள சத்வ குணம் வலுவிழக்கிறது. "மனதின் சத்வ குணம் குறைவால் மனச்சிதைவு நோய் ஏற்படுகின்றது" என்று ஆயுர்வேத ஆசாரியர் வாக்பட்டரின் 'அஸ்டாங்க ஹ்ருதயம்' எனும் படைப்பில் 'உன்மாத பிரஷேதம்' எனும் அத்யாயத்தில் பதிவிடப் பட்டுள்ளது. இதன் விளைவால் புத்திசாலித்தனம், புரிதல் தன்மை மற்றும் நினைவாற்றல் ஆகியவை பாதிப்படைகிறது.

மனச்சிதைவின் குறிகுணங்கள்

காதில் மாயக்குரல் கேட்டல், காரணமில்லாமல் சந்தேகப் படுதல், பயப்படுதல் அல்லது கோபப்படுதல் ஆகியவை இந் நோயின் முக்கியமான அறிகுறிகள்.

மனச்சிதைவு நோயாளர்கள் குழப்பமடைந்தவர்களாக வும், மாறுபட்ட நடத்தையுள்ளவர்களாகவும் இருப்பர். தனக்குள்ளே பேசிக் கொள்பவர்களாகவும், சிரிப்பவர்களாக வும் இருப்பர். பொதுவாக, தனிமையை விரும்புவதுடன் பிற ருடன் சேராமல் ஒதுங்கியே இருப்பர். குழப்பமான பேச்சு இருக்கும். சிந்தனைகளில் தெளிவும், நியாயத்தன்மையும் இருக்காது. தண்ணீரில் குளிப்பதில் அதிகம் ஆர்வமுள்ளவர்களாக இருப்பார்கள். சிலர் குளிப்பது, உடை மாற்றுவது, சாப்பிடுவது என அன்றாட செயற்பாடுகளைக் கூட செய்யாது சோம்பலாக இருப்பர். எதைச் செய்வதிலும், ஆர்வம் குன்றியவர்களாக இருப்பர். தனிமையில் இருக்கும்போது, காதுகளில் குரல் அல்லது இரைச் சலை உணர்வார்கள். கோபமும், சோகமும், சந்தேகக் குணமும் உள்ளவர்களாக இருப்பர். காரணமில்லாமல், மற்றவர்களை தங் களுக்குத் தீங்கு இழைப்பவர்களாக தாங்களாகவே நினைத்துக் கொள்வார்கள். உறவுகளையும்

நண்பர்களையும்கூட நம்பமாட்டார்கள். தூக்கக் குறைவு, பசி யின்மை இருக்கும். இவர்கள் ஒருபோதும் தாம் மனநோய்க்கு உள்ளாகி இருப்பதை ஏற்றுக்கொள்ள மாட்டார்கள். சிகிச்சைக்கு

அழைத்துச்செல்ல கூப்பிட்டாலும் மறுப்பார்க.ள் படிக்கும் மாணவர்களோ அல்லது வேலைக்கு செல்பவர்களோ அதனை தொடர முடியாத நிலை இருக்கும். மேற்கூறிய சந்தேக உணர்வினால் உந்தப்பட்டு, குடும்பத்தினர் மற்றும் நண்பர்களுடன் சண்டை போடுதல், இதே காரணங்களினால் வீட்டை விட்டு வெளியேறி எங்கேனும் சென்று விடல் ஆகிய நடவடிக்கைகளை அன்றாடம் ஒரு மனச்சிதைவு ஏற்பட்ட நபரிடம் காணலாம். மனச்சிதைவு நோய் உள்ளவர்களுக்கு உருவாகும் மேற்கூறிய அறிகுறிகள், அவர்களை பொறுத்தமட்டில் உண்மையே, அவை கற்பனை அல்ல.

மனச்சிதைவிற்கான சிகிச்சை

மேற்கூறிய அறிகுறிகளுடன் ஒருவரை சந்திக்க நேர்ந்தால், அவரை அவசியம் சிகிச்சைக்கு அழைத்துச் செல்ல வேண்டும். அறியாமையாலும், மேலும் மனநோய் குறித்து சமூகத்தில் இருக்கும் பழிசொல்லுக்கு பயந்தும் சரியான நேரத்தில் சிகிச்சை எடுக்காமல் தாமதப்படுத்துவது இந்நோயின் தீவிரத்தை பல மடங்கு அதிகரிக்கும். அறிகுறி ஏற்பட்டவுடன் சீக்கிரமாக சிகிச்சை எடுத்துக் கொண்டால் இந்த நோயில் இருந்து முழுவதுமாக விடுபட வாய்ப்பு உள்ளது.

ஆயுர்வேதத்தில் இதற்கு பல பிரசித்திபெற்ற சிகிச்சை முறைகள் உள்ளன. அவை அனைத்தும் நச்சுத்தன்மையை நீக்குவதோடு மூளையில் சிந்தனைத்தடையை நீக்கி மன ஆற்றலை சரி செய்து, மனப்புத்துணர்ச்சி அளித்து, நல்ல அறிவாற்றலை தூண்டுகின்றது. ஆயுர்வேத மருத்துவம் இத்தகைய மன நோய்களுக்கு சிறந்ததாக திகழக்காரணம் இதில் மருத்துவமுறை மட்டுமல்லாது தியானம், ஆன்மீக சிகிச்சை முறை, உடல் சுத்திகரிக்கும் முறைகள் என்று ஒரு முழுமையான அணுகுமுறை உள்ளதேயாகும். இந்நோய்க்கு பஞ்ச கர்ம சுத்திகரிக்கும் முறைகளாக வமன – விரேசனம் (வாந்தி, பேதி சிகிச்சை முறைகள்), நஸ்யம் (மூக்கிலிடும் மருந்து), பஸ்தி (எனிமா முறை), அஞ்சனம் (கண்ணில் இடும் மருந்துகள் கலந்த கண் மை பிரயோகங்கள்) ஆகியவை நல்ல பயனளிக்கக்கூடியதாக இருக்கிறது.

மேலும் சந்தோஷமுண்டாக்குதல், ஆறுதல் கூறுதல் போன்றவைகளும், எண்ணெய்த் தேய்ப்பு, மூலிகைப் பொடியைத் தேய்த்தல், புகையிடுதல், மூலிகை நெய் பருகுதல் போன்றவற்றாலும், மனதை சுயநிலைக்குக் கொண்டு வரலாம்.

பஞ்சகர்மா சுத்திகரிக்கும் முறைகளுக்குப்பின் உள்மருந்துகளாக கல்யாணக க்ருதம், பஞ்சகவ்ய க்ருதம், மஹா பைஷாச்சிக க்ருதம், லசூனாதயம் க்ருதம் ஆகியவை நோயாளிக்கு ஏற்றவாறு தக்க ஆயுர்வேத மருத்துவரின் அறிவுரைப்படி கொடுக்க கொடுக்க நல்ல பயனளிக்கிறது.

நெய் இயல்பாக ஞானத்தையும் அறிவாற்றலையும் கூட்டும்

அரும்பொருளாக ஆயுர்வேதம் கருதுகிறது. நரம்பு மண்டலச் செயல்பாடுகளைப் பாதிக்கும் நோய்களைக் குணப்படுத்த, நெய்யை மூலப்பொருளாகக் கொண்ட மருந்துகளே ஆயுர்வேதத்தில் பெரும் பாலும் பரிந்துரைக்கப்படுகின்றன. மூளைத் திசுக்களைச் சிறப் பாகச் செயல்பட வைப்பதில் நெய் முக்கிய பங்கு வகிக்கிறது. நெய் அளவாகப் பயன்படுத்தும்போது, மறதி நோய், பார்க்கின்சன்ஸ், அல்சைமர் நோய் போன்றவற்றைக் குறைக்க உதவுகிறது.

இவை மட்டுமின்றி பிராம்மி வடி, மேத்ய ரசாயனம், மானச மித்ர வடகம், சாரஸ்வதாரிஷ்டம், உன்மாத கஜகேசரி, ப்ராவல பிஷ்டி, சங்கபுஷ்பி சூரணம், ஸ்ம்ரிதிசாகர ரஸ், சதுர்புஜ ரஸ் ஆகிய மருந்துகளும் இந்நோயில் நல்ல பலனளிக்கக்கூடியவையாக உள்ளன.

ஒற்றை ஆயுர்வேத மூலிகைகளாக பிரம்மி *(Bacopa monnieri)*, வல்லாரை *(Bacopa monnieri)*, சங்கு புஷ்பம் *(Convolvulus pluricalis)*, சடாமாஞ்சில் *(Nardotachys jatamansi)*, அமுக்கிரா கிழங்கு *(Withania somnifera)*, சர்ப்பகந்தா *(Rauwolfia serpentina)*, ஜடமாஞ்சில் *(Nardostachys Jatamansi)*, வசம்பு *(Acorus calamus)*, பூனைக்காலி *(Mucuna pruriens)*, கொட்டைக்கரந்தை *(Sphaeranthes indicus)*, தண்ணீர்விட்டான் கிழங்கு *(Hemidesmus indicus)*, தகரம் *(Valeriana Wallichi)*, சீந்தில் *(Tinospora cordifolia)* ஆகியவை தகுதி வாய்ந்த ஆயுர்வேத மருத்துவரின் ஆலோசனை பேரில் கொடுக்க நல்ல பலன் தரும்.

மேலும், எளிதான மனப்பயிற்சிகள், மனம் மற்றும் சிந்தனைகளை ஒருமுகப்படுத்த உதவும். சிறிய அளவிலான தொழில் ரீதியான பயிற் சிகள் கொடுக்கலாம். இவை தன்னம்பிக்கை மற்றும் சுய மதிப்பை அதிகரிக்க உதவும். மருத்துவத்துடன் அன்பு, அரவணைப்பு, ஆறு தல் வார்த்தைகள், மனநிலைக்குகந்த வேலை, பாராட்டுதல், பரிச ளித்தல், குடும்பத்தின் அரவணைப்பு, சமுதாயத்தின் அரவணைப்பு இவை யாவும் சேர்ந்தால் நோயாளி மனோநிலையில் வெகுசீக்கி ரத்தில் முன்னேற்றம் காணலாம் என்பதில் எந்த ஐயமும் இல்லை.

ஸ்கிசோஃப்ரினியா எனும் மனச்சிதைவு நோயை தவிர்க்கும் முறைகள் மனச்சிதைவு நோயை தவிர்ப்பது என்பது கேள்விக்குறியே! ஆனால் சில சந்தர்ப்ப சூழ்நிலைகள் ஏற்படாமல் தவிர்க்கலாம். இது ஒரு மரபியல் ரீதியான நோயாக இருப்பதால் உங்கள் பெற்றோர், உடன் பிறந்தோர், உங்களின் மூத்த தலைமுறைகளில் யாரேனும் ஒருவருக்கு இந்நோய் இருந்திருந்தால் உங்களுக்கும் இந்நோய் வருவதற்கான வாய்ப்புகள் உண்டு என்பதை உணர வேண்டும். அண்மையில் மன நோய்களில் நடந்த சில ஆய்வுகளில் இந்நோயை தவிர்ப்பதற்கான வழிகளின் சிறந்ததாக “சமூகத் தனிமைப்படுத் தலைத்தவிர்ப்பது” என்று முடிவுகள் வெளியானது. நாம் தனிமை ப் படுத்தப்பட்டால் ஆரோக்கியமற்ற மனப்பழக்கங்களிலும், தவறான

புரிதலையும் வளர்த்துக்கொள்ளும் அபாயம் உள்ளது என்று நாம் எப்போதும் உணர வேண்டும். எனவே, எப்போதும் சமூகத்தோடு ஒன்றி வாழ்தலே சாலச் சிறந்தது என்பதில் உறுதியாக இருப்போம்.

குடற்புழு

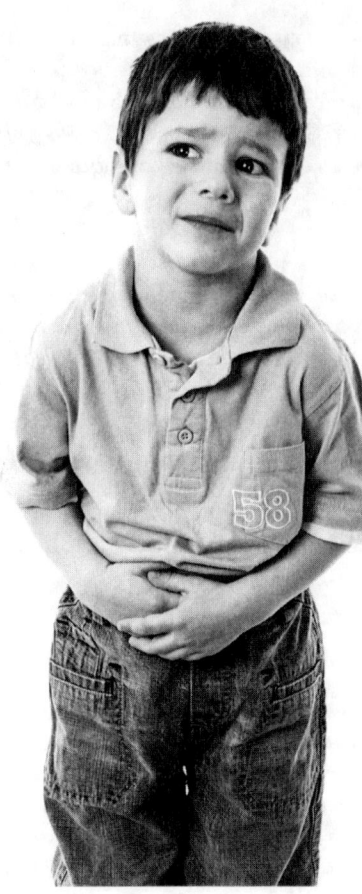

குடற்புழுவினால் இறப்பு ஏற்படும் என்று கூறினால் நம்புவீர்களா? சமீபத்தில் ஒரு சிறுவன் குடற்புழு தொண்டைக்கு வந்ததினால் மூச்சுத்திணறல் ஏற்பட்டு இறந்த சம்பவத்தை செய்தியாக கேட்டிருப்பீர்கள். அரிதாக லட்சத்தில் ஒருவருக்கு இத்தகைய நிலை ஏற்பட வாய்ப்பு உண்டு. ஆகவே இந்த குடற்புழுவை ஒரு சிறிய பிரச்னையாக கருதி உதாசீனப்படுத்தாமல் விரைவில் குணப்படுத்துதல் அவசியம். இதனாலேயே இதன் முக்கியத்துவத்தை அறிவுறுத்தி தேசிய குடற்புழு நீக்க தினமாக பிப்ரவரி 10 ஆம் தேதி ஒவ்வொரு ஆண்டும் கடைப்பிடிக்கப்படுகிறது.

குழந்தைகள் முதல் பெரியவர்கள் வரை அனைவரும் சந்திக்கக்கூடிய தொந்தரவு இந்த குடற்புழு. நமது வயிற்றில் ஒட்டுண்ணிகளாக வாழும் இந்த புழுக்கள் நிறைய வகைகளில் நம்மை தொந்தரவு செய்கிறது.

காரணங்கள்

இந்த புழுக்கள் அசுத்தமான உணவுப் பழக்கங்களால் வருகிறது. இவை பெரும்பாலும் மழைக்காலங்களில் தான் அதிகமாக உருவா கிறது. பச்சைப் காய்கறிகளை நன்றாக நீரில் சுத்தம் செய்யாமல், நன்றாக சமைக்காமல் உணவில் சேர்ப்பது, அழுக்கு கைகளுடன் சாப்பிடுவது, அழுக்கு பொம்மைகளுடன் விளையாடுவது, அசுத்த மான இடங்களில், மண் தரையில், தண்ணீரில் விளையாடுவது, மண் உண்ணுவது, மேலும் ஆரோக்கியமற்ற உணவுப் பழக்க வழக் கங்களை பின்பற்றுவது ஆகிய காரணங்களினால் நமது குடலுக்குள் இப்புழுவின் முட்டைகள் சென்று பின்னர் நம் குடலில் இனவிருத்தி அடைந்து நமக்கு தொந்தரவு தருகிறது. இவை மட்டுமில்லாமல், கொக்கிப்புழு என்ற வகை புழு பாதத்தில் துளைத்துக் கொண்டு கூட உடலுக்குள் சென்றுவிடும்.

இந்த புழுக்களின் முட்டைகள் பாதம் வழியாக உடலினுள் நுழைந்து நமது குடலுக்குச் சென்று அங்கே லார்வாக்களாக பெரு குகின்றன. பின்னர், புழுக்களாக வளர்ந்து நாம் உண்ணும் உணவில் உள்ள சத்துக்களை எல்லாம் உறிஞ்சி பெருகி நமக்கு ஊட்டச்சத்து குறைபாட்டையும் வயிறு சம்பந்தமான பிரச்னைகளையும் ஏற்ப டுத்துகின்றன.

புழு வளரும் விதம்

பெண் புழு இடுகிற முட்டைகள் மனித மலத்தின் வழியாக நிலத்துக்கு வந்து மண்ணோடு மண்ணாகக் கலந்துவிடும். பின்னர் மேற்கூறிய காரணங்களினால் உணவுடன் முட்டைகள் சிறுகுட லுக்குச் சென்று, ரத்தத்தில் கலந்து, இதர உறுப்புகளுக்கெல்லாம் சென்று முழு புழுக்களாக வளர்ச்சி பெற்று நமக்குத் தொல்லை கொடுக்கத் தொடங்கும்.

வகைகள்(இதில் நிறைய வகைகள் உள்ளன. அவற்றுள்)

- நூல் புழுக்கள்,
- உருளைப் புழுக்கள்,
- சாட்டைப் புழுக்கள்,
- ஜியார்டியா,
- கொக்கிப் புழுக்கள்,
- நாடாப்புழுக்கள் போன்றவை அதிகமாக காணப்படுகின்றன.

'நெகேட்டர் அமெரிக்கானஸ் (*Necator americanus*)' எனப்படும் ஒருவகை குடற்புழு தமிழ்நாட்டில் அதிகம் காணப்படுகிறது. இவை ஒவ்வொன்றும் ஒரு நாளைக்கு 0.2 மில்லி வரை குடலில் உள்ள ரத்தத்தை உறிஞ்சும். அவை உடலுக்குள் நூற்றுக்கணக்கான எண் ணிக்கையில் இருக்கும்போது நம் உடலில் 'அனீமியா' எனப்படும்

ரத்தச்சோகை நோய் கூட ஏற்படும். குறிப்பாக குழந்தைகளுக்கு ரத்தச்சோகை நோய் சரி செய்யப்படாதபோது, நாளடைவில் உடல் மற்றும் மன வளர்ச்சியில் குறைபாடு ஏற்படவும் வாய்ப்புண்டு என்றால் மிகையாகாது.

அறிகுறிகள்

- வயிற்றுப்போக்கு,
- வயிறுக்கோளாறுகள்,
- உடலில் வெள்ளைத் திட்டுக்கள்,
- வாய் துர்நாற்றம்,
- வயிறு எரிச்சல்,
- உணவு உண்டவுடன் மலம் கழிக்க வேண்டும் என்ற உணர்வு,
- அசதி, சோர்வு,
- பசியின்மை அல்லது அடிக்கடி பசி எடுத்தல்,
- ருசியின்மை,
- மூட்டு வலி,
- மலவாய் வீக்கம் மற்றும் அரிப்பு,
- கருவளையம்,
- இரவில் தூக்கம் வராமல் இருப்பது,
- தலைவலி, அரிதான சந்தர்ப்பங்களில் ஜுரம்,
- ரத்தசோகை,
- உடல் மெலிந்து போதல் போன்ற அறிகுறிகள் குடற்புழுக்கள் இருப்பதை தெரியப்படுத்துகின்றன.

தடுக்கும் முறைகள்

குடற்புழுக்கள் வந்தபின் அழிப்பதற்கு பதிலாக, அவை உடலினுள் சேராமல் பாதுகாத்துக் கொள்வது மிகவும் முக்கியம்.

- அசுத்தமான இடங்களில் குழந்தைகளை விளையாட விடக் கூடாது.
- உணவிற்கு முன் நன்றாக கைகளை அலம்ப வேண்டும்.
- நகங்களை அடிக்கடி வெட்டி விட வேண்டும்.
- ஈக்கள் மொய்த்த பண்டங்களை சாப்பிடக் கூடாது.
- கொதிக்க வைத்த தண்ணீரையே குடிக்கவேண்டும்.
- அசுத்தமான குளம், குட்டை, ஏரி, நீச்சல் குளம் போன்றவற்றில் குளிப்பதையும் நீச்சலடிப்பதையும் தவிர்க்க வேண்டும்.
- இறைச்சி, மீன் போன்றவற்றை நன்றாக வேகவைத்த பின் சாப்பிட வேண்டும்.
- மலம் கழித்த பிறகு நன்றாக கைகளை அலம்புவது நமக்கு மட்டுமல்லாது நம்மைச் சார்ந்தவர்களுக்கும் நாம் செய்யும் நன்மையாகும்.

பொதுவான சிகிச்சை

குடற் புழுக்கள் இருப்பதாக அறிகுறிகள் இருந்தாலும் இல்லா விடினும் குறைந்தது ஆறு மாதத்திற்கு ஒரு முறையாவது இப்புழுக்களை மருந்துகள் மூலம் நாம் நீக்கிக் கொள்வது நமது ஆரோக்கியத்தின் ஒரு மிக முக்கியமான அங்கம் என சமகால அறிவியல் மருத்துவம் கூறுகிறது.

ஆயுர்வேத சிகிச்சை

ஆயுர்வேதம் வயிற்றுப்புழுக்களை "கிரிமி" ரோகம் என பிரித்து அதில் 20 வகையான கிருமிகள் உண்டு எனவும் அவையாவும் முற்றிலுமாக குணப்படுத்த முடியும் என்றும் விளக்கியுள்ளது. கிருமியை உண்டாக்கும் காரணங்களை தவிர்க்க அறிவுறுத்துகிறது. மேலும் உணவு மாற்றம் மற்றும் மூலிகை மருந்துகளையும் பரிந்துரைக்கிறது. உடலில் இருந்து முறையாக வழிமுறைகளை விளக்கி புழுக்களை கொல்லும் மருந்துகளையும் விளக்குகிறது.

செரிமானம் என்பது நமது அக்னியை (ஜீரணத்தன்மையை) குறிக்கும். ஆயுர்வேதத்தை பொறுத்தவரை எல்லா நோய்களும் அக்னியின் மந்தத்தினாலேயே வருகிறது. கிருமி நோயும் அந்த வகையை சார்ந்தே வருகிறது. அதனால் இதை கவனமாக மீட்டெடுக்க வேண்டும்.

அக்னியின் மந்தத்திற்கும், புழுக்கள் நம் உடம்பில் வளர்வதற்கும் என்ன சம்பந்தம் உண்டு என்று சிலர் வாதிடலாம். ஒரே உணவை உண்ட இருவரில் ஒருவருக்கு வயிற்றுக் கோளாறுகள் வருவதும் மற்றொருவருக்கு எந்த பிரச்சினையும் இல்லாததையும் நாம் அன்றாடம் பார்க்கிறோம் அதற்கு காரணம் அவரவருக்குள்ள நோய் எதிர்ப்பு சக்தியே ஆகும், இத்தகைய நோய் எதிர்ப்புச் சக்தி நமக்கு நன்றாக இருக்க வேண்டுமென்றால் நமது உணவுகள் நன்றாக செரிக்கப்பட்டு அதில் உள்ள சத்துக்கள் நன்றாக உறிஞ்சப்பட்டு தேவையான இடங்களில் அவை போய் சேர்ந்து நமது செல்களுக்கும், திசுக்களுக்கும், உறுப்புகளுக்கும் வலு கொடுத்து அதனால் நம் உடம்பில் நோய் எதிர்ப்பு சக்தி அதிகரிக்க அது நல்ல வாய்ப்பாக அமையும். செரிமான மண்டலத்தில் கோளாறுகள் இருந்தாலும் அல்லது அக்னி மந்தமாக இருந்தாலும் ஒருவரின் நோய் எதிர்ப்பு சக்தி குறைந்து அவர் உடம்பில் பல நுண்கிருமிகள் நுழைய வாய்ப்பாக அமைந்து அவை பின் நம் உடம்பின் உள்ளேயே வளர்ந்து நமக்கு பாதிப்பை ஏற்படுத்தி விடும். எனவே நம் நோய் எதிர்ப்பு சக்தியை கட்டுக்கோப்பாக வைத்துக்கொள்ள நமது செரிமான மண்டலத்தை பாதுகாக்க வேண்டும்.

ஆயுர்வேத சிகிச்சை முறையில் குடற்புழுவை எவ்வாறு கையாள்வோம்!

பொதுவாக ஆயுர்வேத சிகிச்சை முறைப்படி குடற்புழுக்களை வெளியேற்ற பேதிக்கு கொடுக்கும் முறையை கையாள்கிறோம். இதற்காக முந்தைய நாள் இரவு உணவுகளில் அதிக இனிப்பு பண்டங்கள், பால் போன்ற பொருட்களை நோயாளிகளுக்கு கொடுப்பதன் மூலம் கபதோஷம் உத்க்லேஷம் அடைய செய்வோம். அவ்வாறு செய்வதால் குடலில் ஒட்டி உள்ள புழுக்கள் அப்பிடிகளை விட்டுவிட்டு கீழே வந்து குடலில் உள்ள உணவில் அமர்ந்து அதை உண்ண முற்படும்போது நாம் பேதி மருந்து கொடுத்து பேதியை உண்டாக்குவோம். இதனால் குடல் முழுவதும் சுத்திகரிக்கப்பட்டு குடற்புழுக்கள் அனைத்தும் வெளியேற்றப்பட்டுவிடும்.

குடற்புழுக்களுக்கு ஆயுர்வேதத்தில் காணப்படும் மிகவும் பலனுள்ள மருத்துவ முறைகள்

- வாய்விடங்கத்தூளை வெதுவெதுப்பான நீரில் கலந்து தினமும் காலை வேளையில் குடிக்க செய்யலாம்.
- இஞ்சி, குருமிளகு, திப்பிலி மற்றும் தேன் கலந்த கலவையை 15 நாட்களுக்கு தொடர்ந்து எடுத்துக்கொள்வதன் மூலம் குடற்புழுக்கள் குறைகிறது.
- தேனுடன் துளசி இலைச்சாறு சேர்த்து எடுப்பதும் குடற்புழுக்களை வெளியேற்றுவதில் உதவிபுரியும்.
- கற்பூரவல்லி எண்ணெயை 3 துளி எலுமிச்சை சாற்றுடன் கலந்து மூன்று வேளை உட்கொள்ள குடற்புழுக்கள் வெளியேறும்.
- வேப்பங்கொழுந்தை உப்புடன் சேர்த்து அரைத்து சாப்பிட்டால் புழு தொல்லை குறையும்.
- நாம் அன்றாடம் பயன்படுத்தும் மோர் மற்றும் தயிரில் நன்மை தரும் நுண்ணுயிரிகள் உள்ளன (Probiotics). இவை குடற்புழுக்களை அழிக்க உதவுகிறது.
- அகத்திக்கீரை, மோர், தயிர், பெருங்காயம், ஓமம், பட்டை, மஞ்சள் அதிகம் உணவில் சேர்த்துக் கொள்ள வேண்டும்.
- பூசணி விதைகளை பொடியாக்கி தண்ணீரில் கொதிக்க வைத்து குடிக்கலாம்.
- பப்பாளி சாற்றுடன் தேன் கலந்து தினமும் சாப்பிடலாம்.
- பப்பாளி விதையை பொடியாக்கி இரவு பாலில் கலந்து குடிக்கலாம்.
- துவர்ப்பு மிக்க கொட்டைப் பாக்கை பொடியாக்கி வெந்நீர்விட்டு சிறு உருண்டைகளாக்கி இரவு குழந்தைகளுக்கு கொடுக்கலாம்

உஷா நாராயணன்

- அன்னாசிப் பழத்தில் உள்ள அமிலங்கள் வயிற்றில் வளரும் புழுக்களை அழிக்கிறது.
- புரசின் விதைகளை தினமும் இரண்டு முறை மோர் சேர்த்து சாப்பிட்டு வர வட்டப்புழுக்கள் நீங்கும்.
- வசம்பை சுட்டு அதை தேனில் குழைத்து நாக்கில் தடவலாம்.
- அண்டவாயு எனும் பேதிக்கீரையை துவையலாக்கி சாப்பிட்டால் வயிறுசுத்தம் ஆகும்.

ஆயுர்வேத மருந்துகள்

வில்வாதி குடிகா, ஹிங்குவாஷ்டக சூரணம், கிருமி குடார ரஸ், கிருமி முத்கார ரஸ், முஸ்தாதி கஷாயம், குடஜாஷ்டக சூர்ணம்/ தாடிமாஷ்டக சூர்ணம், விடங்காரிஷ்டம், குடஜாரிஷ்டம், அபயாரிஷ்டம், நிம்பாம்ருதம் கஷாயம், கதிராதி கஷாயம், மாணிபத்ர குடம் ஆகியவை தக்க ஆயுர்வேத மருத்துவரின் ஆலோசனைப்படி கொடுக்க நல்ல பயனளிப்பவையாகும்.

காதைக் கவனியுங்கள்!

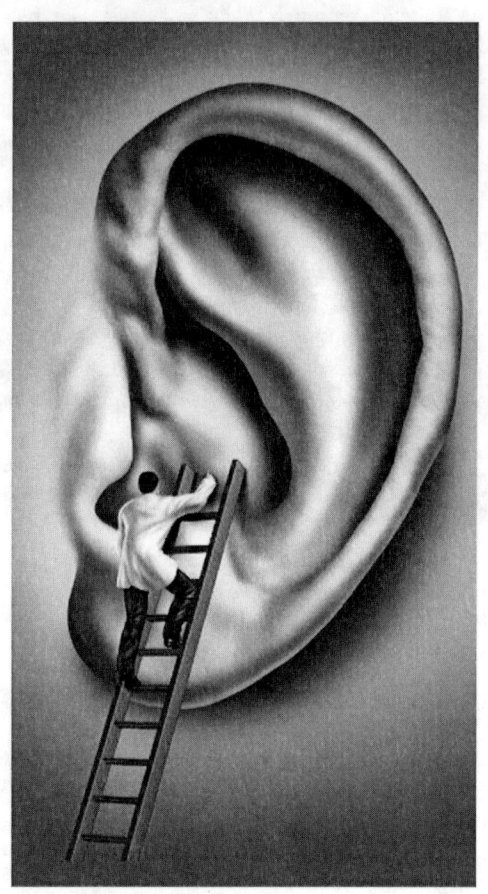

காது வலி தானே என்று அலட்சிய மாக இருந்து விடா தீர்கள். ஏனென்றால், சாதாரண வலி காது செவிட்டுத்தன்மைக் குக்கூட வழி வகுத்து விடும். ஜலதோஷம், சளி, காய்ச்சலுக்கு அடுத்த படியாக குழந்தைகளை அதிக அளவில் பாதிப்பது இந்த காது வலிதான். காது வலி பொது வாக அனைத்து வயதுக்குட்பட்டவர் களுக்கும் பாதிப்பை ஏற்படுத்தக் கூடிய தாக இருந்தாலும் பொதுவாக பிறந்த ஆறு மாதம் முதல் 20 மாதங்கள் ஆன குழந்தைகளுக்கு இது அதிக அளவில் வரு கிறது. காது வலி என் பதை காது குடைச்

உஷா நாராயணன்

சல் எனவும் சிலர் கூறுவர். இது பல்வேறு காது சம்பந்தமான பிரச்சனைகளுக்கு ஒரு பொதுவான சொல்லாகவே பார்க்கப்படுகிறது. இந்த வலி அநேக சமயங்களில் மிகவும் தீவிரமானதாக வருவதில்லை என்றாலும் கடுமையான வலி வரும் பட்சத்தில் மிகுந்த வேதனையை தரவல்லது. காதுவலி பெரும்பாலும் பிற அறிகுறிகள் மற்றும் அடையாளங்களுடன் சேர்ந்தே வரும், மற்றும் அதுவே வேறு சில நோய்களுக்கான அறிகுறியாக அமையவும் வாய்ப்புண்டு.

காதுவலியின் பொதுவான காரணங்கள்

மூக்கின் பின் பகுதியில் இருந்து காதுக்குச் செல்லும் குழாயில் அடைப்பு ஏற்படுவதால் நோய்த்தொற்று உண்டாவதே காதுவலிக்கான முதன்மைக் காரணம்.

குளிர் காலங்களில் சைனஸ் பிரச்சனை உள்ளவர்களின் மூக்கினுள்ளே இருக்கும் சதைகள் வீங்க வாய்ப்புண்டு. இதனால் அவர்களுக்கு காது வலி, தலை வலி போன்ற உபாதைகள் ஏற்படலாம். மற்ற நபர்களை விட சைனஸ் பாதிப்பு இருப்பவர்களுக்கு குளிர் காலத்தின் போது காது வலி ஏற்படும் வாய்ப்பு அதிகமுண்டு.

மேலும், தொண்டையில் அழற்சி காரணமாகவும் காது வலி ஏற்படலாம். நோய்க்கிருமிகள் தாக்கத்தின் விளைவாகவும் காதுவலி ஏற்படலாம்.

சுவாசிப்பதில் தவறான முறையில் மூச்சை வெளியேற்றுவதும் காதுவலிக்கு ஒரு காரணமாக இருக்கலாம்.

நீர்நிலைகள் மற்றும் கடலில் குளிப்பதாலும் நோய்தொற்று நடுச்செவிக்குழல் மூலம் காதுக்குள் சென்று கடுமையான காது வலியை ஏற்படுத்தலாம்.

சளியும் மூக்கடைப்பும் அதிகமாகும் போதும் காதுவலி வரும். அதிகமாக சிரமம் எடுத்து மூக்கு சிந்தினாலும் காதில் வலி ஏற்பட வாய்ப்புண்டு.

மாறுபட்ட காற்று அழுத்தம் (குறிப்பாக விமானங்களில் பயணிக்கும் பொழுது), காதுகளை அடிக்கடி கையில் கிடைத்தவையெல்லாம் (தென்னங்குச்சி, தீபெட்டி குச்சி, இயர் பட்ஸ், இரும்புப் பொருட்கள், சேஃப்டி பின், குண்டூசி, ஆணி போன்றவை) கொண்டு குடைவது போன்ற காரணங்களினால் காதில் புண் ஏற்பட்டு காதுவலி வரலாம்.

பல் சொத்தை, கடவாய் பல் முளைக்கும் பருவத்தில் அதில் பிரச்சனை, நாக்கு மற்றும் வாய்புண்கள், தொண்டை சதை வளர்ச்சி, கழுத்து எலும்பு தேய்மானம், புற்றுநோய் போன்ற பல்வேறு காரணங்களால் அருகிலிருக்கும் உறுப்புகள் பாதித்து அதனால்கூட காதில் வலி' ஏற்பட வாய்ப்புண்டு.

காது நோய்களுக்கான பொதுவான அறிகுறிகள்
- காது தீவிர வலி,
- காதில் அழற்சி,
- புண் அல்லது புண்ணுடன் சீழ்,
- காதில் சத்தம் (டின்னிடஸ் - Tinnitus) இரைச்சல்),
- அரிப்பு,
- உணர்வின்மை அல்லது எரியும் உணர்வு,
- தலைச்சுற்றல் போன்ற அறிகுறிகள் வரத்தொடங்கும்.

காது நோய்களுக்கான அரிய அறிகுறிகள்
- காதிலிருந்து துர்நாற்றம் வீசும்
- காதிலிருந்து சீழ் வடிதல்
- தூங்குவதில் சிரமம்
- வீக்கம், காதில் சிவத்தல் மற்றும் காய்ச்சல்
- காதில் நிரம்பிய உணர்வு
- காதில் இழுத்தல் / இழுக்கும் உணர்வுகள்
- மெல்லும்போது வலி, அதன் காரணமாக பசியின்மை
- அதிகரித்த எரிச்சல்
- கடுமையான தலைவலி.

காது நோய்களுக்கான ஆயுர்வேத சிகிச்சை

ஆயுர்வேதம் ஒரு நபரின் உடல் வகை மற்றும் அவர்களின் முக்குற்ற (கபம், வாதம், பித்தம்) ஏற்றத்தாழ்வு ஆகியவற்றின் அடிப்படையில் சிகிச்சையளிப்பதில் கவனம் செலுத்துகிறது. இவ்வகையில் 3000 ஆண்டுகளுக்கு முன்பே காதின் உடற்கூறு, காது நோய்க்கான அறிகுறிகள், அதற்கான பொதுவான மற்றும் சிறப்பு சிகிச்சை முறைகளை 'சுஸ்ருத சம்ஹிதை' எனும் ஆயுர்வேத கிரந்தத்தில் விரிவாக கூறப்பட்டுள்ளது. சுஸ்ருத சம்ஹிதையில் மொத்தம் 28 காது நோய்கள் விளக்கப்பட்டுள்ளது.

ஆச்சாரியர் சுஷ்ருதா கூறுகையில், காது வலியை ஆயுர்வேதத்தின் மூலம் திறம்பட குணப்படுத்த இயலும் என்றும் இதில் காது மெழுகு, சீழ், அரிப்பு ஆகியவற்றுக்கு வெளிப்புறமாக சிகிச்சையளிப்பதன் மூலம் காதுகளை சுத்தம் செய்து, பின் காதுக்குள் சில மருந்துகளை செலுத்துவதன் மூலம் காதுவலியை முற்றிலுமாக நீக்குவது மட்டுமில்லாமல் காது பிரச்சனைகள் வராமலும் பாதுகாக்கலாம் என கூறுகிறார்.

மேலும், அவர், காதுகளை சுத்தம் செய்வதற்கும், தொற்றுநோய் இல்லாமல் வைத்திருப்பதற்கும் சில பயனுள்ள நடைமுறைகளை விவரிக்கிறார். இதில் கர்ண பூரணம், கர்ண தூபனம், பிரமர்ஜனம், சிரோவிரேசனம் மற்றும் தவனம்/பிரக்ஷாலனம் ஆகியவை

அடங்கும். இச்சிகிச்சைகள் இன்றளவும் நல்ல பலன் தரக்கூடிய முறைகளாகவே இருக்கின்றன.

வெளிப்புறச் சிகிச்சை முறை

"கர்ண மல நிர்ஹரணம்" என்று சொல்லப்படும், காதில் உள்ள கழிவுகளை அகற்ற வெதுவெதுப்பான நீர் அல்லது திரிபலா கஷாயத்தை கொண்டு சுத்தம் செய்யலாம்.

"கர்ண பூரணம்" என்னும் ஆயுர்வேத சிகிச்சையில் காதில் எண்ணெய் அல்லது மூலிகைச் சாற்றை தேக்கி வைக்க வேண்டும். இதன்மூலம் காதுவலி குறையும்.

கர்ண தூபனம் – நொச்சி, வேம்பு, குங்கிலியம் போன்ற மூலிகை புகை சிகிச்சை காது நோய்களை குணப்படுத்தும்.

"நஸ்யம்" என்னும் மூக்கில் எண்ணெய்ச் சொட்டுக்கள் விடும் முறையில் தயாரிக்கப்படும் மருந்துகளான அனுதைலம், ஷிரபலா தைலம், நாராயண தைலம், சந்தனாதி தைலம் ஆகியவற்றை நஸ்யமாக பயன்படுத்தலாம்.

மேலும் காது நோய்களுக்கென பிரசித்திபெற்ற ஆயுர்வேத மருந்துகளாக சாரிவாதி வடி, லட்சுமி விலாச ரஸம், பலா தைலம், தீபிகா தைலம், திரிபலா குக்குலு, ரஸ்னாதி குக்குலு, ஹரித்ரா காண்ட சூரணம், தங்கன பஸ்மம், பிரவாள பஸ்மம், பத்யஷடங்கம் கஷாயம், வாரனாதி கஷாயம், குக்குலு திக்தக கஷாயம், காஞ்சனார குக்குலு போன்ற மருந்துகளும் காது நோய்க்காக பிரத்யேகமாக பயன்படுத்தப்படுகிறது. வலிக்கான காரணம் எதுவாக இருந்தாலும் தகுதி வாய்ந்த மருத்துவரை அணுகி தக்க சிகிச்சை முறைகளை செய்து கொள்வது அவசியம். வீட்டு வைத்தியங்களை காது பிரச்சனைகளுக்கு பின்பற்றும் நிலையில் சில முக்கியமான அறிகுறிகளை / நோய்களை நாம் உதாசீனப்படுத்துவதாக மாறிவிடும்.

வாழ்க்கை முறை மாற்றங்கள்

ஆயுர்வேதம் காது வலியால் அவதிப்படும் போது குளிர் மற்றும் காற்று நிலைகளைத் தவிர்க்கவும் பரிந்துரைக்கிறது. தயிர், வாழைப் பழம், புளிப்பு பழங்கள் போன்ற சில உணவுகளைத் தவிர்க்கவும் பரிந்துரைக்கிறது.

காதுக்குள் இயற்கையாகவே வாக்ஸ் என்கிற திரவம் சுரப்பதால் அழுக்கு தானாக வெளியேறிவிடும். அதனால் காதுக்குள் குச்சி, கூர்மையான பொருட்கள், பட்ஸ் வைத்து சுத்தம் செய்யக்கூடாது. 80 முதல் 85 டெசிபல் வரை தான் நம் காது சப்தத்தைத் தாங்கும். அதற்கு மேல் சவ்வு கிழிந்து விடும். அதனால் அதிக சப்தத்தைத் தவிர்க்க வேண்டும். காதில் இயர்போன் வைத்துக் கொண்டு, அதிக சத்தத்தில் வீடியோகேம்ஸ், படம் பார்ப்பது, செல்போன் பேசுவது

காது வலிக்கு தற்போதுள்ள முக்கியமான காரணமாகும். நீண்ட நேரம் செல்போன் பேசினால் காது வலிக்கும். அதனால் பேசும் பொழுது ஸ்பீக்கர் மூலமாகவோ அல்லது காதை மாற்றி மாற்றிப் பேசப் பழகிக்கொள்ள வேண்டும். சைனஸ், தொண்டை சதை அழற்சி, தாடை எலும்பில் பிரச்சனை இருந்தால் உடனே அது தொடர்பான சிகிச்சை எடுத்துக் கொண்டால் காதுவலி வராமல் தடுக்கலாம்.

- **தூங்கும்முறை:** பக்க வாட்டில் தூங்கும் பழக்கம் இருந்தால் காதுகளில் அழுத்தம் ஏற்படாமல், தலையில் அழுத்தம் விழுவதை உறுதி செய்து கொள்ள வேண்டும். காதில் அழுத்தம் ஏற்பட்டால், வலி உருவாகும். ஏற்கனவே வலி உள்ளவர்களுக்கு வலி அதிகரிக்கும். ஆகையால் தூங்கும் நிலை மிகவும் முக்கியமானதாகும்.
- **சூயிங்கம் :** பல நேரங்களில் விமானப் பயணத்தின் போது காதுகளில் கடுமையான வலி ஏற்படும். அத்தகைய சூழ்நிலையில், சூயிங்கம் மெல்லலாம். அவ்வாறு செய்வதன் மூலம், காற்றழுத்த மாற்றத்தினால் வரும் வலியிலிருந்து விடுபடலாம்.
- ஒவ்வொரு முறை குளிக்கும்போதும் காதைச் சுற்றி மசாஜ் செய்யலாம்.
- புகைபிடிப்பதை தவிர்க்க வேண்டும்.
- நல்ல சுகாதாரத்தை பராமரிக்கவும், சளியை தவிர்க்கவும். கைகளை தவறாமல் கழுவவும். கண்கள் மற்றும் மூக்கைத் தொடுவதைத் தவிர்க்கவும் வேண்டும்.
- பூச்சி காதுக்குள் நுழைந்தால், சில சொட்டு சுத்தமான தேங்காய் எண்ணெய் அல்லது நல்லெண்ணெய் விட்டால் அது பூச்சியைக் கொன்றுவிடும். எண்ணெயை காய்ச்சி ஊற்றக் கூடாது. குச்சி வைத்துக் குடைவது கூடாது. தலையைச் சாய்த்தால் பூச்சி தானே வந்துவிடும். அப்படியும் வராவிட்டால் தக்க மருத்துவர் மூலம் நீக்கிவிடலாம்.
- காது நோய்த்தொற்றுகள் மற்றும் வலிகளுக்கு சிகிச்சையளிப்பதற்கான பயனுள்ள மூலிகைகளுள் வில்வம், துளசி, வேம்பு ஆகியவை அடங்கும். இந்த மூலிகைகளின் தயாரிப்புகளை காது நோய்த்தொற்றுகளுக்கு பயன்படுத்தலாம்.

தாகம்

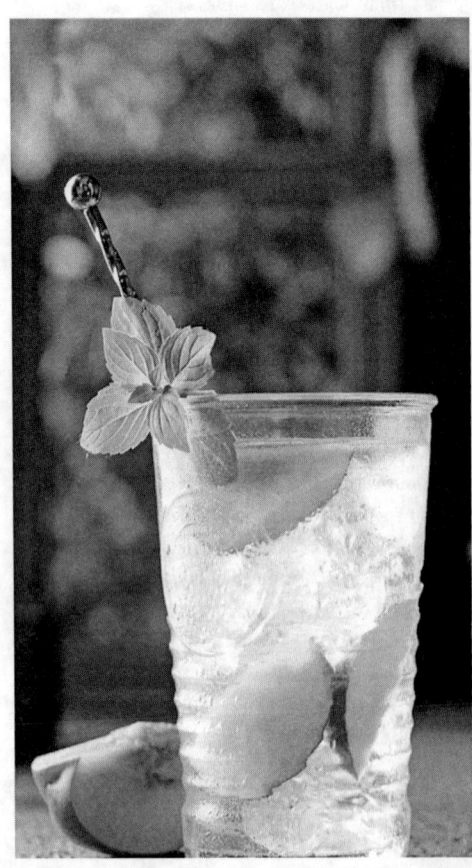

வெயில் என்றதுமே உடனே நினைவுக்கு வருவது அதிகமான தாகம்தான். ஆனால் தாகம் என்பது ஒரு இயற்கையான தூண்டுதல் மட்டுமில்லாமல் ஒரு நோயின் அறிகுறியாகவோ அல்லது ஒரு நோயாகவோ கூட வரலாம் என்பது நம்மில் எத்தனை பேருக்கு தெரியும்? நீர் மனித உடலின் இன்றியமையாத அங்கமாகும். அதிகப்படியான திரவ இழப்பு தாகமாக வெளிப்படும். தாகம் என்பது திரவ சமநிலையை பராமரிக்கும் உடலியல் அமைப்பு. நீர் அருந்துவதற்கான இயற்கைதூண்டுதல்தான் தாகம்.

'நீர், உயிர்களுக்கு அவசியமானது என்று கூறுவதற்கு மாறாக வாழ்க்கையே நீர் தான் எனக் கூறலாம்' - இந்த மேற்கோள் நம் வாழ்வில் தண்ணீரின் முக்கியத்துவத்தை விவரிக்கிறது. நமது உடல் எடையில் 50 சதவீதத்தை உள்ளடக்கியது நீர். இது பல்வேறு செயல் பாடுகளைச் செய்வதால் உயிர் வாழ்வதற்கு முக்கியமாகிறது. இது ஊட்டச்சத்துக்களை திசுக்களுக்கு கொண்டு செல்கிறது, வளர் சிதை மாற்ற கழிவு பொருட்களை நீக்குகிறது, உடல் உறுப்புகளின் நச்சை நீக்குகிறது, உடல் வெப்பநிலையை ஒழுங்குப்படுத்துகிறது, pH, எலக்ட்ரோலைட் சமநிலை போன்றவற்றை பராமரிக்கிறது.

சாதாரண உடலியல் செயல்பாட்டில், குறிப்பிட்ட அளவு திரவ சத்தை நாம் தொடர்ந்து இழக்கிறோம். அவ்வாறு நமது திரவ சத்து 2.5 சதவீதம் குறைந்தாலே உடல் வெப்பநிலை அதிகரிக்கும். இதை மறுபடியும் சீரான நிலைக்கு கொண்டுவர நமது மூளை நமது நரம்பு செல்களுக்குக் கொடுக்கும் உணர்வு (தகவல்) தான் 'தாகம்'. இந்த திரவ சமநிலையை பராமரிக்கவில்லை என்றால், கடுமையான விளைவுகளுக்கு இது வழிவகுக்கும்.

தாகம் ஒரு இயற்கையான நிகழ்வாக இருந்தாலும் அது வரம்பை மீறும் போது நோயாக மாறுவது மட்டுமில்லாமல் மேலும் பல நோய்களிலும் இது ஒரு பொதுவான அறிகுறியாகவும் வருகிறது.

நவீன விஞ்ஞானம் இதை ஒரு அறிகுறியாக மட்டுமே ஏற்றுக் கொள்கிறது, அதை 'நோயாக' கருதவில்லை. ஆனால் உண்மை யில் "திரவ ஏற்றத்தாழ்வு", நோயுற்ற தன்மை மற்றும் இறப்புக்கு ஒரு முக்கிய காரணமாகும், மேலும் திரவ சமநிலையின்மையின் குறிகாட்டியாக 'தாகம்' இருக்கிறது. இந்த உண்மையைக் கருத் தில் கொண்டு ஆயுர்வேதம் தாகத்தை ஒரு அறிகுறியாக மட்டும் கருதாமல் ஒரு தனி நோயாக விவரிக்கிறது.

தாகம் என்பது ஒவ்வொருவருக்கும் இயல்பான ஒரு நிகழ்வாக இருந்தாலும் எந்த ஒரு குறிப்பிட்ட காரணமும் இல்லாமல், எப் போதும் அதிகமாக தாகத்தை உணர்ந்தாலும், மீண்டும் மீண்டும் தண்ணீர் குடித்த போதிலும் திருப்தி அடையவில்லை என்றாலும், இது ஒரு தனிப்பட்ட நோய்க்கான

அறிகுறியாகும். இதை ஆயுர்வேதத்தில் 'த்ரிஷ்னா' என்றும் நவீன மருத்துவ அறிவியலில் 'பாலிடிப்ஸியா' என்றும் அழைக்கிறோம்.

ஆயுர்வேதத்தில், அடக்கப்படக் கூடாத 13 வகையான இயற்கை தூண்டுதல்களில் ஒன்றாக தாகம் விளக்கப்பட்டுள்ளது.

ஆனால் இங்கே, நாம் வழக்கத்திற்கு மாறாக அதிக தாகத்தை ஏற்படுத்தும் 'த்ரிஷ்னா' என்ற நோய் பற்றி பேசுகிறோம், இது தோற்ற தன்மையின் அடிப்படையில், 6 வகைகளாக ஆயுர்வேதம் வகைப்படுத்துகிறது.

தாகத்தில் வரும் பொதுவான அறிகுறிகள்

- முக சோஷம்: வாய் வறண்டு போதல்.
- ஸர்வதா அம்புகாமிதவம்: எந்நேரமும் நீர் வேட்கை
- அங்க சாதம்: உடல் சோர்வு
- பிரமம்: தலைசுற்றல்
- பாதிர்யம்: காது அடைத்தது போல் உணர்தல்
- ஷ்ரமம்: அசதி
- ஹ்ருதய வியதா: படபடப்பு
- சந்தாபம்: உடல் எரிச்சல்.

கடுமையான தாகம் ஏற்பட்டால் வரும் அறிகுறிகள்

- மங்கலான அல்லது இரட்டைப் பார்வை
- மன நிலை மாற்றம்
- குழப்பம்
- காய்ச்சல் மற்றும் குளிர்
- அதிகரித்த பசியின்மை
- சோம்பல்
- வாந்தி, குமட்டல்
- எடை இழப்பு

தாகம் ஒரு அறிகுறியாக வரும் நிலைகள்

- தாகத்தின் முக்கிய காரணம் நீரிழப்பு (Dehydration). அதிகமாக வியர்த்து விட்டாலும் அல்லது வாந்தி மற்றும் வயிற்றுப்போக்கு காரணமாகவும் நீரிழப்பு ஏற்படக்கூடும்.
- நீரிழிவு - சர்க்கரை நோய்
- கர்ப்பம்
- கடுமையான உடற்பயிற்சி அல்லது உடல் உழைப்பு
- கோடை அல்லது வறண்ட வானிலை
- மன அழுத்தம் (பயம், கோபம், துக்கம் போன்றவை).
- வறண்ட உணவு
- உப்பு அல்லது காரமான உணவுகளை சாப்பிடுவது
- மதுப்பழக்கம்
- விரதம்
- வாதம் மற்றும் பித்த சமநிலைஇன்மை
- விஷம்
- சைக்கோஜெனிக் பாலிடிப்சியா (காரணம் அல்லது தூண்டுதல் இல்லாமல் தண்ணீரை அதிகமாக உட்கொள்வது)
- மருந்துகள் - அதிகப்படியான தாகம் சில நேரங்களில் லித்தியம், ஆன்டிசைகோடிக்ஸ் மற்றும் டையூரிடிக்ஸ் (நீர் மாத்திரைகள்) உள்ளிட்ட சில வகையான மருந்துகளின்

பக்க விளைவுகளாக இருக்கலாம்.

இந்த அறிகுறிகளை கொண்ட மற்றும் பல நோய்கள்

- பெருங்குடல் அழற்சி
- இரைப்பைப் புண்கள்
- ஹார்மோன் தொந்தரவுகள்
- இதயம், கல்லீரல் மற்றும் சிறுநீரகக் கோளாறுகள்
- உறுப்பு செயலிழப்பு (இதயம், சிறுநீரகம் அல்லது கல்லீரல் செயலிழப்பு)
- தீக்காயங்கள்
- காய்ச்சல்
- செப்சிஸ்
- மல்டிபிள் மைலோமா

தாகத்திற்கு சிகிச்சை

அ. தாகத்திற்கு தண்ணீர்

தாகம் எடுக்கின்றபோது நம்மில் பெரும்பாலானோர் ஃப்ரிட்ஜில் உள்ள குளிர்ந்த நீரைத்தான் முதலில் எடுத்து குடிப்போம். ஐஸ் நீரை பருகுவது உடல் ஆரோக்கியத்திற்கு மிகவும் தீங்கு விளைவிக்கும் ஒரு செயலாகும். அதற்கு காரணம், அறை வெப்பநிலையில் *(Room Temperature)* நீரின் மூலக்கூறுகள் இயல்பான நிலையில் இருக்கும். நீரை குளிர்விக்கின்றபோது நீரின் மூலக்கூறுகள் இறுக்கம் அடைந்து அதன் இயல்பான ஆற்றலை இழக்கும். இப்படி ஆற்றலிழந்த குளிர்ச்சியான நீரை பருகுகின்றபோது உடல் உள்ளுறுப்புகள் அதிகப்படியான ஆற்றலை செலவழித்து அந்தக் குளிர்ந்த நீரை இயல்பான நிலைக்குக் கொண்டுவர முயலும். இவ்வாறு முயலும்போது தாகம் எடுப்பது குறைந்தாலும் உடல் வெப்பநிலை சீராக இல்லாமல் சில உடல் உபாதைகள் (சளி, ஜுரம்) ஏற்படும். மேலும் தாகம் உள்ள போது குளிரூட்டப்பட்ட பானங்களை பருகினால் இவைகளில் அதிகப்படியான தீங்கு விளைவிக்கும் வேதிப்பொருட்கள் உள்ளதால் அவை நம் ஆரோக்கியத்திற்கு மேலும் தீங்கு விளைவிக்கும்.

ஆ. தாகத்திற்கு ஆயுர்வேத வீட்டு வைத்தியம்

- ஒரு ஸ்பூன் அதிமதுரப் பொடியை அரை ஸ்பூன் பெருஞ்சீரகத்துடன் 400 மில்லி தண்ணீரில் கொதிக்க வைக்கவும். தண்ணீரை 100 மில்லியாகக் குறைத்து, வடிகட்டி ஒரு நாளைக்கு இரண்டு முறை (காலை மற்றும் மாலை) உட்கொள்ளவும்.
- தண்ணீரிலுள்ள கெடுதல்களை போக்கவும் மேலும் தாகத்தை போக்கவும் சுமார்

10கிராம் சீரகம், 5 கிராம் தனியாவும் சேர்த்து ஒரு லிட்டர் தண்ணீருடன் காய்ச்சி, அரை லிட்டரானதும், அதை குளிர்வித்து தண்ணீர் தாகம் எடுக்கும் போதெல்லாம் சிறிது சிறிதாக அருந்தலாம்.
- மற்றொரு எளிய வீட்டு வைத்தியம் 4 கப் கொதிக்கும் நீரில் 1 தேக்கரண்டி கறுப்பு மிளகுத்தூள் சேர்க்க வேண்டும். அவற்றை நன்றாக கலக்கவும். கலவையை குளிர்விக்கவும் தாகமாக உணரும்போது நாள் முழுவதும் இதை சில சிப் எடுத்துக் கொள்ளவும்.
- 50 கிராம் சீந்தில் இலைகளை 50 கிராம் நெல் (அரிசி) உடன் ஒரு லிட்டர் தண்ணீரில் கொதிக்க வைக்கவும். தண்ணீர் 150 மில்லியாக குறையும் வரை கொதிக்க வைத்து திரவத்தை வடிகட்டி ஒரு நாளைக்கு இரண்டு முறை குடிக்கவும். இதை தொடர்ந்து சில நாட்கள் செய்யவும்.
- நெல்லிக்காய் சாற்றில் தேன் அல்லது கற்கண்டை கலந்து காலை-மாலை குடிப்பது அதிக தாகத்தைத் தடுக்கும்.
- இளநீர் குடிப்பது நன்மை பயக்கும்.
- அதிக தாகத்திற்கு பால் சிறந்த ஒன்றாக கருதப்படுகிறது.
- தேனுடன் எலுமிச்சைச்சாறு அதிக தாகத்தை குறைக்க நன்றாக வேலை செய்கிறது.
- நாவல், மாதுளை, மாம்பழம் ஆகியவற்றின் மென்மையான இலைகளை சேகரித்து நன்றாக பேஸ்ட் செய்யவும். இந்த பேஸ்டை 1 டீஸ்பூன் மோருடன் கலந்து குடிப்பதற்கு பயன் படுத்த வேண்டும், இது தாகத்தை குணப்படுத்துகிறது.
- 5 கிராம் கொத்தமல்லி விதைகளை எடுத்து பொடியாக்கி ஒரு கப் தண்ணீரில் சேர்த்து ஒரு இரவு வைக்க வேண்டும். இதை வடிகட்டி அத்துடன் ஒரு சிட்டிகை சர்க்கரை மற்றும் வெல்லம் சேர்த்து பருக வேண்டும்.

இ. அதிக தாகத்திற்கு ஆயுர்வேத ஒற்றை மூலிகைகள்
- திராட்சை, பேரீச்சம் பழம், வெட்டிவேர், சந்தனம், அதி மதுரம், நாரத்தங்காய், தாமரைப் பூ மற்றும் தண்டு, ரோஜா இதழ்கள், நெல்லிக்காய் போன்றவை நல்ல பலனளிக்கின்றன.

ஈ. அதிக தாகத்திற்கு ஆயுர்வேத மருந்துகள்
- கர்ஜூராதி மந்தம் - பேரீச்சம்பழம் மற்றும் மாதுளை போன்ற இனிப்புப் பழங்கள் உள்ளன.
- ஷடங்க பனீயம் - ஜுரத்தில் ஏற்படுகின்ற தாகத்தில் இது மிகவும் பலன்அளிப்பதாக உள்ளது.
- தான்யகாதி ஹிமம் - கொத்தமல்லி விதையில் இருந்து

தயாரிக்கப்படுகிறது.
- பர்பதாத்யாரிஷ்டம் - கல்லீரல் மற்றும் மண்ணீரல் கோளாறுகளுக்கு சிகிச்சை அளிக்கப் பயன்படுகிறது.
- திரிணபஞ்சமூல கஷாயம் - ஐந்து வகையான புற்களால் செய்யப்பட்டது. சிறுநீர்ப் பாதைக் கோளாறுகளில் பயன் படுத்தப்படுகிறது.
- சந்திரகலா ரசம் - ரத்தப்போக்கு க் கோளாறுகளில் பயனுள்ளதாக இருக்கும்.
- சந்தனசவம் - 4 டீஸ்பூன் மருந்தைச் சமஅளவு தண்ணீரில் கலந்து ஒரு நாளைக்கு இரண்டு முறை உணவுக்குப் பிறகு சாப்பிட வேண்டும்.
- மேலும் காமதூக ரசம், ப்ரவல பிஷ்டி, உசிராசவம், த்ரயண்த்யாதி கஷாயம், சின்சாதி லேஹ்யம் போன்றவை தாகத்தில் நல்ல பலனளிக்கின்றன ஆரோக்கியமற்ற உணவு மற்றும் பழக்க வழக்கங்கள் ஆயுர்வேதம் கனமான, புளிப்பு, உப்பு, மற்றும் காரமான உணவுகளிலிருந்து விலகி, வேலை சோர்வு மற்றும் அதிக தீவிரம் கொண்ட உடற்பயிற்சிகளை தவிர்க்கவும் பரிந்துரைக்கிறது.

ஆரோக்கியமான உணவு மற்றும் பழக்கவழக்கங்கள்

அதற்கு பதிலாக, ஆரோக்கியமான உணவு மற்றும் வாழ்க்கை முறை பழக்க வழக்கங்கள் பரிந்துரைக்கப்படுகின்றன. சமைத்த பார்லி, வறுத்த அரிசி, சர்க்கரை மிட்டாய் அல்லது தேன் மற்றும் நெய், பால், பழங்கள், பச்சைப்பயறு, கரும்புச்சாறு, திராட்சை, கூஷ்மாண்டா (சாம்பல் பூசணி), மாதுளை, வெள்ளரி போன்ற வற்றை பரிந்துரைக்கின்றது.

தாகம் என்பது இயற்கையான தூண்டுதல் என்றாலும், வரம்புக்கு அப்பாற்பட்ட தாகம் ஆரோக்கியத்திற்கு தீங்கு விளைவிக்கும். எனவே, நீங்கள் இவ்வாறு பாதிக்கப்பட்டிருந்தால், உங்கள் மருத்துவரை அணுகுவது முக்கியம்.

சின்னம்மைநோய்
(chickenpox)

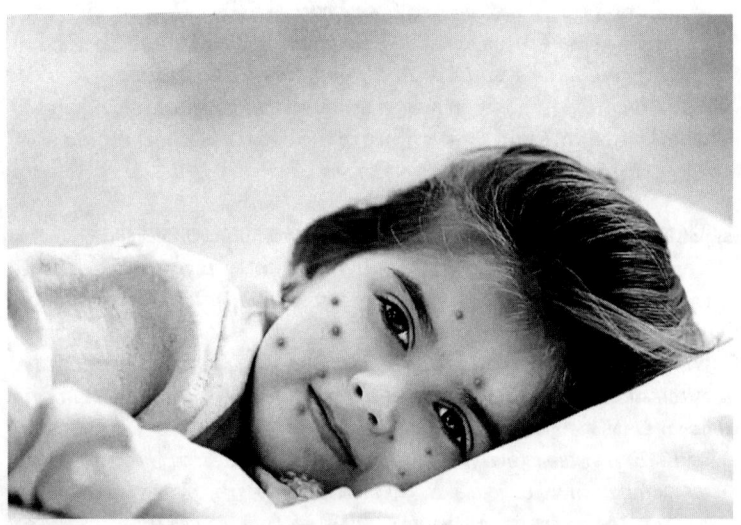

பெரும்பாலும் வெயில் காலம் வந்தாலே நாம் அனைவரும் எங்காவது ஊட்டி, கொடைக்கானல் போன்ற குளிர்பிர தேசங்கள் போய்வரத் துடிப்போம். அந்த அளவிற்கு வெயிலின் தாக்கம் நம்மை வாட்டி எடுக்கும். குளிர்பிரதேசங்கள் போய்வர முடியாவிட்டாலும் குறைந்தது குளிர்ந்த நீரையாவது குளிக்கவோ, குடிக்கவோ தேடுவோம்.

பெரும்பாலும் வெயில் காலங்களில் தான் மனித உடலில் உள்ள நோய் எதிர்ப்புச் சக்தி சிறப்பாக செயல்பட ஆரம்பிக்கும். ஆனால் இந்த கோடைக்காலத்திற்கென சில தொற்றுநோய்களும் பரவும், அப்படி வெயில் காலங்களில் பரவக்கூடிய நோய்களில் ஒன்றுதான் இந்த "சின்னம்மை" நோய். இது இப்போது நம் நாட்டில் பரவ

தொடங்கிவிட்டது. இது எவ்வாறு மனித உடலை பாதிக்கிறது, இதை குணப்படுத்த ஆயுர்வேதம் கூறும் வழிமுறைகள் யாவை என விரிவாக பார்ப்போம்.

ஆங்கிலத்தில் பெரிய அம்மையை Smallpox என்றும் சின்னம்மையை *chickenpox* என்றும் அழைப்பர். நாம் இங்கு அறியப்போவது சின்னம்மையை (chickenpox) பற்றி.

"வேரிசெல்லா ஜாஸ்டர்" எனும் வைரஸ் கிருமி மூலமாகத்தான் சின்னம்மை நோய் ஏற்படுகிறது. இது பொதுவாக நோயாளியின் மூக்கு, தொண்டை, மூச்சுக்குழல், அம்மைக்கொப்புளங்கள் ஆகிய இடங்களில் வசிக்கும்.

இது கொப்புளங்களிலிருந்து வரும் நீர்க் கசிவு மற்றவர்கள் மேல் நேரடியாக படுவதினாலும், மேலும் நோயுற்ற ஒருவர் தும்மும்போதும் இருமும்போதும் மற்றவர்களுக்குச் சுலபமாக பரவுகிறது. அதிலும் நோய் எதிர்ப்புச்சக்தி குறைவாக இருப்பவர்களிடம் எளிதாக பற்றிக் கொள்கிறது.

சின்னம்மையின் ஆரம்பகால அறிகுறிகளாக தலைவலி, காய்ச்சல், பசியின்மை, உடல் சோர்வு, பலவீனம், வீக்கம், அரிப்பு, உடல் வலி மற்றும் தோலின் நிறம் மாற்றம், வயிற்று வலி போன்றவை காணப்படும்.

தோல் தடிப்புகளின் தோற்றமானது மூன்று கட்டங்களாக மாறும். ஆரம்பத்தில் ஆங்காங்கே இளஞ்சிவப்பு அல்லது சிவப்பு நிறத்தில் சிறு கொப்புளங்களாக தோற்றமளித்து, பின்னர் சிறிய திரவம் நிரப்பப்பட்ட கொப்புளங்களாக மாறி, அந்த கொப்புளங்கள் வெடித்து அதிலிருந்து வெளிவரும் நீர் மற்ற இடங்களில் பட்டு புதிய கொப்புளங்களாக உருவெடுக்கும். இறுதியாக சிரங்குகளாக மாறி ஆறி தழும்பாக மாறும்.

பொதுவாக, சின்னம்மையானது ஒரு லேசான தீவிரமற்ற மற்றும் சுய-கட்டுப்படுத்தும் தொற்றாகவே வருகிறது. ஆனால் குழந்தைகள், பெரியவர்கள் மற்றும் பலவீனமான நோயெதிர்ப்பு அமைப்பு உள்ளவர்களுக்கு இது தீவிரமாக மாறக்கூடும். மேலும் சின்னம்மை காலங்களில் ஆஸ்பிரின் எடுத்துக்கொள்பவர்களுக்கு நிமோனியா, மூளையில் வீக்கங்கள், ரேயிஸ் அறிகுறிகள் மற்றும் நீர்ப்போக்குகள் போன்ற தீவிரமான சிக்கல்களை ஏற்படுத்தும். சில சமயங்களில் மிகவும் ஆபத்தான நிலையில் இருந்தால், அது மரணத்திற்கும் கூட வழிவகுக்கும்.

இது 5 முதல் 10 வயதுக்குட்பட்ட குழந்தைகளை அதிகம் பாதிக்கிறது என்றாலும், வயதானவர்களுக்கு வரும்போது நீண்ட நாள் தாக்கி பல உபாதைகளை ஏற்படுத்தும்.

இது பொதுவாக மார்பு, முதுகு மற்றும் முகத்தில் முதலில் தோன்ற ஆரம்பித்து பின்னர் உடலின் மற்ற பகுதிகளுக்கு பரவும்.

இதில் வாய், கண் இமைகள் அல்லது பிறப்புறுப்பு பகுதிகள் கூட பாதிப்படையும். ஒரு மனிதனுக்கு சராசரியாக 250 முதல் 500 கொப்புளங்கள் கூட வரும். பொதுவாக அனைத்து கொப்புளங்களும் ஒரு வாரத்தில் சிரங்குகளாக மாறி ஆற ஆரம்பித்துவிடும்.

ஆயுர்வேதக் கண்ணோட்டம்

ஆயுர்வேதத்தில் "லகு மசூரிகா" அல்லது "மசூரிகா" என்று சின்னம்மை குறிப்பிடப்படுகிறது. "மசூரிகா" என்ற சொல்லில் மசூரி என்ற வார்த்தை "மைசூர் பருப்பை" குறிப்பதாக உள்ளது. ஏனெனில் இவ்வியாதியில் மைசூர் பருப்பை ஒத்த சிவப்பு நிறக் கொப்புளங்கள் உடல் முழுவதும் வருவதாலேயே இவ்வாறு அழைக்கப்படுகின்றது

அதிக உப்பு, கசப்பான அல்லது புளிப்பு சார்ந்த உணவுகளை உண்ணுவதாலும், பொருந்தாத உணவுகள் (எடுத்துக்காட்டாக மீன், பாலுடன்) சேர்ந்து உண்ணுவதாலும், அசுத்தமான பட்டாணி அல்லது பச்சை காய்கறிகள் மற்றும் அதிகப்படியான உணவு உண்ணும் பழக்கம் ஆகியவைகளால் உடல் நோய் எதிர்ப்புச் சக்தி குறைந்து சின்னம்மை உருவாகுவதாக ஆயுர்வேதம் எடுத்துரைக்கின்றது.

சின்னம்மை ஏற்கனவே வந்திருந்தால் அவர்களுக்கு "ஷிங்கிலிஸ்" என்னும் அக்கி வர வாய்ப்பு அதிகமாக உண்டு. இது பெரும்பாலும் ஒரு நரம்பையோ அல்லது அந்த நரம்பு மேல் உள்ள தோலையோ பாதிப்புக்குள்ளாக்கி கொப்புளம், அரிப்பு, சீழ் மற்றும் அதிகப்படியான வலி மற்றும் எரிச்சலை உருவாக்கும். இது ஒருவரை ஒரு மாதத்திற்கு மேல் கஷ்டப்படுத்தலாம். சின்னம்மை 5 பேரில் ஒருத்தரை அவரின் வாழ்நாளில் ஏதோ ஒரு பகுதியில் பாதிக்கிறது. இது எந்த வயதிலும் ஏற்படலாம்.

சின்னம்மையால் பாதிக்கப்படும் அபாயத்தில் உள்ளவர்கள் யார்?

- கர்ப்பத்தின் எட்டு மற்றும் 20 வாரங்களுக்கு இடையில் அல்லது கர்ப்பத்தின் இறுதி இரண்டு வாரங்களில் பெண்களுக்கு இது ஏற்பட்டால், மோசமான வளர்ச்சி, சிறிய தலை அளவு, அறிவுசார் குறைபாடுகள் மற்றும் கண் பிரச்சனைகள் உள்ளிட்ட பிறப்புக் குறைபாடுகளுடன் குழந்தைகள் பிறக்கலாம். 7 சதவீத குழந்தைகள் இறந்தே பிறக்கலாம் அல்லது பிறந்தவுடன் இறக்கலாம்.
- பாதிக்கப்பட்ட குழந்தைகளுடன் வசிக்கும் வயதானவர்கள் கவனமாக இருக்க வேண்டும்.
- ஒரு நபருக்கு ஏதேனும் நோய் அல்லது மருந்து காரணமாக

நோய் எதிர்ப்புச் சக்தி குறைந்து விடும் நிலையில் கவனம் தேவை.
- சின்னம்மை குழந்தைகளுக்கு ஏழு முதல் பத்து நாட்கள் நீடிக்கும். பெரியவர்களுக்கு நீண்டகாலம் நீடிக்கும்.
- பெரியவர்களுக்கு மிகவும் ஆபத்தானது - கவனம் தேவை.

நோய் உள்ளவர்கள் பாதுகாப்பிற்காக என்னென்ன செய்ய வேண்டும்?

- அம்மை காரணமாக உடலில் வெப்பம் அதிகமாக இருக்கும் என்பதால் குளிர்ச்சியான அறையில் புண்கள் ஆறி உதறும் வரை இருப்பது சிறந்தது.
- அம்மை நோயாளிகளை வீட்டில் தனிமைப்படுத்துவது நல்லது. இந்த நோயாளிகள் பயன்படுத்திய பொருட்களை மற்றவர்கள் பயன்படுத்தக்கூடாது.
- நமது முன்னோர்கள் வேப்பிலையை பரப்பி அதன் மேல் அம்மையால் பாதிக்கப்பட்டவர்களை படுக்க வைப்பார்கள் ஏனென்றால் வேப்பிலை ஒரு கிருமி நாசினி என்பதால் அம்மைப்புண்களுக்கு மிகவும் நல்லதானாலும் இதில் கவனிக்கவேண்டிய விஷயம் என்னவென்றால் சுத்தமாக இல்லாத வேப்பிலையின் மேல் படுக்கும்போது அம்மைப் புண்களில் மேலும் கிருமித்தொற்று ஏற்பட்டு மேலும் பல சிரமங்களுக்கு வழிவகுக்கும்.

வீட்டு வைத்தியம்

சந்தனத்தை பன்னீரில் குழைத்து உடைந்த கொப்புளங்கள் இருக்கும் இடங்களில் தடவி விடுவது சருமத்தை குளிர்விக்க செய்யும்.

வேப்ப இலைகளை எடுத்து நன்றாக மசித்து பாதிக்கப்பட்ட இடத்தில் தடவி விடலாம். கிருமி நாசினி என்னும் பண்பை கொண்டுள்ளதால், இது பல தோல்நிலைகளுக்கு சிகிச்சை அளிப்பதில் பயனுள்ளதாக இருக்கும். மஞ்சளை வாய்வழியாக கொடுக்கும் போது உடலில் ஏற்படும் அரிப்புகளை குறைக்கிறது.

அம்மைநோயை தடுப்பது எப்படி?

கோடை காலங்களில் ஒரு நாளைக்கு இரு முறை குளிப்பதும், வாரத்தில் இருநாட்கள் தலைக்கு செக்கில் ஆட்டப்பட்ட நல்லெண்ணெய் தேய்த்து குளிப்பதும் அதிக சூடு இல்லாத இளஞ்சூட்டில் குளிப்பதும் நல்ல சுகாதாரத்தையும் ஆரோக்கியத்தையும் தரும்.

சுய சுத்தம் பேணுவதும் சுற்றுப்புறத்தைத் தூய்மையாக வைத்துக்கொள்வதும் சின்னம்மையைத் தடுக்க உதவும் சிறந்த வழிகள்.

உடலிற்கு குளிர்ச்சியை தரக்கூடிய நீர்ச்சத்துள்ள காய்கறிகளான

பூசணிக்காய், புடலங்காய், சௌ சௌ, நூக்கல், வெண்டைக்காய், வெள்ளரி போன்றவையும் தர்பூசணி, நுங்கு, கிர்ணி, இளநீர் போன்ற வையும் அதிகமாக எடுத்துக் கொள்ள வேண்டும்.

ஆயுர்வேத சிகிச்சை

சின்னம்மை வெயில் காலங்களில் வரும் ஒரு பொதுவான நோயாக இருந்தாலும் அதற்கு தக்க சிகிச்சை எடுத்துக்கொள்வது நோயை சுலபமாக குணப்படுத்தும். மேலும் அக்கி போன்ற உபத்திரவங்கள் வராமல் தடுக்கும். எனவே ஒரு தக்க ஆயுர்வேத மருத்துவரை அணுகுவது நல்லதாகும்.

கசாய மருந்துகளாக அம்ருதா சடங்கம் கசாயம், நிம்பாதி கசாயம், சின்னருஹ்வாதி கசாயம், குலூச்யாதி குவாதம், அமிர் தோத்தரம் கஷாயம், படோல கதுரோஹிண்யாதி கஷாயம் ஆகியவை மாத்திரைகளான பஞ்ச நிம்பதி குளிகா, வில்வாதி குளிகா, சஞ்சீவனி வடி, சுதர்சன வடி ஆகியவையுடன் சேர்த்து சாப்பிட நல்ல பலன் கிடைக்கும்.

மேலும் சூரண (பொடி) மருந்துகளான சுதர்சன சூரணம், அவிபதி சூரணம் மற்றும் இதர மருந்துகளான அம்ருதாரிஷ்டம், ராசசிந்தூரம், அப்ரக பஸ்மம் பயன்படுத்த நல்ல பலன் கிடைக்கும்.

மேல்பூச்சு மருந்துகளாக கரஞ்சபீஜாதி லேபம், கார்விராதி லேபம், ஏலாதி லேபம், மனஷிலாதி லேபம் ஆகியவை நல்ல பலன் தரும்.

பத்தியம் உணவுகளாக பாசிப்பயிறு, மாதுளை, திராட்சை, கஞ்சி வகைகள், கசப்புச் சுவை காய்கறிகள் ஆகியவை நோயின் தாக்கத்தை குறைக்க உதவும்.

அபத்தியமாக உடற்பயிற்சி, கடுமையான வேலை, பகல் உறக்கம், எண்ணெய் வகைகள், கடினமான உணவுகள், பொரித்த மற்றும் தாளித்த உணவு வகைகள், புளிப்பு பழ வகைகள் ஆகியவை தவிர்ப்பது நல்லது.

நடுக்குவாதம் என்னும் பார்கின்சன் நோய்
(Parkinson Disease)

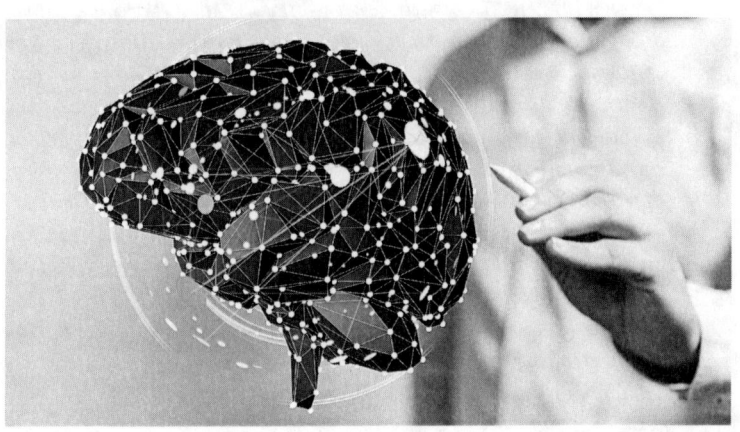

ஒரு தாவரத்தின் உயிர் வாழ்வு அதன் வேரின் ஊட்டச்சத்து மற்றும் பராமரிப்பை சார்ந்துள்ளது. அதேபோல் ஒரு மனித உடலின் ஆரோக்கியத்திற்கு உடலின் ஆணிவேராக கருதப்படும் மூளை ஆரோக்கியமாக இருக்க வேண்டும். இதனால்தான் ஆயுர் வேதத்தில், தலை என்னும் சிரசு, உத்தமங்கம் என்று கருதப்படு கிறது, அதாவது, உடலின் மிக உயர்ந்த முக்கிய பகுதியாக கரு தப்படுகிறது, அப்பகுதியில் ஏற்படும் ஓர் மூளைச் சிதைவு நோய்க்கு 'நடுக்குவாதம்' *(Parkinson)* என்று பெயர். இந்த நடுக்குவாதத்தைப் பற்றித்தான் இங்கு பார்க்க இருக்கிறோம்.

நடுக்குவாதத்தில், நரம்பு மண்டலம் பாதிப்படைந்து அதன் காரணமாக அசைவுகளில் பாதிப்பு, ஒரு செயலை செய்வதில் குறைந்த செயல்திறன், தசை இறுக்கம் ஆகியவை ஏற்படும். இதை

சமகால மருத்துவத்தில், 'பார்க்கின்சன் நோய்' என்று விளக்கு கின்றனர். இந்த பார்கின்சன்நோய் பெரும்பாலும் 60 அல்லது 80 வயதிற்குள் ஏற்படுகிறது. வயதானால்.எப்படி நம் தோலில் சுருக்கம் காணப்படு கிறதோ, அதைப்போல் மூளையில் உள்ள செல்களிலும் சிதைவு ஏற்படுகிறது.

பார்கின்சன் நோய் ஏற்பட காரணங்கள்

- இந்நோயில் பல அறிகுறிகள், மூளையில்உள்ள டோபமைன் (Dopamine) எனப்படும் ஹார்மோன் குறைவதால் ஏற்படுகிறது. டோபமைன் சுரப்பி 80 சதவீதம் குறைந்த பிறகே இந்நோயின் அறிகுறிகள் வெளிப்படும். அதனை உற்பத்தி செய்கின்ற சில மூளை செல்கள் இறந்து விடுவதே இதற்கு காரணமாகும்..
- பார்கின்சன் நோயில் நரம்பு முடிச்சுகளில்(Nerve Endings) பாதிப்பு ஏற்பட்டு அதனால் நார்-எபிநெபரின் (Norepinephrine) என்னும் நரம்பியக் கடத்தியில் பாதிப்பு ஏற்படுகிறது. ரத்த அழுத்த கட்டுப்பாடு போன்ற தன்னியக்க செயல்பாடு களை கட்டுப்படுத்தும் தன்னியக்க நரம்பு மண்டலத்தை ஒழுங்குபடுத்துவதிலும் நார்- எபிநெபரின் (Norepinephrine) முக்கிய பங்கு வகிக்கிறது.
- பார்க்கின்சன்நோயால் பாதிக்கப்பட்ட பலரின் மூளையில், லிவி பாடிஸ்(Lewy bodies) எனப்படும் அசாதாரண புரதக் கட்டிகள் காணப்படுகிறது. இது எதனால் என்பதற்கான காரணம் இன்னும் அறியப்படவில்லை.
- சுற்றுச் சூழலும் இந்நோய் வருவதற்கு ஓர் முக்கிய காரணமாகத் திகழ்கிறது.
- பரம்பரை நோயாகவும் இந்நோய் வருகிறது.

அறிகுறிகள்

- இந்த நோயின். முதல் அறிகுறியாக நடுக்கம் ஏற்படத் தொடங் கும். பின், தலை மற்றும் கை கால்களில் நடுக்கம் ஏற்படும்.
- இந்நோயில், ரெஸ்ட்ட்ரெமர் (Rest tremor) காணப்படுகிறது. அதாவது ஓய்வெடுக்கும் பொழுது நடுக்கம் காணப்படும், ஆனால் உடல் உறுப்புகள் செயலில் இருக்கும் போது, நடுக்கம் காணப்படுவதில்லை; அல்லது, குறைந்த நடுக்கம் காணப் படலாம்.
- கைகளை நீட்டி மடக்கும்பொழுது சிரமம், விறைப்புத் தன்மை (Stiffness) காணப்படும்.
- பேசுவதில் சிரமம், நடப்பதில் சிரமம், எழுதுவதில் சிரமம், கூன்போட்டு நடப்பார்கள்.
- உணர்ச்சிகளை வெளிக்காட்டாத முகஅமைப்பு காணப்படும்.

- இமைகள் குறைவாக இமைக்கும்.
- ஞாபக மறதி.
- இதனால் உடலில் மெதுவாக நரம்பு சிதைவு ஏற்படுகிறது.
- அதன்பிறகு மன அழுத்தம், கவலை, மறதி (Dementia) டிமென்ஷியா என்னும் நினைவாற்றல் இழப்பு, குழப்பம், மனச் சோர்வு, இயக்கம் போன்றவை பாதிப்படையலாம்.

ஆரம்ப அறிகுறிகளைக் கண்டறிவதன் முக்கியத்துவம்

இந்நோயின் ஆரம்ப அறிகுறிகள் வழக்கமான வயதான அறிகுறி களாக இருக்கக் கூடும் என்று மக்கள் எப்போதும் நினைக்கின்றனர். எனவே, அவர்கள் மருத்துவ உதவியை நாடுவதற்கு காலதாமதம் ஆகிவிடுகிறது.

எவ்வாறாயினும், நோயின் ஆரம்பக் கட்டங்களில் சிகிச்சை எடுத்துக் கொண்டால், அது பயனுள்ளதாக இருக்கும். அதனால் தான் பார்கின்சன் நோயை முன்கூட்டியே கண்டறிவது அவசியம். வெளிப்படையான அறிகுறிகள் தோன்றும்வரை நோயாளிகள் சிகிச்சையைத் தொடங்கவில்லை என்றால், பின் அது பலனளிக் காது. மேலும் பக்கவாதம், மூளையழற்சி, அல்சீமர் நோய் (Alzheimer) போன்ற மற்ற நோய்களின் அறிகுறிகள் இதைப்போலவே இருப் பதால், ஆரம்பக் கட்டங்களில் பார்கின்சன் நோயைக் கண்டறிவது மருத்துவர்களுக்கு கடினமாக இருக்கும்.

பார்கின்சன் நோய்க்கான ஆபத்துக் காரணிகள்

வயது: இது பொதுவாக வயதுக்கு ஏற்ப ஆபத்து அதிகரிக்கி றது. நோயின் ஆரம்பம் 60 அல்லது அதற்கு மேற்பட்ட வயதில் தொடங்குகிறது.

பரம்பரை: குடும்பத்தில் ஒருவருக்கு பார்கின்சன் நோய் இருந் தால், அது நோயை உருவாக்கும் வாய்ப்புகளை அதிகரிக்கிறது. எப்படியிருந்தாலும், குடும்பத்தில் உள்ள பலர் இந்நோயால் பாதிக் கப்படாத வரை, ஒருவரின் ஆபத்துகள் குறைவாகவே இருக்கும்.

பாலினம்: பெண்களை விட ஆண்களுக்கு இந்த கோளாறு ஏற்பட வாய்ப்புகள் அதிகம்.

நச்சுகளின் வெளிப்பாடு: களைக்கொல்லிகள் மற்றும் பூச்சிக் கொல்லிகள் போன்ற நச்சுகளின் தாக்கம், பார்கின்சன் நோயை உருவாக்கும் அபாயத்தை அதிகரிக்கும்.

பார்க்கின்சன் நோயின் ஆயுர்வேதக் கண்ணோட்டம்

ஆயுர்வேதத்தில், இந்நோய் 'கம்பவாதம்' என விளக்கப்பட்டுள்ளது. கம்பம் என்றால், 'நடுக்கம்' என்று பொருள். மூளையில் உள்ள நரம் பின் செயல்களுக்கு வாதம், கபம் என்னும் தோஷங்களின் குணம் உதவுகிறது. கம்பவாதத்தில் வாத குணமானது தடுக்கப்பட்டு கபத்

தின்குணம் மந்தமடைந்து இந்த நோயை உருவாக்குகிறது. வாத, கபத்தின் குணங்களை சமநிலை படுத்தும் வகையில் சிகிச்சைகளை கடைப்பிடிப்பது அவசியம்.

ஆயுர்வேத பஞ்சகர்மா சிகிச்சைகள்

- *உத்வர்த்தனம் (மூலிகை பொடி மசாஜ்): அதற்கான மருந்துகள், திரிபலா சூரணம், சரக்கொன்றை சூரணம்.*
- *தலம் (**உச்சந்தலையில் மூலிகை வைத்தல்**) : அதற்கான மருந்துகளில் ஒன்றான ராஸ்னாதி சூரணத்தை நிம்பாமிர்த ஏரண்ட தைலத்துடன் கலந்து வைக்கலாம்.*
- ***அபியங்கம்(மசாஜ்)** : மருத்துவ குணமுடைய தைலங்களில், கார்பாசாஸ்த்யாதி தைலம், சகச்சராதி தைலம், மாஷ தைலம், ப்ரபஞ்சன விமர்தன தைலம் போன்றவை கொண்டு உடலை மசாஜ் செய்வதன் மூலம் உடலில் இருந்து நச்சுக்களை வெளியேற்றி உடல் இயக்கங்களை மேம்படுத்தவும், நடுக்கத்தைக் குறைக்கவும், உடலை சமநிலையில் வைக்கவும் உதவும்.*
- ***பத்ர பிண்ட ஸ்வேதனம்** : மூலிகை இலைகளைக் கொண்டு ஒத்தடம் கொடுத்தல்.*
- *விரேசனம் (பேதிக்கு மருந்து கொடுத்தல்)அதற்கு சுகுமார ஏரண்ட தைலத்தை உபயோகப்படுத்தலாம்.*
- ***பிழிச்சில்**: மூலிகை எண்ணெய்களை உடல் முழுவதும் ஊற்றுதல்.*
- *நஸ்ய சிகிச்சை : மூக்கில் சொட்டு மருந்து விடுதல், அதற்கு லசுண தைலத்தை பயன்படுத்தலாம்.*
- *வஸ்தி - என்னும் இனிமா (Enema) கொடுத்தல்.*
- *சிரோவஸ்தி - தலையில் எண்ணெயை தேக்கி வைத்தல்.*
- ***யோகப் பயிற்சியின் பயன்கள்**: பார்கின்சன் நோய்க்கு 'யோகா பயிற்சி' செய்வது மூலம், நரம்புகள் வலுப்படும், நல்ல இரவு தூக்கத்தை பெற உதவும்.*

'பிராணாயாமம்' பயிற்சி எனப்படும் மூச்சுப் பயிற்சியை செய்வது உகந்தது.

ஆயுர்வேத மருந்துகள்

உள் மருந்துகள்

- *மாஷா ஆத்ம குப்தாதி பால் கஷாயம்*
- *பூனைக்காலி விதை (கபிகச்சு பீஜ) சூரணம்*
- *திப்பிலி சூரணம்*
- *அஸ்வகந்தா சூர்ணம்- அஸ்வகந்தா சூரணத்தை ஒரு டீஸ்பூன் அளவு 100 மிலி தினமும் பாலுடன் கலந்து உட்கொள்வதின் மூலம் நரம்புகள் வலுப்படும்.*

- அஷ்டவர்க்க கஷாயம்
- தனதனயனாதி கஷாயம்
- பலா அரிஷ்டம்
- அஸ்வகந்தா அரிஷ்டம்
- ரசோனாதி வடி
- ப்ரஹத்வாத சிந்தாமணி

ரசாயனம்: ஆயுர்வேத மருத்துவத்தில், ரசாயன மூலிகைகள் உடல் மற்றும் மன ஆரோக்கியத்தின் இளமை நிலையை ஊக்குவிக்கின்றன. நரம்பு மண்டலத்தை மீட்டெடுக்கும் செயல்பாட்டைக் கொண்டு வருகின்றன.

- திப்பிலி ரசாயனம்
- லசுண ரசாயனம்
- பிரம்மி (வல்லாரை)- நினைவாற்றலை மேம்படுத்த பயன் படுகிறது.
- ஜோதிஷ்மதி (வாலுளுவை) - அறிவாற்றலைத் தூண்டுவதாகவும் நினைவாற்றலைக் கூர்மைப்படுத்துவதாகவும் கருதப்படுகிறது.

இம்மருந்துகளை ஆயுர்வேத மருத்துவரின் ஆலோசனையை பெற்று உட்கொள்ளலாம்.

ஆரோக்கியமான உணவே முதன்மை - உணவின் மருத்துவக் குணங்கள்: ஆயுர்வேதத்தில் சிகிச்சையின் ஒரு வடிவமாகவும், உளவியல் மற்றும் உடலியல் நோய்கள் ஏற்படுவதைத் தடுக்கும் வழிமுறையாகவும் உணவு முக்கிய பங்கு வகிக்கிறது.

பத்தியம்(பயன்படுத்த வேண்டிய உணவு) பழைய அரிசி, கோதுமை, பழங்கள், காய்கறிகள், பருப்புகள், பால் மற்றும் பால் பொருட்கள், மாதுளை, எலுமிச்சை,

மாம்பழம், ஆரஞ்சு, கொய்யா, ஆப்பிள், பூண்டு, பாதாம், முந்திரி, பிஸ்தா

போன்றவற்றை உட்கொள்ளலாம்.

அபத்தியம் (தவிர்க்க வேண்டிய உணவுகள்) பார்லி, பட்டாணி, டீ, காபி அதிகப்படியான புரத உணவு, சூடான காரமான உணவு மற்றும், நிறைவுற்ற கொழுப்புகள், கொண்டைக்கடலை, பச்சைப் பயறு,

துவரம்பருப்பு, நாவல்பழம், பாகற்காய், தேன், பாக்கு ஆகியவற்றைத் தவிர்க்கவும்.

சினைப்பை, கர்ப்பப்பை மற்றும் கர்ப்பப்பைவாய் புற்றுநோய்

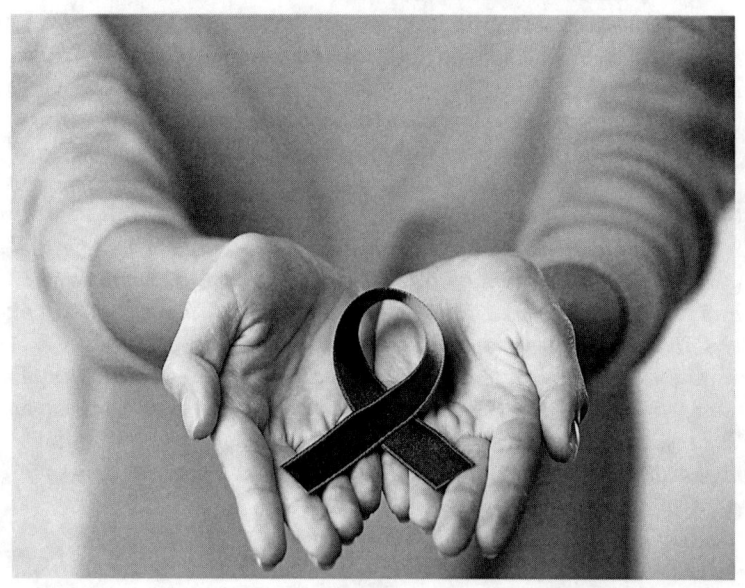

பெண்களுக்கு தாய்மை என்னும் புனிதமான பேறை பெற்றுத் தரும் ஒரு மகத்தான மற்றும் பெண்களுக்கே உரிய உறுப்பு கர்ப்பப்பை. இத்தனை முக்கியத்துவம் வாய்ந்த கர்ப்பப்பையை உரிய வழிமுறைகளோடு பேணி பாதுகாப்பாக பராமரிக்க தவறு வோமேயானால் கட்டிகளில் தொடங்கி புற்றுநோய் வரையிலான பல உபாதைகள் வர அதுவே வாய்ப்பாக அமைந்துவிடும். கர்ப்பப் பையில் வரக்கூடிய நோய்களுள் அதிமுக்கியமானது கர்ப்பப்பை, கர்ப்பப்பை வாய் மற்றும் சினைப்பைப் புற்றுநோய்கள்.

21 ஆம் நூற்றாண்டில் கடுமையாகப் பரவி வரும் மிகக் கொடிய சவால்களில் ஒன்றான புற்றுநோய், இப்போது உலக சுகாதார

அமைப்பின் கூற்றுப்படி உலகின் மிக ஆபத்தான கொலைபாதக நோயாக மாறியுள்ளது. புற்றுநோயானது நவீனமயமாக்கலின் காரணமாகவும் கலப்பட உணவு, ஒழுங்கற்ற வாழ்க்கை முறை மற்றும் அழுத்தமான மனோநிலையின் காரணமாக வருகிறது என்ற உண்மையை யாராலும் மறுக்க முடியாது.

இந்தியாவில் ஆண்டுக்கு ஏறக்குறைய பத்து லட்சம் பேர் புற்றுநோயால் பாதிக்கப்படுகிறார்கள் என்று புள்ளிவிவரங்கள் அச்சமூட்டுகிறது. அதிலும், பெண்களில் மார்பகப் புற்றுநோய், கர்ப்பப்பை புற்றுநோய், கர்ப்பப்பைவாய் புற்றுநோய் மற்றும் சினைப்பை புற்றுநோய் வேகமாக தாக்கி வருவதாகவும் இந்த புள்ளிவிவரங்கள் அஞ்சவைக்கின்றன. மேலும் இந்தியாவில் ஒரு மணி நேரத்தில் பத்து பெண்கள் இத்தகைய புற்றுநோய்களால் இறக்கிறார்கள் என்ற திடுக்கிடும் தகவல் நாம் எந்த அளவு இந்நோயைபற்றி விழிப்புணர்வுடன் இருக்கவேண்டும் என்று உணர்த்துகின்றன.

மனிதர்கள் மற்றும் பிற பாலூட்டிகளின் இனப்பெருக்க அமைப்பின் முக்கியமான பெண்பாலின உறுப்பு கர்ப்பப்பை ஆகும். கர்ப்ப காலத்தில் கருவானது கர்ப்பப்பையில் உருவாகிறது. கர்ப்பப்பையைப் பாதிக்கும் பல்வேறு வகையான புற்றுநோய்கள் உள்ளன. பெண்களை அதிகப்படியாக பாதிக்கும் புற்றுநோய்களில் மிகவும் பொதுவான எண்டோமெட்ரியல் புற்றுநோய் நான்காவதாக உள்ளது.

கர்ப்பப்பை வாய் (Cervix) என்பது கர்ப்பப்பையின் கீழ்ப் பகுதியில், பிறப்புறுப்புடன் (வெஜைனாவுடன்) இணையும் இடத்தை குறிக்கிறது, இந்த இடத்தில் வரக்கூடிய புற்றுநோயே கர்ப்பப்பை வாய் புற்றுநோய் என்று அழைக்கின்றோம்.

சினைப்பை என்பது கருமுட்டையை உருவாக்கும் பெண் இனப்பெருக்க அமைப்பில் காணப்படும் ஒரு உறுப்பு ஆகும். கர்ப்பப்பையின் ஒவ்வொரு பக்கத்திலும் ஒரு சினைப்பை உள்ளது. சினைப்பைகள் மாதவிடாய் சுழற்சி மற்றும் கருவுறுதல் ஆகியவற்றில் பங்கு வகிக்கும் ஹார்மோன்களையும் சுரக்கின்றன. பெண்களுக்கு ஏற்படும் புற்றுநோய் பாதிப்புகளில் 2.5 சதவீதம் சினைப்பை புற்றுநோய் ஆகும். சுமார் 80 பெண்களில் ஒருவருக்கு சினைப்பை புற்றுநோய்ப்பாதிப்பு ஏற்படும் வாய்ப்பு உள்ளதாகவும், பாதிப்புடைய 110 பெண்களில் ஒருவர் இறக்கும் ஆபத்தில் இருப்பதாகவும் ஆய்வுகள் கூறுகின்றன.

இத்தகைய கர்ப்பப்பை, கர்ப்பப்பை வாய் மற்றும் சினைப்பையில் ஏற்படும் புற்றுநோய்களானது எளிதில் மற்ற பகுதிகளுக்கும் பரவவும் வாய்ப்பு உள்ளது. ஒன்றிலிருந்து மற்றொன்றுக்கு மற்றும் ரத்தத்தின் மூலம் நுரையீரல், மூளை, கல்லீரல், எலும்புகளுக்கும் பரவலாம்.

பெண்களின் இனப்பெருக்க சுரப்புகளில் தோன்றும் இந்த புற்றுநோய் குறித்த அறிகுறிகள், காரணங்கள், சிகிச்சை முறைகள் குறித்து அவசியம் ஒவ்வொரு பெண்ணும் தெரிந்துகொள்ள வேண்டும். இத்தகைய விழிப்புணர்வு முழுமையாக இருந்தாலே புற்று நோய் தாக்கப்பட்டால் ஆரம்ப கட்டத்தில் கண்டறிந்து சிகிச்சை பெறுவது எளிதாக இருக்கும்.

அனைத்து பெண்களுக்கும் கர்ப்பப்பை, கர்ப்பப்பை வாய் மற்றும் சினைப்பை புற்றுநோயின் அபாயம் உள்ளது என்பதை நாம் உணரவேண்டும், ஆனால் வயதுக்கு ஏற்ப ஆபத்து அதிகரிக்கிறது. பெரும்பாலான இந்த புற்றுநோய்கள் மாதவிடாய் நின்ற பெண்களிலேயே அதிகமாக காணப்படுகின்றன.

சினைப்பை, கர்ப்பப்பை மற்றும் கர்ப்பப்பைவாய் புற்று நோய்க்கான காரணங்கள்:

1. அசாதாரண எண்டோமெட்ரியல் திசுவளர்ச்சி

அளவிற்கு அதிகமான எண்டோமெட்ரியல் (கர்ப்பப்பையின் உட்புற) திசுக்கள் வளர்வதால் கர்ப்பப்பை புற்றுநோய் வர வாய்ப்புண்டு. இதனால் ஒழுங்கற்ற மாதவிடாய் சுழற்சி, மாதவிடாய் நிறைவிற்கு (Menopause) பின்கூட ரத்தப்போக்கு ஆகியவை காணப்படும்.

2. உடல் பருமன்

உடல் எடை அதிகமாக உள்ளவர்களுக்கும் ஈஸ்ட்ரோஜன் அளவு அதிகரிப்பதால் புற்றுநோய் வர வாய்ப்புண்டு.

3. வயதிற்கு முன்னரே பருவம் எய்தல்

12 வயதிற்கு முன்னரே பருவம் எய்தியவர்களுக்கும், 55 வயதிற்கு பின்னரும் மாதவிடாய் ஏற்படுபவர்களுக்கும் மேலும் பிரசவிக்காத பெண்களுக்கும் பிற்காலங்களில் கர்ப்பப்பை புற்றுநோய் வர அதிக வாய்ப்புள்ளது. அதிக வயதுக்கு பிறகு குழந்தைப்பேறு, அடிக்கடி கருக்கலைப்பு செய்பவர்களுக்கும் கூட இந்த புற்றுநோய் வருவதற்கான வாய்ப்பு அதிகம் உள்ளது.

4. ஈஸ்ட்ரோஜன் பயன்பாடு

ஹார்மோன் தெரபி எனப்படும் சிகிச்சை எடுத்துக் கொள்ளும் போது ஈஸ்ட்ரோஜன் மட்டும் எடுத்துக் கொள்பவர்களுக்கும் புற்றுநோய் ஏற்பட வாய்ப்புள்ளது.

5. சில மருந்துகள்

மார்பகப் புற்றுநோய்க்கு வழங்கப்படும் டாமாக்ஸிபென்

என்னும் மருந்தானது ஈஸ்ட்ரோஜனை போன்று செயல்படுவதால் அதிக அளவில் பயன்படுத்தும் பொழுது கர்ப்பப்பை புற்றுநோயை ஏற்படுத்த வாய்ப்பு உள்ளது.

6. நோய்த் தொற்று

சில நோய்த்தொற்றுகள் கூட புற்றுநோய் வர காரணமாக அமை கின்றன. அதில் குறிப்பாக தாம்பத்தியத்தின்போது பரவும் ஹெச்.பி.வி வைரஸின் (HPV - Human Papilloma Virus) நோய்த்தொற்று 90 சதவீதமான கர்ப்பபப்பை வாய்ப் புற்றுநோய் உருவாவதற்கு முக்கிய மான காரணியாக விளங்குகிறது.

7. கதிரியக்க சிகிச்சை

பெண்களின் இடுப்புப் பகுதியானது கதிரியக்க சிகிச்சை அல் லது எக்ஸ்-ரே ஸ்கேன் முதலிய கதிரியக்க பரிசோதனைகளுக்கு அடிக்கடி உட்படுவதாலும் புற்றுநோய் ஏற்படலாம்.

8. பரம்பரை மற்றும் மரபியல்

தாய்க்கு புற்றுநோய் இருப்பின் வாரிசுகளாக பிறக்கும் பெண் குழந்தைகளுக்கு கர்ப்பபப்பை புற்றுநோய் ஏற்படலாம். சில மரபியல் மாற்றங்களாலும் புற்றுநோய்கள் வரலாம்.

9. சர்க்கரை நோயாளிகளுக்கு...

சர்க்கரை நோயினால் பாதிக்கப்பட்டவர்களுக்கு உருவாகலாம்.

10. ஹார்மோன்களின் மாறுபாடு...

முந்தைய கர்ப்பபப்பைக்கட்டிகள் அல்லது பாலிசிஸ்டிக் ஓவரியன் சிண்ட்ரோமால் (PCOD) பாதிக்கப்பட்டவர்களில் ஹார்மோன் களின் மாறுபாடு ஏற்படுவதால் புற்றுநோய் உருவாக வாய்ப்புள்ளது.

சினைப்பை, கர்ப்பப்பை மற்றும் கர்ப்பப்பை வாய் புற்றுநோய்க்கான அறிகுறிகள்

ஆரம்பத்தில் அறிகுறிகள் தென்படுவதில்லை. வழக்கத்திற்கு மாறான பிறப்புறுப்பு ரத்தப்போக்கு என்பது கர்ப்பப்பை புற்று நோயின் மிகவும் பொதுவான அறிகுறியாகும், குறிப்பாக மாதவி டாய் நின்றபிறகு (Menopause) ஏற்படும் ரத்தப்போக்கு. தாம்பத்திய சேர்க்கையின் போது பெண்ணுறுப்பிலிருந்து ரத்தம் வெளியேறுதல் கர்ப்பபப்பைவாய் புற்றுநோயின் அறிகுறியாக இருக்கலாம்.

பிற பொதுவான அறிகுறிகள்

1) ஒழுங்கற்ற ரத்தப்போக்கு மற்றும் இரண்டு மாதவிடாய்க்கு

இடையில் அடிக்கடி ரத்தம் வெளிப்படுதல் அல்லது இடைவெளி இல்லாமல் தொடரும் ரத்தப்போக்கு.

2) வெள்ளைப்படுதல் பிரச்சனை அதிகமாக இருத்தல், சில நேரங்களில் துர்நாற்றத்துடனும், சிலநேரங்களில் சிறிது ரத்தத்துடனும் வெளிவரலாம். மாதவிடாய் நிறைவுக்கு (Menopause) பின் வெள்ளைப்படுதல்.

3) அடிவயிறு, இடுப்பு, தொடைப் பகுதியில் பொதுவான வலி.

பிற இதர அறிகுறிகள்

1) சிறுநீர் கழிப்பதில் வலி மற்றும் சிரமம்
2) விவரிக்க முடியாத எடை இழப்பு
3) வயிறு உப்புசமாக உணர்தல், மலச்சிக்கல், உடற்சோர்வு, பசியின்மை.

இந்த அறிகுறிகள் மற்ற காரணங்களால் ஏற்படலாம் என்றாலும், தக்க மருத்துவரை அணுகி சரிபார்த்துக்கொள்வது நல்லது.

சிகிச்சை

ஆயுர்வேதம் என்பது இந்திய துணைக் கண்டத்தில் வரலாற்று வேர்களைக் கொண்ட வாழ்க்கை அறிவியல் ஆகும். இது இயற்கையான மருந்துகளைப் பயன்படுத்தி பல்வேறு கட்டிகளைத் தடுப்பதற்கும், அடக்குவதற்கும் பல நூறு வருடங்களாக பயன் படுத்தப்பட்டு வருகிறது என்பது நாம் அறிந்த உண்மையே. மேலும் தற்கால விஞ்ஞானிகள் புற்றுநோயை நிர்வகிப்பதற்கான மாற்று மருத்துவம் பற்றிய ஆராய்ச்சிகளில் ஆர்வம் காட்டி வருகின்றனர்.

மும்பையில் உள்ள புகழ்பெற்ற டாடா மெமோரியல் மருத்துவ மனை தனது புற்றுநோய் ஆராய்ச்சியில் ஆயுர்வேத மருந்துகளை கொடுத்து அதன் பலன்களை பரிசோதித்துக்கொண்டு வருகிறது என்ற செய்தியிலிருந்தே ஆயுர்வேதம் இன்றைய காலகட்டத்திலும் கூட மிகச்சிறப்பாக சிகிச்சைப்பலன் அளிக்கிறது என்பதை நாம் உணரலாம்.

'சரக சம்ஹிதை' மற்றும் 'சுஷ்ருத சம்ஹிதை' ஆகிய பழங்கால ஆயுர்வேத கிரந்தங்களில் புற்றுநோயானது 'கிரந்தி' (சிறிய கட்டி கள்) அல்லது 'அர்புதம்' (பெரிய கட்டிகள்) என்ற தலைப்புகளில் நன்கு விவரிக்கப்பட்டுள்ளது. முக்குற்றங்கள், எழு உடற்கட்டுகள் (திசுக்கள்) மற்றும் மனோ குணங்கள் ஆகியவற்றின் நீண்டகால ஏற்றத்தாழ்வு நிலைகளே 'கிரந்தி' மற்றும் 'அர்புதம்' ஆகிய நோய் களுக்கு வழிவகுக்கின்றன என்று ஆயுர்வேதம் வரையறுக்கிறது.

புற்றுநோய்க்கான மேற்கத்திய மற்றும் ஆயுர்வேத சிகிச்சைக்கு இடையே உள்ள முக்கிய வேறுபாடு, ஆயுர்வேதத்தில் எந்தவித மான தீவிரமான, உடலை வருத்தக்கூடிய செயலாக்கங்களும் இல்லை. ஆயுர்வேதம் உடலின் சுய-குணப்படுத்தும் திறன்களைத்

தூண்டுகிறது மேலும் உடல் திசுக்களை சுத்தப்படுத்தவும் ஆதரிக்கவும் நோயாளியின் வாழ்க்கைத் தரத்தை மேம்படுத்தவும் புற்றுநோயின் வளர்ச்சியை தாமதப்படுத்தவும் உதவுகின்றது. எல்லா சிகிச்சைகளும் திரிதோஷத்தையும் திரிகுணத்தையும் சமநிலைப்படுத்துவதிலேயே சுழல்கின்றன.

எந்த நிலையில் புற்றுநோய் கண்டறியப்பட்டாலும் கூட, ஆயுர்வேதம் மூலம் விரிவான சிகிச்சை உத்திகள் திட்டமிட முடியும். கீமோதெரபி அல்லது கதிரியக்க சிகிச்சையின் போதுகூட, ஆயுர்வேதம், அந்த சிகிச்சைகளின் பக்கவிளைவுகளைக் குறைக்க உதவுவதோடு, உடலை மீட்டெடுப்பதிலும் உதவுகிறது.

சிகிச்சை

கர்ப்பப்பை மற்றும் கர்ப்பப்பைவாய் புற்றுநோய்களுக்கு ‘குல்ம சிகிச்சை’, ‘வாதானுலோமன சிகிச்சை’ செய்ய நல்ல பலன் தரும். மேலும் கர்ப்பப்பை மற்றும் பிறப்புறுப்பில் சில சிகிச்சைகள் செய்ய நோய் நன்றாகக் கட்டுப்படும். அவை,

A) **யோனிபிச்சு:** (மருந்து கலந்த எண்ணெய் அல்லது நெய்யில் தோய்த்து பெண் பிறப்புறுப்பின் பின்பகுதியில் வைக்கப்படும் பஞ்சு) குடுச்யாதி தைலம், ஜாத்யாதி தைலம், உதும்பராதி தைலம், சைந்தவாதி தைலம் போன்ற தைலங்களுடன் யோனி பிச்சு செய்யலாம்.

B) **யோனிவர்த்தி:** (பெண் பிறப்புறுப்பில் (சபோசிடரி) மருந்தை வர்த்திவாக உள்நோக்கி வைத்தல்) ஆர்க்காதி வர்த்தி, பிப்பல்யாதி வர்த்தி, நிம்பாதி வர்த்தி, பலாஷாதி வர்த்தி மூலம் யோனிவர்த்தி சிகிச்சை செய்யலாம்.

C) **யோனி பிரக்ஷாலனம்** (பெண் பிறப்புறுப்பு பகுதியைக் கழுவுதல்) நயக்ரோதாதி, கதிராதி, தசமூலம், திரிபலா, பஞ்சவல்கலம்,புஷ்யானுகச்சுர்ணம் ஆகியவற்றால் செய்யப்பட்ட கசாயத்தைக் கொண்டு பிரக் ஷாலனம் செய்யலாம்.

D) **கர்ப்பப்பை உத்தர வஸ்தி:** ஜீவனியத்ரவ்ய தைலம், குடஜபாலை நெய், பஞ்சவல்கல கஷாயம், குடுச்சியாதி கஷாயம் போன்றவற்றுடன் உத்தர வஸ்தி செய்யலாம்.

E) **யோனி பூரணம்:** மருந்துப் பசையுடன் பசுநெய், பிருகத் சதாவரி நெய், திரிபாலாதி நெய், ஆடாதொடா நெய் சேர்த்து பிறப்புறுப்பை பேக்கிங் செய்யலாம்.

உள் மருந்துகள்

மேலும் உள்மருந்துகளாக கசாய மருந்துகளான சுகுமார கசாயம், திக்தக கசாயம், திராயந்தியாதி கசாயம், ந்யக்ரோத கசாயம், பத்ராதி கசாயம் நோய் அறிகுறிகளுக்கேற்ப தான்வந்தர குளிகை,

சிவ குளிகை, சந்திர பிரபா வடி போன்ற மாத்திரைகளுடன் பயன் படுத்தலாம். சுகுமார லேகியம், கல்யாண குலம் புஷ்யானுக சூரணம் போன்ற மருந்துகளை நோய்த்தன்மைக்கேற்ப பயன்படுத்தலாம்.

சினைப்பை புற்றுநோய்களில் சப்தசார கசாயம், சித்ரக கிரந்தி யாதி கசாயம், புனர்னவாதி கசாயம், வரனாதி கசாயம் கொடுக்க நல்ல பலன் தரும். சிவ குளிகை, சட்தரண குளிகை, திரிபலா குக்குலு, அம்ருதா குக்குலு, காஞ்சனார குக்குலு முதலிய மாத்திரைகளை பயன்படுத்தலாம். சிவதை சூரணம், குக்குலு பஞ்சபல சூரணம், புஷ்யானுக சூரணம் போன்ற மருந்துகளை நோய்த்தன்மைக்கேற்ப பயன்படுத்தலாம்.

உடற்சோர்வு இருப்பின் குமாரியாசவம், உசிராசவம் கொடுக்கலாம்.

பிஎம்எஸ்

(Perimenopausal Syndrome-PMS)

என்னும் மாதவிடாய் வருவதற்குமுன் வரும் பிரச்சனைகள்

அரிது அரிது மானிடராய் பிறத்தல் அரிது...அதனினும் அரிது கூன் குருடு செவிடு பேடு இன்றி பிறத்தல் அரிது என்ற அவ்வையாரின் வாக்கினில் அடுத்த வரியாக பெண்ணாய் பிறப்பது அரிது அதனினும் பெண்ணாய் பிறந்து பல உடல் மற்றும் மன ரீதியான சவால்களை எதிர்கொண்டு வெற்றிநடை போடுவது ஒரு வகை வரப் பிரசாதமே என சேர்த்துக் கொள்ளலாம். அந்த வகையில் பெண்கள் தங்கள் வாழ்நாளில் மாதவிடாய் ஆரம்பத்திலிருந்து *(Menarche)* மாதம்தோறும் மாதவிடாய் *(Monthly Menstrual Cycle)*, குழந்தைபேறு *(Pregnancy)*, பிரசவம் *(Delivery)*, மாதவிடாய் நிறுத்தம் முன் வரும் பிரச்னைகள் *(Perimenopausal Syndrome)*, மாதவிடாய் நிறுத்தம் *(Menopause)*, மாதவிடாய் நிறுத்தம் பின் வரும் உடல் மாற்றங்கள் *(Post Menopausal complications)* என்று தொடர்ச்சியாக பருவ மாற்றங்களினால் பல்வேறு

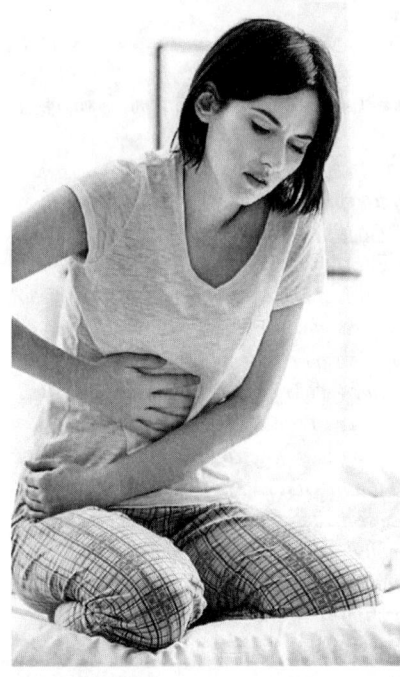

சவால்களை வாழ்நாள் முழுவதும் சந்தித்துக்கொண்டு எதிர்நீச்சல் போட்டு வெற்றிபெற்றுக்கொண்டே தான் இருக்கிறார்கள். ஆனால், அதில் அவர்களை மிகவும் வருத்தும் ஒரு பிரச்சனை அவர்கள் அறியாமலே அவர்களை பாதிக்கிறது என்பது எத்தனை பேருக்கு தெரியும்? அது தான் மாதவிடாய் நிறுத்தத்திற்கு முன்வரும் பிரச்னைகள் (PMS) பற்றி பார்ப்போம்.

மாதவிடாய் வருவதற்கு முன் வரும் பிரச்சனைகளை பிரிமேன்ஸ் டுரல் சின்ட்ரோம் அல்லது பிஎம்எஸ் என்று சுருக்கமாக ஆங்கில மருத்துவம் அழைக்கிறது. பிஎம்எஸ் என்பது மாதவிடாய் சுழற்சியில் மாதவிடாய் வெளியேற்றத்திற்கு 5-11 நாட்களுக்கு முன்னர் ஏற்படக் கூடிய அசௌகரியம் அல்லது நலக்குறைவாகும். இந்நோயானது உடலை மட்டுமின்றி மனநிலை, உணர்ச்சிகள், உடல் ஆரோக்கியம் மற்றும் நடத்தையிலும் பாதிப்பை ஏற்படுத்தும். இப்பிரச்சனை பற்றி விழிப்புணர்வு இல்லாததால் இப்படி ஒரு பிரச்சனை தங்களுக்கு உள்ளது என்று தெரியாமலேயே பல பெண்கள் அவதிப்படுகிறார்கள்.

பிஎம்எஸ் எப்போது பாதிக்கும்?

- அண்டவிடுப்பின் தொடக்கத்திற்கும் (ovulation) மாதவிடாயின் தொடக்கத்திற்கும் இடையில் (மாதவிடாய்க்கு சுமார் 2 வாரங்களுக்கு முன்பு).
- மாதவிடாய் ரத்தப்போக்கு தொடங்கி சில நாட்கள் வரை நீடிக்கும்.
- இதன் அறிகுறிகள் மாதவிடாய் முடியும்போது மறைந்து விடும்.
- ஒவ்வொரு மாதமும் தொடர்ந்து காணப்படும்.
- அன்றாட வாழ்க்கை மற்றும் வழக்கமான செயல்பாடுகளில் பல தாக்கங்களை ஏற்படுத்தும்.

இந்த குறைபாடானது (PMS) இனப்பெருக்க வயதுடைய பெண்களை பாதிக்கின்ற மிகவும் பொதுவான பிரச்சனையாக உள்ளது. 30 முதல் 49 வயது வரை உள்ள பெண்களில் 48 சதவீதம் பேர் PMS-ஐ அனுபவிப்பதாக ஆய்வுகள் கூறுகின்றன, மேலும் அவர்களில் 20 சதவீதத்தினருக்கு, அறிகுறிகள் அவர்களின் தினசரி நடவடிக்கையை பாதிக்கும் அளவுக்கு கடுமையானவையாக இருக்கக்கூடும்.

கர்ப்பப்பை நீக்கப்பட்டவர்களிடத்திலும், ஒரு சினைப்பை மீதமிருப்பின் அவர்களுக்கும் இப்பாதிப்பு ஏற்பட அதிக வாய்ப்புள்ளது. 3 முதல் 8 சதவீதம் வரையிலான பெண்களுக்கு இது தீவிர பாதிப்பினை ஏற்படுத்தும்போது அதனை பிரிமேன்ஸ்டுரல் டிஸ்போரிக் டிஸார்டர் (Premenstrual dysphoric disorder), (PMDD) என்று நவீன மருத்துவம் அழைக்கிறது.

பிஎம்எஸ் எந்தெந்த பெண்களுக்கு சுலபமாக ஏற்படலாம்?

- அதிக அளவு மன அழுத்தம்
- மனச்சோர்வு இருத்தல் அல்லது பரம்பரையாக மனச்சோர்வு வருதல்
- மகப்பேற்றுக்கு பிறகான மனச்சோர்வு.

காரணங்கள்

மாதவிடாய் சுழற்சியில் 'லூட்டியல் பேஸ்' (Luteal Phase) எனப்படும் கருமுட்டை வெளியேறிய பின் உள்ள கால கட்டத்தில் பிஎம்எஸ் ஏற்படும் வாய்ப்பு அதிகம். இது பெண் களின் உடலில் பெண் ஹார்மோன்கள் என்னும் ஈஸ்ட்ரோஜென் மற்றும் ப்ரோஜெஸ்ட்ரோன் அளவுகளில் ஏற்படும் மாற்றத் தினால் உருவாகிறது.

அறிகுறிகள்

மனநிலை மாற்றங்களான, அதிகமாக கோபப்படுதல், பதற்றம், மனம் அலைபாய்தல், அமைதியின்மை, தாழ்வு மனப்பான்மை, எளிதில் எரிச்சல் அடைதல், மறதி அதிகரித்தல், குழப்பமாக காணப்படுதல், தூக்கமின்மை ஆகியவை காணப்படும். நடத்தை மாற்றங்களான, இனிப்புகள் மீது அதிக விருப்பம், அளவிற்கதிக மாக உண்ணுதல், தாம்பத்தியத்தில் ஆர்வமின்மை, காரணமின்றி அழுதல், சோர்வு, தூங்குவதில் சிக்கல் உட்பட தூக்க முறைகளில் ஏற்படும் மாற்றங்கள், சத்தம் மற்றும் ஒளியின் மீது வெறுப்பு. ஆகிய அறிகுறிகள் காணப்படும்.

உடலளவில் ஏற்படும் மாற்றங்கள்

தலைவலி, இதய படபடப்பு, சோர்வு, தலைசுற்றல், உடல்எடை அதிகரித்தல், மார்பகங்களில் வீக்கம் மற்றும் வலி, தசைப்பிடிப்பு, முதுகு மற்றும் தசை வலி, முகப்பரு, மலச்சிக்கல் அல்லது வயிற் றுப்போக்கு, வயிறு உப்புசம், வயிற்றுப்பொருமல் ஆகியவை அறி குறிகளாகும்.

பிரிமேன்ஸ்டுரல் டிஸ்போரிக் டிஸார்டர் (Premenstrual dysphoric disorder - PMDD) என்பது மிகவும் தீவிரநிலை ஆகும். அதில் பெண் கள் மிகுந்த மனஅழுத்தம், மனச்சோர்வு, தீவிர சோகம், தாழ்வு மனப்பான்மை, தற்கொலை எண்ணங்கள், அன்றாட நடவடிக் கைகளில் ஆர்வமின்மை, தூக்கமின்மை, குழப்பம் ஆகியவற்றுடன் காணப்படுவர். இது பெண்களின் அன்றாட வாழ்க்கையை பெருமள வில் பாதிக்கிறது. தாழ்வு மனப்பான்மை, கோபம், உடற்சோர்வு, பசியின்மை, தூக்க கோளாறுகள், மார்பகத்தில் வலி ஆகியவை தீவிரமாக காணப்படும்.

பி.எம்.எஸ் – ஆயுர்வேதக் கண்ணோட்டம்

வாதம், கபம், பித்தம் என்ற மூன்று தோஷங்களின் சமநிலையின் மையால் PMS ஏற்படுகிறது என்று ஆயுர்வேதம் கூறுகிறது. மேலும் குறிப்பாக அபான வாதத்தின் சீர்கேட்டால் பி.எம்.எஸ். ஏற்படுகிறது. அபான வாதமானது, கீழ் இடுப்புப் பகுதியில் அமைந்து மாத விடாய் ரத்தம், மலம், சிறுநீர் மற்றும் இனப்பெருக்க திரவங்களை வெளியேற்றுவதற்கு பொறுப்பாகிறது.

மாதவிடாயின் தொடக்கத்தில், உடலில் அபான வாதம் அதிகரித்து செரிமானக் கோளாறு, தலைவலி, வாயுக்கோளாறு மற்றும் பல உடல் மற்றும் மனோ அறிகுறிகளை உருவாக்குகிறது. இது தலை மற்றும் மூளையில் அமைந்துள்ள பிராண வாதத்தை தன்னிலைமாறச் செய்து மேலும் பல கோளாறுகளுடன் இணைத்துவிடுகிறது.

பிஎம்எஸ் நோயைக் கண்டறியும் உடல் பரிசோதனை எதுவும் இல்லை என்றாலும், அதன் அறிகுறிகளை ஏற்படுத்தும் தோஷங்களை சமநிலைப்படுத்த ஆயுர்வேதம் மிகவும் உதவும்.

வாழ்க்கை முறை மாற்றங்கள்

PMS ஏற்பட பல வாழ்க்கை முறை தவறுகளும் காரணங்களாகின்றன. எனவே அவைகளை சரிசெய்வதின் மூலம் பி.எம்.எஸ். தாக்கத்தை நன்றாக குறைக்கலாம்.

உடற்பயிற்சி

வாரத்தில் குறைந்தது 30 நிமிடங்களுக்கு சுறுசுறுப்பாக இருக்க முயற்சி செய்யலாம். தினசரி நடைப்பயிற்சி, சோகம், எரிச்சல் மற்றும் பதற்றம் போன்ற உணர்வுகளை குறைக்க உதவும்.

ஊட்டச்சத்து

PMS உடன் வரக்கூடிய தேவையில்லாத உணவு பசியை எதிர்க்க முயற்சிக்கலாம். அதிக அளவு சர்க்கரை, கொழுப்பு மற்றும் உப்பு ஆகியவை மனநிலையை கெடுக்கும். அவற்றை முற்றிலுமாக தவிர்க்க முடியாவிட்டாலும் இந்த உணவுகளை பழங்கள், காய்கறிகள் மற்றும் முழு தானியங்களுடன் சமப்படுத்த முயற்சிக்கலாம். இது நாள் முழுவதும் உற்சாகமாக வைத்திருக்கவும் ரத்த சர்க்கரையின் அளவு அதிகமாகவும் மற்றும் குறையாமல் இருக்கவும் உதவுகிறது.

தூக்கம்

போதுமான தூக்கம் கிடைக்காமல் பெண்கள் மனநிலையை பி.எம்.எஸ். அழித்துவிடும். மாதவிடாய் ரத்தப் போக்கு வருவதற்கு ஒரு வாரம் அல்லது குறைந்தது இரண்டு நாட்களாவது குறைந்தது ஏழு முதல் எட்டு மணிநேரம் இரவில் நன்கு தூங்க வேண்டும்.

மன அழுத்தம்

நிர்வகிக்கப்படாத மன அழுத்தம் மனநிலை மாற்றங்களை மோசமாக்கும். குறிப்பாக PMS அறிகுறிகள் வருவதை உணரும்போது பெண்கள் மனதையும் உடலையும் அமைதிப்படுத்த ஆழ்ந்த சுவாசப் பயிற்சிகள், தியானம் அல்லது யோகா செய்யலாம்.

சிகிச்சைகள்

ஆயுர்வேதத்தில் இந்நோயானது 'ரசதாது துஷ்டி' எனக்கொண்டு சிகிச்சை அளிக்கப்படுகிறது. வெறும் உடலினை சரிப்படுத்தும் மருந்துகள் மட்டுமின்றி மனத்தளவிலும் செயல்படக்கூடிய மருந்துகளும் எடுத்துக்கொள்ள வேண்டும். ரசதாது துஷ்டிக்கு முக்கிய காரணமாக அமைவது அக்னி மாந்த்யமாகும். அதனால் தீபன, பாசன மற்றும் பிரும்ஹண மருந்துகள் கொடுக்கலாம்.

ரசதாது துஷ்டியானது வாத தோஷத்தினால் ஏற்பட்டிருப்பின், சத்தம் மற்றும் ஒளியின்மீது வெறுப்பு, தூக்கமின்மை, தாம்பத்தியத்தில் ஆர்வமின்மை, தசைப்பிடிப்பு, முதுகு மற்றும் தசைவலி, மலச்சிக்கல், வயிறு உப்புசம், வயிற்றுப்பொருமல் ஆகிய அறிகுறிகள் தோன்றலாம்.

அப்போது கஷாய மருந்துகளான திராக்ஷாதி கஷாயம், தான்வந்த்ரம் கஷாயம், ம்ருத்விகாதி கஷாயம் ஆகியவை வெந்நீருடன் சேர்த்து கொடுக்கலாம். மாத்திரைகளான தன்வந்த்ரம் குடிகா, மானசமித்ரம் வடகம் மற்றும் நெய்களான கல்யாணக கிருதம், மஹா கல்யாணக கிருதம், விதார்யாதி கிருதம், லேகிய மருந்துகளான சதாவரி லேகியம், கூஷ்மாண்ட லேகியம் ஆகியவை கொடுக்க நல்ல பலன் தரும்.

அப்யங்கம் என்னும் எண்ணை மசாஜ், ஸ்வேதனம், நஸ்ய சிகிச்சைக்கு க்ஷிரபலா தைலம், கல்யாணக கிருதம் பயன்படுத்தலாம்.

பித்த தோஷத்தினால் ரஸதாது துஷ்டி இருப்பின், அதிகமாக கோபப்படுதல், பதற்றம், மனம் அலைபாய்தல், அமைதியின்மை, எளிதில் எரிச்சல் அடைதல், குழப்பமாக காணப்படுதல், இதய படபடப்பு, தலைசுற்றல், முகப்பரு, வயிற்றுப்போக்கு ஆகிய அறிகுறிகள் காணப்படலாம்.

இங்கு மதுர திக்த ரஸ மருந்துகள் கொடுக்க நல்ல பலன் தரும். கஷாய மருந்துகளான மஹா திக்தக கஷாயம், திராக்சாதி கஷாயம், திக்தக கஷாயம், விதார்யாதி கஷாயம், ஆமலகி கஷாயம், தன்வந்த்ரம் கஷாயம் ஆகியவையுடன் யஷ்டிமது சூரணம், சாரிவா சூரணம் பயன்படுத்தலாம். அரிஷ்ட மற்றும் ஆஸவ மருந்துகளான சாரிபாத்யஸவம், புனர்நவாசவம்,குமார்யாஸவம், உசிராசவம் கொடுக்கலாம்.

தளம் எனப்படும் சிகிச்சையானது கச்சூராதி சூரணத்துடன்

க்ஷீரபலா தைலம் சேர்த்தும், கச்சூராதி சூரணத்துடன் நாராயண தைலம் சேர்த்தும் வைக்கலாம். பிச்சு சிகிச்சைக்கு க்ஷீரபலா தைலம், நாராயண தைலம், யஷ்டிமது தைலம் பயன்படுத்தலாம்.

ரஸ துஷ்டியானது கப தோஷத்தினால் ஏற்பட்டிருப்பின் தாழ்வு மனப்பான்மை, மறதி அதிகரித்தல், சோர்வு, உடல்எடை அதிகரித்தல், இனிப்புகள் மீது அதிக விருப்பம், அளவிற்கதிகமாக உண்ணுதல், காரணமின்றி அழுதல், சோர்வு ஆகிய அறிகுறிகள் காணப்படும்.

அப்போது கஷாய மருந்துகளான புனர்னவாதி கஷாயம், கல்யாணக கஷாயம், வாரனாதி கஷாயம், சித்ரக கிராந்தியதி கஷாயம், அர்த்தவில்வம் கஷாயம், சப்தசார கஷாயம், கந்தர்வஹஸ்தாதி கஷாயம், குலத்தாதி கஷாயம், சுகுமார கஷாயம் ஆகியவையுடன் சூரண மருந்துகளான திரிகடுக சூரணம், சட்தரண சூர்ணம், ஹிங்குவசாதி சூரணம், அஷ்ட சூரணம், வைஸ்வானர சூரணம் ஆகியவை கொடுக்கலாம்.

சந்திர பிரபா வடி, புனர்நவாதி மண்டூரம், பிப்பல்யாதி லோஹம், சிவ குடிகா, ஹிங்குவசாதி குடிகா, மஹா தன்வந்த்ரம் குடிகா நெய் மருந்துகளானவை வாரனாதி கிருதம், சுகுமார கிருதம், சப்தசார கிருதம், மிஷ்ரக ஸ்நேஹம் லேகிய மருந்துகளான தசமூல ஹரிதகி, கோமூத்ர ஹரிதகி, சுகுமார லேஹ்யம், கல்யாணக குலம் ஆகியவை நல்ல பலனளிக்கும். அரிஷ்ட ஆஸவ மருந்துகளான தசமூலாரிஷ்டம், குமார்யாஸவம், தன்வந்தரரிஷ்டம், ஜீரகாரிஷ்டம் ஆகியவையும் கொடுக்கலாம்.

இவ்வாறு, ஆயுர்வேத மருத்துவத்தில், இந்த *PMS* பிரச்சனைக்கு பக்கவிளைவுகள் இல்லாத நிரந்தரத் தீர்வினை பெண்கள் பெற்று பயனடையலாம்.

தேமல் நோயும் ஆயுர்வேத தீர்வும்!

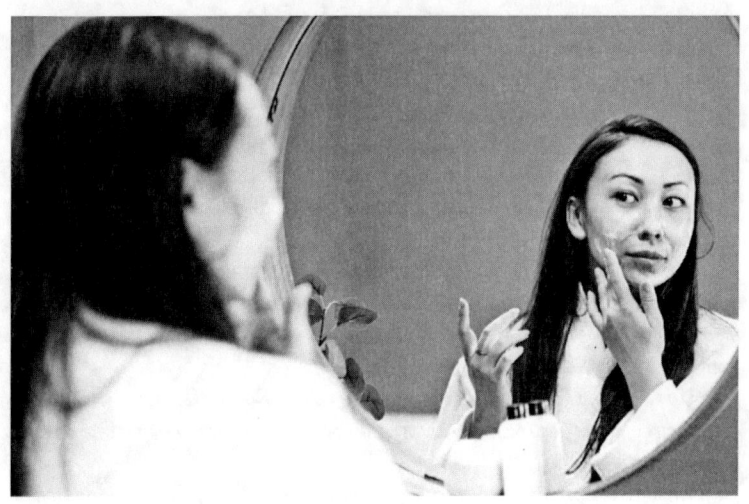

மனித உடலின் மிகப்பெரிய உறுப்பு தோல் ஆகும். தோலின் முக்கியமான வேலை நமது உள் உறுப்புகளை வெயில், காற்று மற்றும் கிருமிகள் ஆகியவற்றிடமிருந்து வரும் இன்னல்களிலிருந்து பாதுகாப்பது. அதே காரணத்தால் தோல் அதிகமாக தாக்கப்பட்டு பல்வேறு நோய்களும் வரவும் காரணமாகிவிடுகிறது. அவ்வாறாக வரும் நோய்களில் முதன்மையாக உலகமெங்கும் வரும் ஒரு நோய் பூஞ்சை (Tinea Fungal Infection). பூஞ்சை பொதுவாக காற்று, மண், தண்ணீர், தாவரங்கள் மற்றும் விலங்குகளில் சாதாரணமாக காணப்படும். பூஞ்சை தொற்றுகள் தாவரங்கள் மற்றும் விலங்குகள் இரண்டிற்கும் பொதுவானவை. நோயெதிர்ப்பு

அமைப்பு பூஞ்சையால் ஆக்கிரமிக்கப்பட்டு அதை எதிர்கொள்ள முடியாதபோது மனிதர்கள் பூஞ்சைகளால் பாதிக்கப்படுகின்றனர். இது மேலோட்டமாகவும், உட்புறமாகவும்வரலாம். இங்கு மேலோட்டமாக வரும் பூஞ்சை நோய்களைப்பற்றி பார்ப்போம்.

மேலோட்டமான பூஞ்சை நம் நாட்டில் அதிகமாக காணப்படுகின்றது. அதற்கு முக்கிய காரணம் நமது தட்பவெப்ப நிலையும், சுகாதாரமற்ற தன்மையுமே ஆகும். பூஞ்சை தோல் நோய்களை நாம் வழக்கத்தில் 'தேமல்' என்று கூறிவருகிறோம். 'தேமல்' என்பது ஒரு பொதுவான தோல் நோயாகும். இது தோலில் வெள்ளைத் திட்டுகளை ஏற்படுத்துகிறது. இந்த நுண்ணுயிர் உடலில் எப்பொழுதுமே வாழ்ந்துகொண்டுதான் இருக்கிறது, ஆனால் ஈரப்பதம், மிதமான தட்பவெப்பநிலை, மோசமான சுகாதாரம் போன்ற பல சூழ்நிலைகள் காரணமாக, இது விரைவாகப் பெருகி, எரிச்சல்,அரிப்பு மற்றும் தோலில் பிளவுகளை ஏற்படுத்துகிறது.

ஆயுர்வேதத்தில் உள்ள அனைத்து தோல் நோய்களும் 'குஷ்டம்' என்ற தலைப்பின் கீழ் வகைப்படுத்தப்பட்டுள்ளன. அவை, மஹா குஷ்டம் மற்றும் க்ஷுத்ரகுஷ்டம் என வகைப்படுத்தப்படுகின்றன. அவைகளில் தாத்ருவும் ஒன்று. இது கபம் பித்த ஆதிக்கம் கொண்ட ரக்தபிரதோஷஜா நோயாக ஆயுர்வேத நூல்களான சரக சம்ஹிதை, சுஷ்ருத சம்ஹிதையில் குஷ்ட சிகிச்சை பிரிவில் நன்கு விளக்கப்பட்டுள்ளது.

இது ஒருவரிடமிருந்து மற்றொருவருக்கு எளிதாக பரவும் தன்மை உடையதால் ஒரே பாய், தலையணை, போர்வை, துண்டு, ஆடைகள், சோப்பு போன்றவற்றை பயன்படுத்தினால், மற்றவர்களுக்கு எளிதாக பரவிவிடும்.

இது உயிருக்கு ஆபத்தான அல்லது வலிமிகுந்த நோயாக இல்லாவிட்டாலும் கடுமையான மன உளைச்சலையும் அதிர்ச்சியையும் ஏற்படுத்தக்கூடியது.

மேலும் இதற்கு பெரிய அறிகுறிகள் கிடையாது, பொது ஆரோக்கியத்தில் தலையிடாது. இது இளைஞர்களிடமும் வெப்பமான மற்றும் ஈரப்பதமான காலநிலையிலும் மிகவும் பொதுவானது. உலக மக்களில் ஏறக்குறைய 15 சதவீத மக்களுக்கு இந்நோய் இருப்பதாக ஒரு புள்ளி விவரம் கூறுகிறது.

ஆங்கில மருத்துவம் இந்நோயை *TINEA* என்று அழைக்கின்றது. பாதிக்கப்பட்ட இடத்திற்கு ஏற்ப இதற்கு துணைப்பெயர்களும் உண்டு.

- மண்டை - டினியா கேபிடிஸ் *(Tinea capitis)*
- உடல் - டினியா கார்போரிஸ் *(Tinea carporis)*
- முழு உடல் மேற்பரப்பு - டினியா யூனிவெர்சாலிஸ் *(Tinea Universalis)*

- கழுத்து - டினியா வெர்சிகலர் (*Versicolor*)
- முகம் - டினியா பாசிசி (*Faciei*)
- தாடி - டினியா பார்பே (*Tinea barbae*)
- இடுப்பு மற்றும் பிட்டம் - டினியா க்ரூரிஸ் (*Tinea Cruris*)
- கை - டினியா மனுயம் (*Tinea manuum*)
- பாதம் - டினியா பெடிஸ் (*Tinea pedis*)
- நகங்கள் - டினியா அங்கியம் (*Tinea Ungium*)

காரணங்கள்

- ஊட்டச்சத்து பற்றாக்குறை மோசமான நோய் எதிர்ப்பு சக்திக்கு வழிவகுக்கிறது, தொற்றுக்கு அதிக வாய்ப்பு ஏற்படுத்துகிறது.
- மோசமான சுகாதாரம், மோசமான வாழ்க்கை நிலைமைகள், அதிகப்படியான வியர்த்தல், சூடான மற்றும் ஈரப்பதமான காலநிலை - இதனால் அதிகப்படியான வியர்வை, கிருமி கள், அழுக்கு, ஈரமான தோல் - பூஞ்சை நன்றாக வளர வழி வகுக்கும்.
- பலவீனப்படுத்தும் நாள்பட்ட நோய்கள் மற்றும் பலவீனமான நோயெதிர்ப்பு அமைப்பு.
- ஹார்மோன் மாற்றங்கள்
- நீரிழிவு - நீரிழிவு நோயாளிகள்பொதுவாக தோல் நோய் களுக்குஆளாகிறார்கள்
- கார்டிகோஸ்டீராய்டுகள் பயன்படுத்துதல் நோயெதிர்ப்பு சக்தியை ஒடுக்கும். அதனால் பூஞ்சை படையெடுக்க அதிக வாய்ப்பு.

அறிகுறிகள்

முதன்மை அறிகுறிகள்: தோலில் திட்டுகள், செதில் அல்லது புள்ளிகள். இந்த திட்டுகள் பெரும்பாலும் சுற்றியுள்ள தோலை விட சற்று வெளுத்துக் காணப்படும்.

இந்த திட்டுகள் பெரும்பாலும் தோள்பட்டைகள், கழுத்து மற்றும் உடற்பகுதியில் ஏற்படும், ஆனால் அவை சில நேரங்களில் வயிறு அல்லது முகத்தில் கூட தோன்றலாம்.

திட்டுகள் பெரும்பாலும் கூர்மையானஎல்லைகள் அல்லது விளிம்புகளைக்கொண்டுள்ளன. மேலும் அவை வெயிலில் கருமை யாகாது. இதனால்தான் வெயிலில் சில நேரம் இருந்த பிறகு நம் சருமத்தின் எஞ்சிய பகுதிகள் கருமையடையும் போது, இந்ததிட் டுகள் அதிகமாக தெரியும்.

இந்த திட்டுக்கள் சமயத்தில் அரிப்பை ஏற்படுத்தும். சொறியச் சொறிய எரிச்சலையும் ஏற்படுத்தலாம்.

இந்த புள்ளிகள் அடிக்கடி வந்து போக வாய்ப்புண்டு, குறிப்பாக, பருவநிலை மாறும்போதும் வெளிப்புற வெப்பநிலையில் மாற்றங்கள் இருக்கும்போதும் வானிலை வெப்பமாகவும் ஈரப்பதமாகவும் இருக்கும் போதும்(கோடை காலத்தைப் போல) புள்ளிகள் மிகவும் கவனிக்கத்தக்கதாக மாறும் மற்றும் இலையுதிர் மற்றும் குளிர்காலத்தில் குறைவாக கவனிக்கப்படலாம் அல்லது மறைந்துவிடும்வாய்ப்பும் உண்டு.

படர்தாமரை

உடல் படைக்கு இன்னொரு பெயர் படர் தாமரை (Ring worm). நம்மிடம் மிக சகஜமாகக் காணப்படும் நோய் இது. உடல்பருமன் உள்ள பெண்களிடம் இது அதிகம் காணப்படுகிறது. முக்கியமாக, ஈரத்தில் வேலை செய்யும் பெரும்பாலான பெண்களுக்கு இடுப்பைச் சுற்றி, இது இருக்கும்.

தேமல் மருத்துவம்

தேமல் பொதுவாக தானாகவே போய்விடாது, எனவே சிகிச்சை அடிக்கடி தேவைப்படுகிறது. சிகிச்சையின் காலம் நபருக்கு நபர் மாறுபடும். சிகிச்சை தொடங்கியதிலிருந்து, பூஞ்சையின் வளர்ச்சியைத் தடுக்க, ஒன்று முதல் நான்கு வாரங்கள் ஆகலாம். பெரும்பாலான மக்கள் மேல் பூச்சு மருந்துகளைக் கொண்டு பூஞ்சை நோயை அகற்ற முயல்கிறார்கள். இருப்பினும், இந்த நோய்கள் மீண்டும் மீண்டும் குறிப்பாக சூடான, ஈரப்பதமான காலநிலையில் வாழ்பவர்களுக்கு வந்துகொண்டே இருக்கும். சில மருத்துவர்கள் மாதத்திற்கு ஒருமுறை அல்லது இரண்டு முறை மருந்து கலந்த க்ளென்சரைப் பயன்படுத்த பரிந்துரைக்கின்றனர். சிலர் எதிர்காலத்தில் சொறி வராமல் தடுக்க பூஞ்சை எதிர்ப்பு கிரீம்கள் மற்றும் லோஷன்களை அவ்வப்போது பயன்படுத்துவார்கள். ஆக இவை எதுவுமே நிரந்தர தீர்வு இல்லை என்பதை நாம் புரிந்துகொள்ள வேண்டும்.

சிகிச்சைக்குப் பிறகும், தோல் நிறம் இயல்புநிலைக்குத் திரும்ப பல மாதங்கள் ஆகலாம் என்பதை நாம் புரிந்து செயல்பட வேண்டும்.

தேமலுக்கு ஆயுர்வேத மருத்துவம்

- மேலே கூறிய பொதுவான காரணங்களுடன் கபம் மற்றும் பித்தத்தை அதிகரிக்கும் உணவு மற்றும் பழக்கவழக்கங்கள், பொருந்தாத உணவு, தவறான உணவு சேர்க்கைகள், கடல் வாழ் உயிரினங்களை அதிகமாக உட்கொள்வது, எளிதில் செரிமானமாகாத உணவை உட்கொள்ளல், புளித்த தயிர் மற்றும் மோர், நீண்ட காலத்திற்கு அதிகமாக உட்கொள்ளுதல், உளுந்து அதிகப்படியாக உட்கொள்ளல்,

ஆயுர்வேத உடல் சுத்திகரிப்பு முறை சிகிச்சைகளை சரியாக பயன்படுத்திக் கொள்ளாமை ஆகியவை காரணங்களாக ஆயுர்வேதம் பார்க்கிறது.

- ஆயுர்வேதம் இயற்கையின் வரங்களைப் பயன்படுத்தி எண்ணற்ற நோய்களுக்கு எந்தவித பக்க விளைவுகளும் இல்லாமல் சிகிச்சை அளிக்கும் அறிவை நமக்கு வழங்குகிறது. தேமல் நோய்க்கும் சிகிச்சையளிப்பதற்கு பல மருந்துகள் இருந்தாலும், ரத்தத்தை சுத்தி செய்து, நோயெதிர்ப்பு சக்தியை கூட்டி, குறைந்த செலவில், பாதுகாப்புடன் சிகிச்சைகள் அளித்து இந்நோய் நிரந்தரமாக வராமல் பாதுகாப்பதே ஆயுர்வேதத்தின் தனித்தன்மை.

தேமலுக்கு பஞ்சகர்ம சிகிச்சை

இந்த நோய் கபம் மற்றும் பித்தத்தின் காரணமாக ஏற்படுவதால், இந்த இரண்டு தோஷங்களையும் முதலில் அமைதிப்படுத்த ஆயுர்வேத பஞ்சகர்ம சிகிச்சைகளில் மிகவும் பிரசித்திபெற்ற வமனம் (Therapeutic Emesis), விரேசனம் (Therapeutic Purgation) மற்றும் ரக்த மோக்ஷன (Therapeutic Blood letting) சிகிச்சைகள் செயல்படுத்தவேண்டும்.

- வெளிப்புற மருந்துகளாக மகாமரிச்சாதி தைலம், தத்ருக்ன லேபம், சித்தார்தக ஸ்நான சூர்ணம், முல்காதி ஸ்நானசூர்ணம், வேம்பு இலை அரைப்பு ஆகிய தைலம் மற்றும் பொடிகளை தேய்த்துகுளிக்கவும், கழுவவும் பயன்படுத்தலாம்.

வீட்டு வைத்தியம்

- அருகம்புல், கஸ்தூரிமஞ்சள், மருதாணி இலை போன்றவற்றை அம்மியில் வைத்து அரைத்து பூச, தேமல் குறையும்.
- எலுமிச்சை தோலை உலர்த்தி தூளாக்கி சம அளவு பொரித்த படிகாரத்தை சிறிது தண்ணீர் சேர்த்து குழைத்து தேமலில் பூசி குளித்து வந்தால் தேமல் குறையும். மஞ்சளை இடித்து நல்லெண்ணெயில் காய்ச்சி தேமல் மேல் தேய்த்து வந்தால் தேமல் குறையும்.
- குப்பை மேனி இலைகளுடன் மஞ்சள் மற்றும் உப்பு சேர்த்து அரைத்து தேய்த்து சிறிது நேரம் கழித்து குளித்து வர தேமல் குறையும்.
- மலைவேம்பு இலைகளை அரைத்து அதன் சாறை தேமல் மீது பூசி வந்தால் தேமல் மற்றும் அரிப்பு குறையும்.

பயனுள்ள மூலிகைகள்

கார்போகிலரிசி, நீரடிமுத்து, பேய் புடல், வேம்பு, மலைவேம்பு,

மஞ்சள், மரமஞ்சள், புங்கம், கொன்றை, ஊமத்தை போன்ற மூலிகைகளும் கந்தகம், மயில்துத்தம், அரிதாளம் போன்ற கனிமங்களும் ஆயுர்வேதத்தில் தேமல் நோய்க்கு மிகவும் பிரபலமாக பயன்படுத்தக்கூடிய மூலிகைகள் மற்றும் தாதுக்களாகும்.

ஆயுர்வேத மருந்துகள்

கந்தக ரசாயனம், மஞ்சிஷ்டாதி க்வாதம், மஹா மஞ்சிஷ்டாதி க்வாதம், கதிராரிஷ்டம், கைஷோர குக்குலு, ஆரோக்கியவர்த்தினி வடி, ஆரக்வதாதி கஷாயம், ஹரிதிரா காண்டம், மகாதிக்தக கஷாயம், பஞ்ச திக்தக குக்குலு, குக்குலு திக்தக கஷாயம் ஆகியவை தகுதி வாய்ந்த ஆயுர்வேத மருத்துவரின் ஆலோசனையின் படி பஞ்ச கர்ம சிகிச்சைகளுக்கு பின் எடுத்துக்கொள்ள இந்நோய் முற்றிலும் குணமடைவதுடன் மீண்டும் வராமல் தடுக்கலாம்.

பெரும்பாடு என்னும் டிஸ்மெனோரியா
Dysmenorrhea

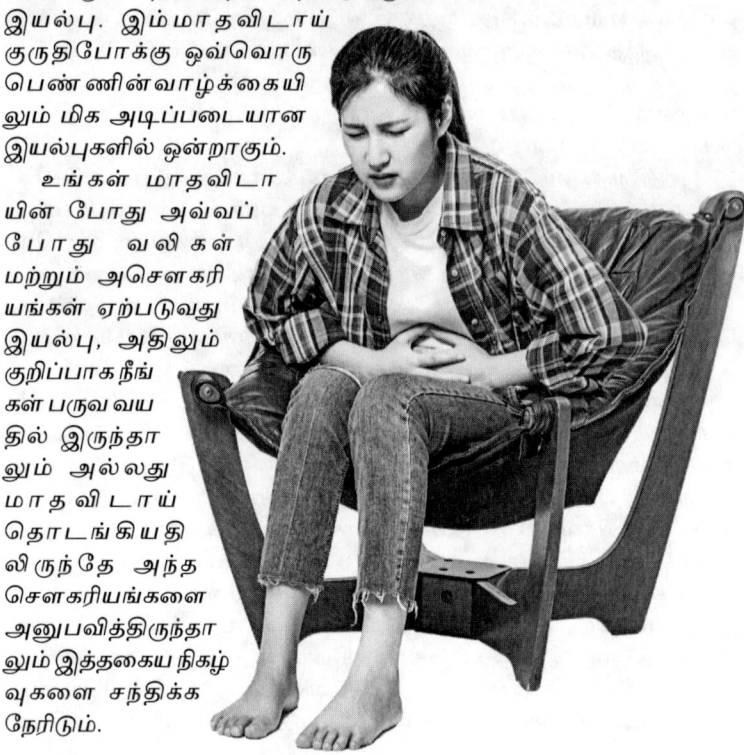

ஒவ்வொரு பெண்ணுக்கும் பருவமடைந்ததிலிருந்து மாதவிடாய் முற்றிலுமாக நிற்கும் வரைக்கும் மாதவிடாய் குருதி போக்கு மாதாமாதம் ஏற்படுவது இயல்பு. இம்மாதவிடாய் குருதிபோக்கு ஒவ்வொரு பெண்ணின் வாழ்க்கையிலும் மிக அடிப்படையான இயல்புகளில் ஒன்றாகும்.

உங்கள் மாதவிடாயின் போது அவ்வப் போது வலிகள் மற்றும் அசௌகரியங்கள் ஏற்படுவது இயல்பு, அதிலும் குறிப்பாக நீங்கள் பருவ வயதில் இருந்தாலும் அல்லது மாதவிடாய் தொடங்கியதிலிருந்தே அந்த சௌகரியங்களை அனுபவித்திருந்தாலும் இத்தகைய நிகழ்வுகளை சந்திக்க நேரிடும்.

இருப்பினும், கடுமையான மாதவிடாய் வலிகள், பிடிப்புகள் (Cramps) இயல்பானவை அல்ல. அவை பல சிக்கல்களைக் குறிக்கலாம், அவை உங்கள் கருவுறுதலைக்கூட பாதிக்கக்கூடிய ஒரு பிரச்சனையாக கூட மாறலாம்.

மாதந்தோறும் வரும் மாதவிடாயை பலரும் தீட்டு என்றும் தோஷம் என்றும் கூறி இந்த நிகழ்வை கூச்சமுள்ளதாகவும் கேலிக்குரியதாகவும், மற்றவர்களுக்கு தீங்கு விளைவிக்க வாய்ப்புள்ளதாகவும் பார்க்கின்றனர். இதனாலேயே பல பெண்கள் இந்த மாதவிடாய் சம்பந்தமாக வரும் பிரச்சனைகளை வெளியில் கூறாமல் மௌனமாக தங்களுக்குள்ளேயே பூட்டி, அவதிப்படுகிறார்கள், மாதவிடாய் காலத்தில் அவர்கள் அனுபவிக்கும் வேதனையால் உடம்பாலும், மனதாலும் சோர்ந்துவிடுகிறார்கள். .

மாதவிடாய் காலத்தில் வரும் பிரச்சனைகள் பல இருந்தாலும் இக்காலகட்டத்தில் வரும் வலியானது பலருக்கு தாங்கமுடியாததாக இருக்கும். சில பெண்களுக்கு கடுமையான வலியின் காரணமாக அன்றாட நடவடிக்கைகள் கூட மிகுந்த சிரமத்தை ஏற்படுத்தக்கூடிய வகையில் இருக்கும். வலி பொதுவாக கீழ் வயிற்றில் ஏற்படும். கீழ் முதுகு, இடுப்பு மற்றும் மேல் தொடைகள் வரை இந்த வலி பரவக்கூடும். வலியைத் தவிர, சில பெண்கள் தலைவலி, குமட்டல் மற்றும் வாந்தியையும் கூட அனுபவிக்கின்றனர். இத்தகைய காரணத்தால்தான் தமிழில் இவ்வியாதியை 'பெரும்பாடு' என கூறுகிறோம்.

இத்தகைய வலிமிகுந்த மாதவிடாய்க்கான மருத்துவச் சொல்லான டிஸ்மெனோரியா (Dysmenorrhea), ஐந்தில் ஒரு பெண்ணின் அன்றாட வாழ்க்கையில் தலையிடுவதாக ஆராய்ச்சிகள் கூறுகின்றன. இது மிகவும் அடிக்கடி ஏற்படும் மகளிர் நோய்களில் ஒன்றாக பார்க்கப்படுகிறது. டிஸ்மெனோரியா இனப்பெருக்க வயதுடைய பெண்களை 40 முதல் 70 சதவீதம் வரை பாதிக்கிறது, மேலும் 10 சதவீதம் பெண்களில் தினசரி செயல்பாடுகளைக் கூட பாதிக்கிறது.

இன்றைய உலகில் டிஸ்மெனோரியா ஒரு மிகப்பெரிய பிரச்சினையாக உருவாகி வருகிறது, இதனால் அவதிப்படும் பெண்களின் எண்ணிக்கை நாளுக்கு நாள் அதிகரித்து வருகிறது. இந்த வலி மிகுந்த மாதவிடாய் குருதிப்போக்கை ஆயுர்வேதம் 3000 ஆண்டுகளுக்கு முன்னரே மிகவும் நேர்த்தியாக விளக்கி அதற்கு காரணங்கள், குறிக் குணங்கள் பத்தியமுறைகள் உள்புற மற்றும் வெளிப்புற மருத்துவ முறைகளை விஞ்ஞான பூர்வமாக விளக்கியுள்ளதை பார்க்கலாம். இந்த மாதவிடாய் வலியை ஆயுர்வேதத்தில் 'உதவர்த்தினி யோனி வியாபத்' என்று கூறுவர். உதவர்த்தினியின் முக்கிய குறிக்குணம் ராஜா கிரிச்சரதா (வலி மிகுந்த மாதவிடாய்). இது இனப்பெருக்க வயதுடைய பெண்களில் சுமார் 50 முதல் 60 சதவீதம் பாதிக்கி

றது. ஆனால், இன்றுவரை சமகால மருத்துவத்தில் இந்நோயை முற்றிலுமாக தீர்க்கக்கூடிய பயனுள்ள மருந்துகள் இல்லை என்பதே நிதர்சனமான உண்மை.

இந்த பிரச்சனைக்கு நாம் தீர்வு காண வேண்டிய கட்டாயத்தில் இருக்கிறோம். இதற்கு முதலில் இது ஏன் ஏற்படுகிறது என்று நாம் புரிந்து கொள்ள வேண்டும்.

மாதவிடாய் வலிக்கான 3 முக்கிய காரணங்கள்

1. ***எண்டோமெட்ரியோசிஸ் (Endometriosis) என்னும் கருப்பை அகப்படலம் நோய்:*** *எண்டோமெட்ரியம் எனப்படும் மெல்லிய சவ்வு போன்ற கருப்பையின் உள்பகுதியில் இருக்கும்/வளரும் திசு, கருப்பையின் குழிக்கு வெளியே அவை இருக்கக்கூடாத இடத்தில் வளரும் ஒரு நிலை. சில நேரங்களில் பிற பகுதிகளான கருப்பை குழாய் (ஃபெலோப்பியன் குழாய்), கருமுட்டை, (ஓவரிகளிலும் அல்லது மற்ற இடங்களிலோ அடிவயிற்றிலோ வளரும்போது அதை நாம் எண்டோமெட்ரியோசிஸ் என்று அழைக்கிறோம்., காலப்போக்கில், இந்த மாதவிடாய் திசுக்கள் ஒரு பெண்ணின் இடுப்பில் வீக்கம் மற்றும் வடுவை ஏற்படுத்துகின்றன. இது கடுமையான மாதவிடாய் வலியை மட்டுமல்ல, கருவுறாமையையும் ஏற்படுத்தும். அவை சாக்லேட் நீர்க்கட்டிகள் எனப்படும் பெரிய கருப்பை நீர்க்கட்டிகளை ஏற்படுத்தும். அறிகுறிகள் இல்லாமல் ஏற்படக்கூடும் என்பதால், பல ஆண்டுகளாக கண்டறியப்படாமலே இருக்கலாம். இத்தொடரில் முன்னரே விவரமாக பார்த்துள்ளோம்.*
2. ***ஃபைப்ராய்டுகள் என்னும் கர்ப்பப்பை தசைநார்க்கட்டிகள்:*** *இவ்வகை கட்டிகள் கருப்பையின் தசைச் சுவரில் இருந்து வளரும் புற்றுநோய் அல்லாத கட்டிகள். பல பெண்களுக்கு தசைநார்க்கட்டிகள் இருப்பது தெரியாது. இருப்பினும், சில தசைநார்க்கட்டிகள் வலி மற்றும் அசாதாரண மாதவிடாய்,கருவுறுதலில் பாதிப்பு மற்றும் கருச்சிதைவு ஆகியவற்றை ஏற்படுத்தலாம்.*
3. ***இடுப்பு அழற்சி நோய் (PID):*** *வலிமிகுந்த மாதவிடாயின் மற்றொரு காரணம் கருப்பை மற்றும் ஃபலோபியன் குழாய்களின் தொற்று ஆகும், இது PID என அழைக்கப்படுகிறது. ஃபலோபியன் குழாய்களில் அடைப்பு ஏற்படுவதற்கு இது மிகவும் பொதுவான காரணமாகும்.*
4. ***மற்ற காரணங்கள்:*** *மாறி வரும் வாழ்க்கைமுறைகளால் நமது உடல் மற்றும் மனது பல மாற்றங்களை சந்திக்கிறது. உணவில் அதிகப்படியான கொழுப்புக்க்ள், மாமிசம், பதப்படுத்தப்*

பட்ட உணவுகள், ரசாயனக்கலவைகள், துரித உணவு கலாச்சாரங்கள், மன அழுத்தம், மனச்சோர்வு, உடற்பயிற்சியின்மை, உடல் பருமன், மாதவிடாய் காலத்தில் அதிகப்படியான உழைப்பு, இரவில் தூக்கமின்மை, பகலில் தூக்கம் ஆகியவையும் காரணங்களாக கூறலாம்.

டிஸ்மெனோரியா வகைகள்

சில பெண்கள் தங்கள் டீன் ஏஜ் பருவத்தில் முதன்முதலில் மாதவிடாய் வரும்போது வலிமிகுந்த மாதவிடாய்களை அனுபவிக்கிறார்கள், இது அடிப்படை நோயால் ஏற்படாது. இது முதன்மை டிஸ்மெனோரியா என்று குறிப்பிடப்படுகிறது. இருப்பினும், பிற்கால வாழ்க்கையில் ஏற்படும் மாதவிடாய் வலிகள், நோய்கள் அல்லது இனப்பெருக்க அமைப்பின் பல்வேறு பிரச்சனைகளால் ஏற்படலாம், மேலும் இந்த வகையான மாதவிடாய் வலி இரண்டாம் நிலை டிஸ்மெனோரியா என்று அழைக்கப்படுகிறது.

மற்ற அறிகுறிகள்

மாதவிடாய் வலியைத் தவிர வேறு ஏதேனும் அறிகுறிகளை நீங்கள் சந்தித்தால், அவற்றைப்பற்றி உங்கள் மகளிர் மருத்துவ நிபுணரை அணுகவும்.

- கற்ற சுழற்சிகள்
- உடலுறவின்போது வலி
- மாதவிடாய் தவிர்த்து மற்ற சிலநேரங்களில் இடுப்பு வலி
- கர்ப்பம் தரிப்பதில் சிரமம்
- இடுப்புப் பகுதியில் வீக்கம் அல்லது நிறை போன்ற உணர்வு
- குமட்டல் அல்லது வயிற்றுப்போக்குடன் பிடிப்புகள்
- மாதவிடாயின்போது மலம் கழிக்கும்போது வலி
- மாதவிடாய் காலத்தில் சிறுநீர்பிரச்சினைகள். மேலும்,

மாதவிடாயின் போது ரத்தப்போக்கு 2 முதல் 7 நாட்கள் வரை நீடிப்பது இயல்பானது. இருப்பினும், அந்த முழுநேரத்திலும் மோசமான மாதவிடாய் பிடிப்புகள் ஏற்படுவது சாதாரணமானது அல்ல. மாதவிடாயின் முதல் 1 லிருந்து 3 நாட்களுக்கு மாதவிடாய் அசௌகரியத்தை அனுபவிப்பது சாதாரணமாக இருக்கலாம். ரத்தப்போக்கு தொடங்குவதற்கு ஒரு நாள் அல்லது நாளுக்கு முன்பு பிடிப்புகள் தொடங்கலாம், ஆனால் அவை உங்கள் மாதவிடாய் முடியும் வரை தொடரக்கூடாது.

மாதவிடாய் வலிகள் உங்கள் மாதவிடாய்க்கு சில நாட்களுக்கு முன்பு தொடங்கக்கூடாது, மேலும் உங்கள் மாதவிடாய் முடிந்த பிறகும் நிச்சயமாக இருக்கக்கூடாது.

ஆயுர்வேத மருத்துவமுறைகள்

உதவர்த்தினி யோனி ரோகங்களுக்கும் வாதமே பொறுப்பு. ஆயுர் வேதத்தில் வாதரோக சிகிச்சைக்கு பல்வேறு சிகிச்சை முறைகள் குறிப்பிடப்பட்டுள்ளன. அவற்றில் 'வஸ்தி' என்பது வாதத்திற்கான சிறந்த சிகிச்சை முறையாகும். பஞ்சகர்மா சிகிச்சையின் அங்க மான வஸ்தி சிகிச்சையானது உதவர்த்தினி நோயிற்கு நம்பகமான மருத்துவ முறையாக இருக்கிறது. வஸ்தி சிகிச்சையில் எண்ணெய் வஸ்தி, கஷாய வஸ்தி, மாத்ரா வஸ்தி ஆகிய வகைகளில் ஒன்றை நோய் மற்றும் நோயாளியின் தன்மைக்கேற்ப பயன்படுத்தலாம்.

'உத்தர வஸ்தி' என்னும் கர்ப்பப்பையினுள் செலுத்தப்படும் மருந்துகள், சிகிச்சை பல வியாதிகளினால் வரும் மாதவிடாய் வலியை முற்றிலுமாக குணப்படுத்தவல்லது.

'விரேசனம்' என்னும் மருத்துவ பேதி சிகிச்சையில் சிவதை லேகியம், ஹிங்கு திரிகுண தைலம் ஆகியவை கொடுக்க நல்ல பலன் தருவதைக் காணலாம்.

உள்ளுக்கு கொடுக்கப்படும் மருந்துகளில் கஷாய மருந்துகளாகிய கந்தர்வஹஸ்தாதி, குளத்தாதி, மகாராஸ்னாதி, சப்தசாரம், எள்ளு கஷாயம் ஆகியவற்றுடன் சூரண மருந்துகளான ஹிங்குவசாதி, அஷ்ட சூரணம் ஆகியவை கொடுத்து மேலும்குளிகைகளான தான் வந்திரம், ரஜபிரவர்தினி, காங்காயன குளிகை ஆகியவை கொடுக்க நல்ல பலனளிக்கும். மேலும் நெய் மருந்துகளான வாரணாதி கிருதமும் அரிஷ்ட மருந்துகளான அபயாரிஷ்டம், ஜீரகாரிஷ்டம், குமாரியாசவம், தசமூலாரிஷ்டம் ஆகியவை தகுதிவாய்ந்த மருத்து வரின் ஆலோசனைப்படி கொடுத்துவர நல்ல பலன் கொடுப்பதை நாம் பார்க்கலாம்.

உணவு பரிந்துரைகள்

- ஆரோக்கியமான சரிவிகித உணவை உண்ணவேண்டும். சூடானஉணவுகளையே உண்ண வேண்டும்
- இலை காய்கறிகளை அதிகம் சாப்பிட வேண்டும்.
- உணவில் செரிமான பொருட்களான பெருங்காயம், சுக்கு, இஞ்சி, பூண்டு, சீரகம், சோம்பு, மஞ்சள் ஆகியவற்றைத வறாமல் பயன்படுத்த வேண்டும்.
- அதிக கொழுப்பு மற்றும் சர்க்கரையை தவிர்க்க வேண்டும்.

வாழ்க்கைமுறை மாற்றங்கள்

- *தவறாமல் உடற்பயிற்சி செய்தல்:* பொதுவாகவே நன்றாக உடற்பயிற்சி செய்யும் பெண்களுக்கு இந்த மாதவிடாய் சம் பந்தப்பட்ட பிரச்சனைகள் வரும் வாய்ப்பு குறைவாகவே

உள்ளது என்பதை நாம் புரிந்து கொள்ள வேண்டும். அதனால் தினசரி உடற்பயிற்சி செய்வதை வழக்கமாக கொண்டிருக்க வேண்டும்.
- குறைந்தது 6 முதல் 8 மணிநேரம் நல்ல தூக்கத்தை உறுதி செய்ய வேண்டும்.
- புகைபிடித்தல் மற்றும் மது அருந்துவதை தவிர்க்க வேண்டும்.

இளநரைக்கு குட்பை

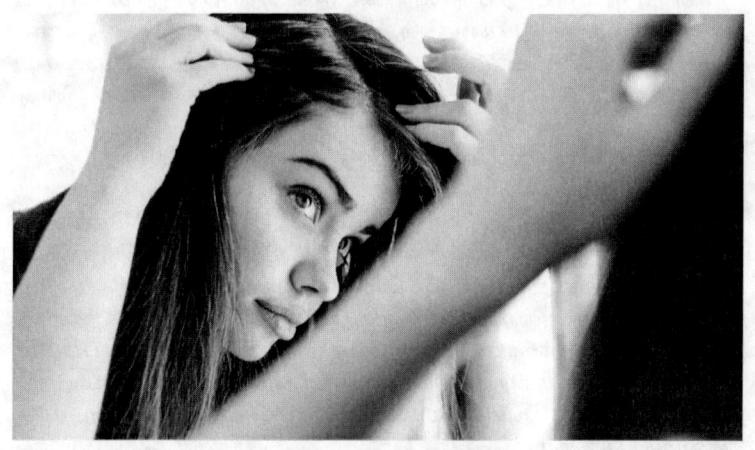

கண்ணாடியில் முதன் முதல் கண்ணில் படும் நரைமுடி நம் அனைவருக்குமே சற்று அதிர்ச்சியை தரும். நம் அழகை மிகைப்படுத்திக் காட்டுவது சிகை என்றால் மிகை ஆகாது. ஆனால் பல காரணிகள் நம் சிகையை பாதிப்படையச் செய்கின்றன. அவற்றில் பொடுகு, கூந்தல் உதிர்தல், கூந்தல் அடர்த்தி குறைதல், வழுக்கை போன்ற பல பிரச்சனைகள் இருந்தாலும், நம்மில் பலருக்கு மிகுந்த அதிர்ச்சியை கொடுப்பது இந்த இளநரை தான். தற்போதைய நூற்றாண்டில் வேகமாக நகரும் நவ நாகரீகத்தால் பல உடல் உபாதைகள் நமக்கு வருவது போல் இந்த இளநரையும் மிக இளமையிலேயே வந்துவிடுகிறது. இளநரை என்பது இப்போது 20-25 வயதிலேயே காண்பது ஒரு பொதுவான நிகழ்வாக ஆகிவிட்டது.

கூந்தல் நரைப்பது என்பது வயதாவதால் ஏற்படும் ஒரு இயற்கையான, தவிர்க்க முடியாத மாற்றமேயாகும். ஆனால், நம் கூந்தல் முன்கூட்டியே நரைக்க ஆரம்பித்தால் அது நமக்கு மிகவும்

கவலைக்குரிய விஷயமாக மாறிவிடும். பித்தத்தின் தாக்கம், மரபணு பண்பு, ஒரு சில நோய்கள் மற்றும் மருந்துகள் அல்லது மோசமான ஊட்டச்சத்து ஆகியவை இளநரைக்கு வழிவகுக்கக்கூடிய சில காரணங்கள். துரதிர்ஷ்டவசமாக, கூந்தலுக்கு வண்ணம் பூசினால் மட்டுமே நரையை சரிசெய்ய முடியும் என்று மக்கள் நம்புகிறார்கள். ஆனால், இது ஒரு தற்காலிக தீர்வேயாகும். மேலும் நமது கூந்தலில் மீண்டும் மீண்டும் சாயம் பூசிக்கொண்டே இருக்க வேண்டும். அப்படி போடப்படும் சாயங்களில் உள்ள அனைத்து கடுமையான ரசாயனங்களும் தொடர்ந்து நீண்ட நேரம் மற்றும் நாட்கள் பயன்படுத்துவதால் நம் தலைமுடிக்கும் உடம்புக்கும் பல தீங்குகளை விளைவிக்கும்.

கூந்தல் நரை பற்றிய நிறைய கட்டுக்கதைகளை நாம் கேட்டதுண்டு. அந்த கட்டுக்கதைகள் உண்மையா? நரைத்த கூந்தலை இயற்கையாகவே மீண்டும் கறுப்பாக்க முடியுமா? இல்லை ரசாயன சாயத்தை மட்டுமே நம்பி இருக்க வேண்டுமா என்பதை இங்கு பார்க்கலாம்.

கூந்தல் நரைப்பது மீள முடியாத பிரச்சினை இல்லை. ஆனாலும், நாம் நம் கூந்தல் நரைத்த பிறகு என்ன செய்வது என்று கவலைப்படுவதற்குப் பதிலாக, வருமுன் தடுக்க முயற்சி செய்வதே சிறந்த வழியாகும். 'இளநரை' என்பது 20 முதல் 25 வயதிற்கு முன் கூந்தல் நரைக்க ஆரம்பித்தல். மெலனின் உற்பத்தி நிறுத்தப்படும் போது அல்லது குறையும் போது கூந்தல் நரைஏற்படும். கூந்தலின் அனைத்து இயற்கையான நிறங்களும் 'மெலனின்' எனப்படும் நிறமியால் ஏற்படுகின்றன. இந்த நிறமி கூந்தலின் கால்களில் உற்பத்தி செய்யப்படுகிறது. அதிக மெலனின் சுரப்பு கூந்தலுக்கு அடர்ந்த கருமையைத் தரும்.

வயதுக்கு ஏற்ப, இந்த செல்களில் மாற்றங்கள் ஏற்படுகிறது, இதன் விளைவாக கூந்தலின் நிறம் குறைந்து நரை ஏற்படுகிறது.

இள நரையை ஆயுர்வேதத்தில் 'அகால பாலித்யம்' என்கிறோம். இது பித்த தோஷத்தின் காரணமாக ஏற்படுவதாக கருதப்படுகிறது. இரண்டு வகையான கூந்தல் நரை உள்ளது, ஒன்று அகால பாலித்யம் [முன்கூட்டிய நரை] மற்றும் மற்றொன்று கால பாலித்யம் [முதுமை நரை] என்றும் ஆயுர்வேதம் விளக்குகிறது. 'அகால பாலித்யம்' முக்கியமாக பித்த தோஷத்தின் அதிகப்படியான உஷ்ண குணத்தால் ஏற்படுகிறது. 'பிரஜக பித்தம்' என்னும் பித்தத்தின் ஒரு வகை நமது கூந்தல் மற்றும் தோலின் இயற்கையான நிறத்திற்கு காரணமாக அமைகிறது. நவீன கண்ணோட்டத்தில் பிரஜக பித்தமே மெலனின் ஆகும். பிரஜக பித்தத்தில் உள்ள சமநிலையின்மை மெலனின் உற்பத்தியைக் குறைக்கிறது, இதன் விளைவாக கூந்தல் முன்கூட்டியே நரையாகிறது.

பெண்களுக்கு இளநரை

அநேக பெண்களுக்கு சிகை என்பது ஒரு சுய அடையாளத்தின் /வெளிப்பாட்டின் வடிவமாக இருக்கும். அது வெள்ளை /சாம்பல் நிறமாக மாறத் தொடங்கும் போது, சில பெண்கள் அதைப் பற்றி அதிகம் கவலை கொள்வதில்லை. ஆனால், பெரும்பாலான பெண்களுக்கு, இது விரக்தியையோ அல்லது பதற்றத்தையோ கொடுக்கலாம். குறிப்பாக, இது எதிர்பார்த்ததை விட முன்னதாக நடந்தால் அவர்களின் கவலையை மேலும் அதிகரிக்கலாம்.

பெண்களில், நரைத்தல் பொதுவாக நெற்றியை சுற்றி தொடங்கி, உச்சந்தலையின் மேல் நோக்கி நகரும். முதலில் சாம்பல் நிறமாக மாறி இறுதியில் வெண்மையாக மாறக்கூடும்.

இளநரைக்கு காரணம்

இளநரைக்கு நான்கு முக்கிய காரணங்கள் உள்ளன. முதலாவது உணவுமுறை, இரண்டாவது வாழ்க்கை முறை, மூன்றாவது மனோ நிலை மற்றும் நான்காவது மரபியல் காரணம். மெலனின் உற்பத்தியில் ஏற்படும் கோளாறு காரணமாக சிகையின் நிற வேறுபாடுகள் ஏற்படலாம். மன அழுத்தம், தூக்கமின்மை மற்றும் முறையற்ற உணவு முறைகள் ஆகியவை போன்றவற்றால் பித்தம் கேடாகி மெலனின் உற்பத்தி பாதிக்கப்படலாம்.

மொத்தத்தில், இளநரை என்பது பித்ததோஷ சீற்றத்தின் ஒரு பண்பாகும்.

- பித்த பிரகிருதியைக் கொண்டிருப்பது மற்றும் பித்தத்தை மோசமாக்கும் உணவுகள் மற்றும் நடைமுறைகளைத் தேர்ந்தெடுப்பதன் மூலம் நமது பித்த தோஷத்தை நாம் சீற்றமடையச் செய்து இள நரையை வரவழைத்துக் கொள்கிறோம்.
- கூந்தலில் மற்றும் உச்சந்தலையில் தொடர்ந்து எண்ணெய் தடவாமல் இருப்பது.
- அசிடிடி, GERD, அல்சர், அடிக்கடி ஏற்படும் வயிற்று உபாதைகள், வயது முதிர்ந்த முகப்பரு, குதிகால் வெடிப்பு, மெலிந்த கூந்தல் போன்ற பித்த தோஷம் சமநிலையை இழக்கும்போது ஏற்படும் முக்கியமான அறிகுறிகளை நாம் புறக்கணிப்பது.

இளநரையின் பிற காரணங்கள்

- ரத்த சோகை
- நாள்பட்ட மற்றும் மீண்டும் மீண்டும் வரும் ஜலதோஷம்
- நாள்பட்ட மலச்சிக்கல்
- உச்சந்தலையின் மோசமான சுகாதாரம்
- துரித உணவுகள் அல்லது மசாலா நிறைந்த உணவுகள்

- ஃபோலிக் அமிலக் குறைபாடு
- பரம்பரை காரணிகள்
- ஹார்மோன் ஏற்றத்தாழ்வு
- உணவில் குறைவான அளவு இரும்பு, தாமிரம், கால்சியம், வைட்டமின் பி, பி12 மற்றும் டி3.
- புகைபிடித்தல், மது அருந்துதல்
- தூக்கமின்மை
- மன அழுத்தம், மனச்சோர்வு, கோபம், கவலைகள், பதற்றம்
- நாள்பட்ட சைனசிடிஸ்
- தைராய்டு கோளாறுகள்
- கன உலோக விஷம்
- முடி சாயங்களைப் பயன்படுத்துதல்
- உலர்த்திகளின் (Drier). பயன்பாடு.

சிகிச்சை

இளநரைக்கு ஆயுர்வேதத்தில் பல நல்ல மருந்துகள் இருந்தாலும் ஒரு தகுதி வாய்ந்த ஆயுர்வேத மருத்துவரின் ஆலோசனைக்கு பிறகே மருந்துகளை உபயோகிக்கவேண்டும்.

இளநரைக்கு முதலில் ஆயுர்வேத பேதி மருந்துகளை வெந்நீரில் இரவில் மட்டும் மூன்று நாள் கொடுக்கலாம். இதை ஆயுர்வேத மருத்துவத்தில் 'மிருது விரேசனம்' என்று கூறுவோம், இதன் மூலமாக உடம்பில் உள்ள அதிகப்படியான பித்தமும் நச்சுநீர்களும் வெளியேற ஒரு சிறந்த மருத்துவமாக அமையும். இள நரைக்கு ஆயுர்வேத பேதி மருந்தாக 'கல்யாண குடம்' பயன்படுத்தலாம்.

பின் தண்ணீர் விட்டான் கிழங்கு சூரணம், கரிசலாங்கண்ணி சூரணம், அதிமதுர சூரணம், காசிச பற்பம், பவள பற்பம் ஆகிய பித்தத்தை சமநிலைப்படுத்தக் கூடிய மூலிகைகளை நெய்யுடன் சேர்த்து இரவில் கொடுக்க நல்ல பலன் தரும்

நஸ்ய சிகிச்சை

இளமுடி நரைப்பதற்கு பிங்கராஜ நெய், பிரபௌண்டரீகாதி எண்ணெய், மகா திக்தக நெய், சந்தனாதி தைலம், பிருங்கராஜ தைலம், மதுயஷ்டி தைலம், நிம்பபீஜாதி தைலம் ஆகியவை நாவன, மர்ஷ, பிரதிமர்ஷ நஸ்ய முறைகள் படி பயன்படுத்தி வர நல்ல பலன் தரும்.

தலைப் பற்று (ஷிரோ லேபம்)

இரும்புபொடி (ஆயுர்வேத முறைப்படி சுத்திகரித்தது), கரிசலாங்கண்ணி, கடுக்காய், நெல்லிக்காய், தான்றிக்காய் ஆகியவை சமமாக எடுத்து பொடி செய்து முதிர்ந்த தேங்காயில் ஒரு மாதம்

வைத்து பின் முடியின் மேல் தடவ நல்ல பலன் தரும்.

கடுக்காய், நல்லெண்ணெய், அரிசி கஞ்சி, இரும்புப்பொடி (ஆயுர்வேத முறைப்படி சுத்திகரித்தது) ஆகியவை கலந்து தலையில் இடலாம்.

தலைக்குத் தேய்க்கும் எண்ணெய்கள்

மாலத்யாதி கேரம், பிரபௌண்டரீகாதி எண்ணெய், நீலி பிருங்காதி தைலம் ஆகியவை தலைக்குத் தினமும் தேய்த்து வர, நல்ல பலன் தரும்.

பத்திய முறைகள்

உணவில் பயத்தம் பருப்பு, பால், நெய், மாதுளை, எள்ளு, மாம் பருப்பு, செம்பருத்தி, அவுரி, தேங்காய், வெண்பூசணி, மணத்தக்காளி, திராட்சை, கருவேப்பிலை, கரிசலாங்கண்ணி, பொன்னாங்கண்ணி ஆகியவை அடிக்கடி சேர்த்துக்கொள்ள வேண்டும்.

முறையான கூந்தல் பராமரிப்பு, முறையாகத் தலைக்கு எண் ணெய் தேய்த்தல், நஸ்யம் செய்தல், ஆரோக்யமான அறுசுவையுடன் கூடிய உணவு, சரியான நேரத்தில் தூங்குதல் ஆகியவை எப்போதும் நமது ஆரோக்கியத்தைக் காத்து நம் சிகையைப் பாதுகாக்கும்.

தவிர்க்க வேண்டியவை

பித்தத்தை அதிகரிக்கக்கூடிய உணவுகளான அதிக சூடான மற்றும் அதிக உப்பு, புளிப்பு மற்றும் காரச் சுவைகளை கொண்ட உணவுகள், பூண்டு, உளுந்து, கொள்ளு, அடிக்கடி டீ, காபி மற்றும் வறட்சியான உணவுகளைத் தவிர்த்தல் அவசியம். மேலும் அதிக மான உடற்பயிற்சி, அதிக நேரம் வெயில் மற்றும் தூசியில் இருப் பது, மது மற்றும் புகைத்தல், இயற்கை உந்துதல்களை அடக்குவது, துக்கம், கோபம், பதற்றம், மனச்சோர்வு மற்றும் முறையற்ற தூக்க பழக்கம், ராத்திரியில் அதிக நேரம் கண் விழிப்பது ஆகியவை அவ சியம் தவிர்த்தல் வேண்டும்.

ஆக, இளநரையை தவிர்ப்பதும் குணப்படுத்துவதும் மிகவும் கடினமான செயலே அல்ல என்பதை நீங்கள் இப்போது நன்கு உணர்ந்திருப்பீர்கள்.

சைனசைடிஸ் (Sinusitis) பற்றி நீங்கள் அறிந்திராத உண்மைகள்

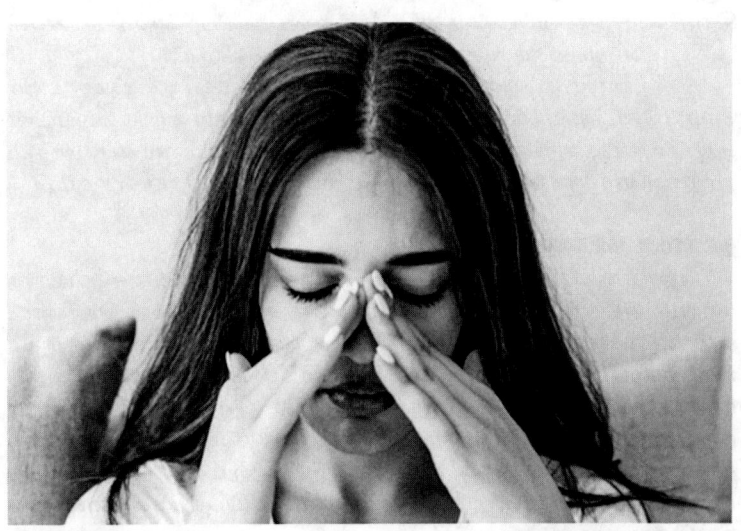

சுமார் மூன்று வருடங்களுக்கு முன் என்னிடம் சிகிச்சைக்கு வந்த பெண்மணி ஒருவர், "கடந்த ஆறு மாதங்களாக ஏறக்குறைய ஒவ்வொரு நாளும் தனது தலை கனமாக இருப்பதாகவும் தலை வலிப்பதாகவும் அதனால் தனது கடமைகளை சரிவர செய்ய முடியவில்லை என்றும் இதனால் வீட்டிலும் அலுவலகத்திலும் பல குழப்பங்கள்" என்று தனது உடல் உபாதையை, மன வருத்தத்தை என்னிடம் தெரிவித்தார்.

ஆரம்பத்தில் இது வேலை நிமித்தமாகவோ அல்லது மன அழுத்தம் காரணமாகவோ இருக்கும் என்று நினைத்தாலும் அது அவ்வப்போது தீவிர தலைவலியாகவும் இரவில் மூக்கில் அடைப்பு

ஏற்படக்கூடியதாகவும் சில நேரங்களில் மூக்கின் வழியாகச் சளி யாகவும் காய்ச்சலாகவும் மாறியதாலும் மற்றும் சாதாரண சளி ஜலதோஷம் மருந்துகளுக்கு இப்பிரச்சனை குணம் அடையாமல் போனதாலும் என்னிடம் அணுகினார்.

இதை நான் நன்றாக பரிசோதித்த பிறகு இது சைனசைடிஸ் சார்ந்த தலைவலி என்று அவர்களுக்கு விளக்கி, சில பிரசித்தி பெற்ற ஆயுர்வேத சிகிச்சை முறைகளை கையாண்டு அதற்கு கூடவே சில உள் மருந்துகள் கொடுத்து வர பதினைந்து நாட்களிலேயே நல்ல பலன் தெரிந்தது. மேலும் ஒரு இரண்டு மாதங்கள் இம்மருந்துகளைச் சாப்பிட அறிவுறுத்தியதில், அவர்களும் நான் கூறியபடியே பத்தி யங்கள் இருந்து அம் மருந்துகளை உட்கொண்டு வர அவர்களின் இந்த சைனசைடிஸ் பிரச்சனை முழுவதுமாக குணமடைந்து விட்டது. மூன்று வருடங்கள் ஆகியும் அவர்களுக்கு இந்த பிரச்சனை மீண்டும் வரவே இல்லை.

அந்த பெண்மணிக்கு இந்த சைனஸ் பிரச்சனை வந்ததற்கு முக்கியமான காரணம் அவர்களுடைய அலர்ஜியோ அல்லது நோய்த் தொற்றோ இல்லை. அவர்களுக்கு இந்த நோய் வந்ததற் கான முக்கிய காரணம் அசிடிட்டிதான். ஆம். அசிடிட்டியினால் கூட சைனஸ் பிரச்சனை வரக்கூடும் என்பது உங்களில் எத்தனை பேருக்கு தெரியும்? நீங்கள் வாழ்நாள் முழுவதும் வலி நிவாரணி களும் ஆன்டிபயாட்டிக்சும் சாப்பிட்டு வர அசிடிட்டி அதிக மாகி சைனஸ் பிரச்சனை அதிகமாகுமே தவிர இது நிரந்தரமாகக் குணமடையாமல் நாளுக்கு நாள் வீரியமடைந்து உங்கள் தினசரி செயல்களையே முடக்கிவிடும். ஆக, சைனஸ் ஒரு ஆட்கொல்லி நோயாக பல நேரங்களில் மாறாமல் இருந்தாலும் கூட அது நம் மன தைரியத்தையும் உடலமைப்பையும் மாற்றி, நம்மை சோர்வ டையச் செய்யும் ஒரு முக்கியமான நோயாகப் பார்க்கப்படுகிறது.

லட்சத்தில் ஒருவருக்கு இந்நோய் பூஞ்சான் காரணமாக உருவாகி இருந்தால் அது மூளைவரை பரவி நம் கண், காது ஆகியவற்றின் செயல்பாடுகளைக் குறைத்து பக்கவாதம் வரை உருவாக்க வாய்ப்பு கள் உண்டு. எனவே இப் பிரச்சனையை உடனுக்குடன் சரி செய்து கொள்வது நல்லது.

அடிப்படையில் சைனஸ் என்பது ஒரு வியாதி அல்ல. அது நமது தலையில் இருக்கும் ஒரு அங்கம் ஆகும். இது முக எலும்புகளுக் குள் சில துவாரங்களாகும் (வெற்று இடங்கள்). இவை நம் மூக்கு டன் இணைக்கப்பட்டுள்ளன. நமது உடலில் நான்கு வகையான சைனஸ் மண்டலங்கள் உள்ளன, அவைகளில் காற்று மூக்கின் வழியே புகுந்து நம் தலையை நம் கழுத்தின்மீது மிதக்கச் செய்து நமது தலையின் பாரம் நமக்குத் தெரியாத அளவிற்கு பார்த்துக் கொள்கிறது, மேலும் நாம் பேசுவதற்கு ஒலி அதிர்வுகளை ஏற்படுத்த

உதவுகிறது. சில சமயங்களில் சில ஒவ்வாமைகளின் காரணமாகவோ அல்லது நோய்த்தொற்று காரணமாகவோ பல நேரங்களில் நீண்ட காலமாக இருக்கும் அசிடிட்டியின் காரணமாகவோ நமது சைனஸ் மண்டலத்தின் உள்ளிருக்கும் திசுக்கள் வீக்கம் அடைந்து அதனால் தலைபாரம், தலைவலி, மூக்கடைப்பு மற்றும் சளித் தொந்தரவுகள் ஏற்பட வாய்ப்புண்டு

சைனஸ் மண்டலத்தினுள் பாக்டீரியா வைரஸ் அல்லது பூஞ்சைத் தொற்றுகள் ஏற்படுவதாலோ அல்லது புகைபிடித்தல் மற்றும் மாசு பட்ட காற்றை சுவாசித்தல் ஆகியவையினால் ஏற்படும் அலர்ஜி யினாலோஅல்லது அசிடிட்டியால் நம் வயிற்றின் அமிலங்களின் நெடிகள் மேல்நோக்கிச் செல்வதாலோ சைனஸ் உள்ளிருக்கும் திசுக்கள் சேதமடைந்து 'சைனசைடிஸ்' பிரச்சனையை உருவாக் கலாம். இதைக் கவனிக்காமல் விட்டுவிட்டால் நாளடைவில் இது நுரையீரலுக்குள் சென்று இருமல், மூச்சுக்குழாய் அழற்சி போன்ற பிரச்சனைகளை ஏற்படுத்தி இது ஆஸ்துமாவாக கூட மாற வழிவகுக்கும்.

காது மூக்கு மற்றும் தொண்டை ஆகிய மூன்று அங்கங்களும் ஒன்றோடு மற்றொன்று இணைந்திருப்பதால் இந்த மூக்கில் ஏற்படும் சைனசைடிஸ் பிரச்சனையால் மற்ற உறுப்புகளும் பாதிக்க நேரிடும். காதுக்குள் இந்த நோய்த் தொற்று சென்று சிலருக்கு நிரந்தரமாகக் காது கேளாமை பிரச்சனை உட்பட பல பிரச்சனைகள் உண்டாக வாய்ப்புண்டு.

சைனசைடிஸின் அறிகுறிகள்

- தலைவலி - லேசானது முதல் தீவிரமான, கனத்துடன் கூடிய தலைவலி. (கீழே குனிந்தால் தலைக்குள் தண்ணீர் ஓடுவது போல் உணர்தல்) - சமயங்களில் ஒற்றைத்தலைவலியாக வருதல்.
- வலி - கண், காது, மேல் தாடை,தொண்டை மற்றும் பற்களில் வலி.
- கெட்ட சுவாசம் - துர்நாற்றம் வீசும் மூச்சு
- மூக்கடைப்பு - ஒன்று அல்லது இரண்டு நாசியின் அடைப்பு காரணமாகச் சுவாசிப்பதில் சிரமம்
- இருமல், குறிப்பாக இரவுநேரங்களில் இருமல்.
- மூக்கடைப்பு, காது அடைப்பு, வாசனை இழப்பு.
- கண்கள் மற்றும் கன்னங்களைச் சுற்றி வீக்கம்
- சோர்வு, காய்ச்சல்
- சளி - வெண்மையான சில சமயங்களில் மஞ்சள் நிறமான அடர்த்தியான சளி.

சைனசைடிசின் ஆயுர்வேதக் கண்ணோட்டம்

ஆயுர்வேதத்தில், சைனசைடிஸ் 'துஷ்ட பிரதிஷ்யயம்' என்றும் 'பீனசம்' என்றும் அழைக்கப்படுகிறது, இது கப வியாதியாக வருகிறது. இது தீவிரமடைந்து, முக்கியமாக சுவாசக் குழாயில் இருக்கும் பிராண வாதத்தை பாதிக்கிறது.

சைனசைடிஸ் சிகிச்சைக்கான ஆயுர்வேத அணுகுமுறை பன்முகத்தன்மை கொண்டது. இது பஞ்சகர்மா, வாய்வழி மருந்துகள், உணவு முறை மற்றும் வாழ்க்கை முறை மாற்றங்கள் மூலம் ஒரு கூட்டு நச்சுத்தன்மை நீக்கும் செயல்முறைகளாக கையாளப்படுகிறது.

நசியம், லேபனம், தலம், வமனம், விரேசனம், சிரோதாரை, தூமபானம் போன்ற சிகிச்சைகள் பொதுவாக வியாதியின் தீவிரத்தைப் பொறுத்து நடைமுறைப்படுத்தப்படுகின்றன.

'நஸ்ய கர்மா' அல்லது 'நசியம்' என்பது ஒரு தனித்துவமான மற்றும் ஆயுர்வேதத்தில் குறிப்பிடப்பட்டுள்ள ஐந்து நச்சு நீக்கும் சிகிச்சைகளில் ஒன்றாகும், இது சைனசைடிஸ் சிகிச்சையில் மிகவும் வெற்றி தருவதாக இருக்கிறது.

நசிய சிகிச்சையில் மூலிகைகள், எண்ணெய்கள் மற்றும் மூலிகைப் பொடிகளை மூக்கின் வழியாக செலுத்தி சளி சுரப்பதைத் தூண்டி சைனஸ் உள்ளிருக்கும் சளியைக் கரைக்கவும் தளர்த்தவும் உதவி அங்கு நோய்எதிர்ப்புச் சக்தியை அதிகரிக்க உதவுகிறது. நசிய பிரயோகத்திற்கு சட்பிந்து தைலம், திரிகடு சூரணம், நசிகா சூரணம் ஆகியவை பயன்படுத்தலாம்.

உடம்பிலிருந்து கபத்தை நீக்க பேதிமருத்துவமான விரேசனம் நன்றாகப் பயன்படும்.

தூம முறை

விரலி மஞ்சள் ஒரு துண்டு எடுத்துக்கொண்டு அதை நல்லெண்ணெய் அல்லது நெய்தீபத்தில் சுட்டு பின்னர் அதிலிருந்து வரும் புகையை மூக்கின் வழியே இழுக்க வேண்டும் அல்லது சிறிய அளவு மஞ்சள் தூள் (இரண்டு சிட்டிகைகள் அல்லது ¼ டீஸ்பூன்) சூடாக இருக்கும் அடுப்புக்கரி மீது வைத்து அதன் புகை மூக்கின் வழியே உள்ளிழுக்க வேண்டும். இவ்வாறு செய்ய சைனஸில் ஏற்படும் மூக்கடைப்பு, தலைபாரம், தலைவலிக்கு ஒரு அவசரகால, தற்காலத் தீர்வாக அமையும்.

ஆயுர்வேதத்தில் உள்ளுக்குக் கொடுக்க கஷாயங்களான தசமூல கட்டுத்ராயம், வியாக்ரியாதி, வாரணாதி, குக்குலுதிக்தகம், பத்தியாக்க்ஷ தாத்திரியாதி, பத்தியா குஸ்தும்பராதி, இந்து காந்தம் ஆகியவை நோயாளியின் தன்மைக்கேற்ப திரிகடு, சுதர்சனம் ஆகிய சூரணங்களுடன் சேர்த்துக்கொடுக்க நல்ல பலன் தரும்.

வாயில் அடக்கிக்கொள்ள தாளிசாதி வடகமும் வியோஷாதி

வடகமும் பயன்படுத்த மூக்கில் ஏற்படும் மூக்கடைப்பு மற்றும் சளித் தொந்தரவுகள் குறைந்து இந்த சைனஸ் பிரச்சனை குறை வதை நாம் காணலாம்.

மேலும் சுதர்சன மாத்திரை, குக்குலுபஞ்சபல மாத்திரை, சூர் யாவர்த்த மாத்திரை ஆகியவையும் அரிஷ்டங்களான வாசரிஷ்டம், கணக்காசவம் அமிர்தாரிஷ்டம் ஆகியவை வியாதியின் குறிக்கு ணங்களுக்கேற்ப கொடுக்க கபம் குறைந்து மூக்கு துவாரங்கள் விரிவடைந்து இந்த பிரச்சனைகளின் அறிகுறிகள் நன்றாகக் குறை வதைக் நாம் காணலாம்.

நோயின் தீவிரத் தன்மை குறைந்து வலிகள் குறைந்து வரும் தறுவாயில் காயகற்ப மருந்துகளான அகஸ்திய ரசாயனம், தசமூல ரசாயனம், சித்ரகஹரீதகி லேகியம், இந்துகாந்த கிருதம், கண்டகாரி கிருதம், குக்குலுதிக்தாக கிருதம் ஆகியவை கொடுத்து வர இந்த நோய் முற்றிலுமாகக் குணமடைந்து பின் நாட்களில் அவர்களுக்கு இந்த நோய் மீண்டும் வராமல் பார்த்துக் கொள்ளப் பெரிதும் உதவும்.

வெளி பூச்சுகளாக ராஸ்னாதி சூரணப் பற்று, திரிகடுகு சூரணப் பற்று ஆகியவை கொடுக்க நல்ல பலன் தரும்.

சைனசைடிஸைத் தடுப்பதற்கான வாழ்க்கை முறை மாற்றங்கள்

- தேவையில்லாமல் அடிக்கடி உங்கள் மூக்கைச் சுத்தம் செய்வ தைத் தவிர்க்கவும். கிருமிகள் மற்றும் தொற்றுநோயைத் தடுக்க உங்கள் கைகளை அடிக்கடி கழுவவும்.
- புகைபிடிப்பதைத் தவிர்க்கவும்
- குளிர் மற்றும் மேல் சுவாச நோய்த்தொற்றுகளால் பாதிக்கப் படும் போது முறையான சிகிச்சையை எடுத்துக் கொள்ளவும்.
- எப்பொழுதெல்லாம் தேவைப்படுகிறதோ அப்போதெல்லாம் முகமூடிகளை அணிவதன் மூலம் தூசி, புகை, மாசு, எரிச்சல் ஆகியவற்றிலிருந்து உங்களைப் பாதுகாத்துக் கொள்ளலாம். தூசி மற்றும் மகரந்த ஒவ்வாமை உள்ளவர்கள் தேவையான சமயங்களில் முகமூடி அணிய வேண்டும்.
- பல் நோய்த்தொற்றுகள் மற்றும் வலிகளுக்கு கவனம் செலுத்த வேண்டும்.
- மழை, பனி, தூசி, புகை ஆகியவற்றில் உங்களை வெளிப் படுத்தாதீர்கள், சிகைக்காய் பொடியைப் பயன்படுத்தாதீர் கள், அடிக்கடி எண்ணெய் குளியலை தவிர்க்கவும்.
- மின்விசிறியின் கீழ் நேரடியாக தூங்குவதைத் தவிர்க்கவும். ஏசி ஃபில்டர்களை அடிக்கடி சுத்தம் செய்ய வேண்டும். 24 முதல் 29C வெப்பநிலையில் ஏசியைப் பயன்படுத்தலாம்.
- செல்லப்பிராணிகளின் முடிகள் அலர்ஜியை ஏற்படுத்தக் கூடும், எனவே அவற்றை விலக்கி வைக்கவும்.

- வீட்டைச் சுத்தம் செய்தல்/தூசி அடித்தல், கொசுவர்த்திச் சுருள்கள்/லிக்யூடேட்டர்கள் புகை/அகர்பத்தி புகை போன்றவை தவிர்க்கப்பட வேண்டும்.
- ஆஸ்பிரின், சல்பைடுகள், என்சாய்ட்ஸ் (NSAIDS), டார்ட்ராசைன் (tartrazine) பூசப்பட்ட மாத்திரைகள் தவிர்க்க வேண்டும்.
- இரவு உணவை இரவு எட்டு மணிக்கு முன்பே எடுத்துக் கொள்ள வேண்டும்.
- குளிர்காலநிலையில் தலை, காது மூடும்படியாக ஸ்கார்ஃப் அணிவது நல்லது.
- சரியான வழிகாட்டுதலுடன் பிராணாயாமம் செய்யலாம்.
- மருத்துவரின் ஆலோசனைப்படி நீராவி செய்யலாம்.

உணவு முறைகள்

- குடிக்க வெந்நீரை மட்டும் பயன்படுத்தவும்.
- மிளகாய்க்குப் பதிலாக, உங்கள் உணவில் முடிந்தவரை மிளகு பயன்படுத்தப்பட வேண்டும்.
- சிவப்பு அரிசி, குதிரைவாலி, கோதுமை, பார்லி, தேன், பருப்புக்கீரை, பூண்டு, பேரீச்சம்பழம், ஏலக்காய் ஆகியவற்றை எடுத்துக்கொள்ளலாம்.
- பூண்டு, மிளகு, சீரகம், பெருங்காயம், சோம்பு, இலவங்கப் பட்டை, கொத்தமல்லி, கிராம்பு, கறிவேப்பிலை, இஞ்சி ஆகியவற்றை உங்கள் உணவில் அடிக்கடி சேர்க்கவும்.
- மஞ்சள் மற்றும் உலர்ந்த இஞ்சி (சுக்கு), மிளகு ஆகியவற்றைத் தினமும் உணவில் சேர்த்துக்கொள்ளுங்கள், ஏனெனில் இவை நல்ல இயற்கையான அழற்சி எதிர்ப்பு உணவுகள்.

மேற்கூறிய அனைத்து வழிமுறைகளையும் நாம் செய்து வர சைனசைடிஸ் நோய் அறவே நீங்கி முற்றிலுமாகக் குணமடைந்து பின்னர் வாழ்நாள் முழுவதும் வராமல் பார்த்துக் கொள்ளப் பெரிதும் உதவும் என்பதில் எந்த மாற்றுக் கருத்தும் இல்லை.